中国妈妈孕产全书

周莉 著

首都医科大学附属北京妇产医院主任医师20年产科经验

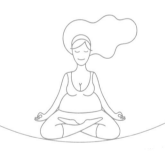

U0200655

科学技术文献出版社

SCIENTIFIC AND TECHNICAL DOCUMENTATION PRESS

·北 京·

图书在版编目（CIP）数据

中国妈妈孕产全书 / 周莉著 . —北京：科学技术文献出版社，2021.3
ISBN 978-7-5189-6355-3

Ⅰ.①中… Ⅱ.①周… Ⅲ.①妊娠期—妇幼保健—基本知识②婴幼儿—哺育—基本知识
Ⅳ.① R715.3 ② TS976.31

中国版本图书馆 CIP 数据核字（2019）第 282615 号

中国妈妈孕产全书

策划编辑：王黛君　责任编辑：王黛君　吕海茹　责任校对：王瑞瑞　责任出版：张志平

出 版 者　科学技术文献出版社
地　　址　北京市复兴路 15 号　　邮编 100038
编 务 部　（010）58882938，58882087（传真）
发 行 部　（010）58882868，58882870（传真）
邮 购 部　（010）58882873
销 售 部　（010）82562753
官方网址　www.stdp.com.cn
发 行 者　科学技术文献出版社发行　全国各地新华书店经销
印 刷 者　天津中印联印务有限公司
版　　次　2021 年 3 月第 1 版　2021 年 3 月第 1 次印刷
开　　本　710×1000　1/16
字　　数　360 千
印　　张　26　彩插 8 面
书　　号　ISBN 978-7-5189-6355-3
定　　价　58.00 元

目 录 Contents

第一章　备孕

第二章　吃动平衡，健康体重

第三章　怀孕 40 周

第四章　孕期保健

第五章　心理健康

第六章　准爸爸孕期之旅

第七章　孕期之美

第八章　孕期胎教

第九章　产后育儿

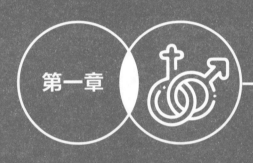

第一章

备孕

生命的开端：精子与卵子的结合

本书的开端，为大家展示从一个受精卵到一个小生命的演变过程（图1）。

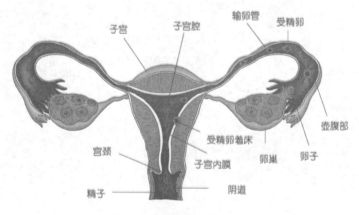

图1 受精卵形成、着床过程

卵子

女性每个月的排卵日那天卵巢会排出一颗发育成熟的卵子（两个卵巢轮流排卵，偶尔同时排卵就会排两颗），卵子排出后，一直潜伏在附近的输卵管伞会把卵子拾捡起来，把卵子送到输卵管壶腹部，如果遇到精子，他们就会在这里结合。卵子是人体最大的细胞，约200微米。从卵巢排出后，卵子的存活时间一般是24～48小时，在此时间段内，如果精子不来或没有成功受孕，卵子就会逐渐失去受孕的能力。

精子

男性一次能射出几亿个精子去寻找卵子，精子身长约 60 微米，而它寻找卵子的路途（阴道—宫颈—子宫—输卵管）长 18 万～ 20 万微米。这次远征不仅需要精子有足够好的体力去面对重重考验，如偏酸的阴道、布满黏稠液体的子宫颈，还要看"运气"，因为即使顺利到达子宫，如果运气不好选错输卵管，也是白费力气。

只有选对排卵那侧输卵管的精子，才有机会遇见卵子。经过重重险阻，上亿颗精子中大概只剩下几千、几百甚至更少的"幸运儿"能够到达与卵子约会的地点——输卵管壶腹部。然而，远征并没有结束，精子们还需要突破最后一道关卡，那就是穿透卵子外围的放射冠和透明带。要想穿透卵子的放射冠和透明带，一颗、两颗精子单枪匹马是做不到的，它们必须齐心协力、前仆后继，用脑袋上的"顶体酶"不断地一点一点地将放射冠和透明带"顶"（实际上是溶解）出一个洞，这个过程称为顶体反应。这个洞只允许一颗精子进入，之后透明带就会迅速闭锁，其他精子就没有机会接触卵子了，这个过程称为透明带反应。那颗成功穿过透明带的精子不可不谓"超级幸运儿"。

受精卵

精子从阴道到达输卵管的时间最快仅需几分钟，一般需要 1 ～ 1.5 小时。精子与卵子结合，卵子就变了模样，成了受精卵。通常，女性卵巢每月排出一个卵子，无论精子有多少，都只形成一个受精卵。但也有特殊情况，即女性左右卵巢各排出一个卵子，两个卵子各自与精子成功结合，就会形成两个受精卵。如果两个受精卵顺利发育长大，就是异卵双胞胎。还有一种特殊情况是，虽然只形成了一个受精卵，但受精卵在形成之后的短短时间内，通常是 48 小时左右，分裂成两个遗传信息相同的受精卵，这两个受精卵各自发育，就是同卵双胞胎。

受精卵着床

受精卵形成之后，开始细胞分裂，受精 50 小时为 8 细胞阶段，受精 72

小时分裂为 16 个细胞的实心细胞团，形似桑葚，称为桑葚胚。这是一个细胞向人类演变的开始，又称为卵裂。受精卵在输卵管壶腹部形成，然后在卵裂的同时，随着输卵管纤毛、肌肉收缩及管内液体的推动，逐渐向子宫方向运行，这个运行时间大概 5 天。为什么那么长时间呢？因为受精卵没有精子那样的尾巴，不能像精子那样自主游动，只能依靠外力的推动慢慢到达子宫腔。

受精卵（此时严格的称谓是囊胚）到达子宫后，他要经过三个步骤——定位、黏附和入侵，完成着床。着床之前，受精卵先要选择一个最适宜安营扎寨的地方，多是在子宫上 1/3 的位置，然后黏附在子宫内膜上，经过一系列复杂的准备后，最后侵入子宫内膜，把自己埋入子宫内膜中。这个过程临床称之为受精卵着床。受精卵着床就如同一粒种子在子宫壁中给自己挖了个坑，把自己埋了起来。这一过程看似简单其实每一步都经历复杂的变化，历时要 2 天左右。

如无特殊情况，从此受精卵便在这里逐渐发育、成长，直至分娩那一天。从受精卵形成到在子宫腔内成功着床，历时大约 1 周的时间。受精卵着床后，我们才能在体外检测出受孕。

精子和他的加工厂

精液由精子和精浆组成。精液中只有 10% 是精子，90% 是精浆，而精浆中 90% 的成分是水。精子是精液中的核心成分，在高度显微镜下，精子的样子很像小蝌蚪，大大的头拖着细长的尾巴。精浆里含有果糖和蛋白质、前列腺素、酶类物质等，这些是精子的营养物质。正常的精液呈乳白色或灰白色，精液中的大部分物质是碱性物质，有助于精子的向前游动。

正常的精液有以下几个指标：精液量不少于 1.5 毫升（通常为 2 ~ 6 毫升），pH ≥ 7.2；精子密度（每毫升精液中含有的精子数量）不少于 1.5 亿 / 毫升；精子总数 = 精液量 × 精子密度，通常健康男性一次射精约含有 2.5 亿个精子；

精子活动率（向前运动型精子比例）不少于32%；正常形态精子（非畸形精子）比例不少于4%；液化时间一般在15～30分钟，不超过60分钟。

精子的产生

从青春期开始，男性体内可以源源不断地产生精子。这不同于女性出生时已经被定量的卵泡数量。负责生产精子的器官是男性的睾丸，睾丸中有400～600条生精小管，这里就像一座大型生产车间源源不断地生产精子。精子由最初的雏形——精原细胞逐渐发育成"全须全尾"的精子，大约需要75天。之后精子从睾丸移行到附睾中继续发育至成熟，尾巴也在附睾中获得"鞭策"自己向前游动的能力，这大约需要2周。精子从产生到成熟的整个过程，粗略地算，差不多要90天。发育成熟的精子会贮存在附睾中等待排出。

精子的质量

评判精子的质量，首先要看精子的外形（图2）。精子由头、体、尾三部分组成。头部呈椭圆形，头的长宽比例是判断精子形态是否正常的重要数据之一，正常长宽比例是1.5～2.1（另有资料显示是1.5～1.75）；精子的体与头呈一条直线；精子尾又称鞭毛，长约55微米，是精子游动的主要动力。如果精子长了大头、小头、双头、双尾巴、无尾等样子，那就是畸形精子，属于质量不合格。

正常精子必须在尾巴的使劲摆动下，勇往直前地向前游动。而那些游动时原地转圈、没有方向感四处乱窜、静止不动的精子都属于质量不合格的精子，通常无法抵达卵子所在处就被淘汰了。

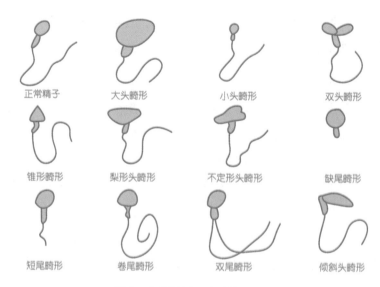

正常精子　　　大头畸形　　　小头畸形　　　双头畸形

锥形畸形　　　梨形头畸形　　不定形头畸形　　缺尾畸形

短尾畸形　　　卷尾畸形　　　双尾畸形　　　倾斜头畸形

图2　正常精子和畸形精子

精子的寿命

在女性体内，精子在阴道内的寿命不超过 8 小时，因为阴道属于弱酸性，精液属于弱碱性，大部分精子在弱酸性的阴道内即发生死亡。越往子宫腔方向，环境越呈碱性，所以精子会用力向适合自己的环境游动，通常只有1%～5%的精子能够到达子宫腔。但是到达子宫腔的精子已经脱离了精液的保护，缺乏营养供应，寿命也会大大缩短。总体来说，比较可信的数据是：在女性体内，精子的存活时间为 2～3 天，能维持受精能力的时间为 1～2 天，而活力最好的时段为射精后 10 小时内。

精子在男性体内，也是有"最佳保质期"的。成熟精子贮存过久就会衰老，变成"过期货"，品质下降。通常，距离上次排精5天内的精子的质量比较好，超过7天不射精，精子就会逐渐衰老，活力减弱而畸形率增加。根据"先来后到"的原则，射精总是先射出较早成熟的精子，男性如果较长时间才有一次性生活，那么射出来的精子也多是过期的、衰老的，难以抵达输卵管成功受精；如果成功受精，那么受精卵的质量也会大打折扣。所以，为了提高受孕率及受精卵质量，建议备孕期间 2～3 天进行一次性生活。

卵子和她的秘密花园

卵巢具有产生卵子、排出卵子、分泌激素三大功能。卵子是生命的种子，卵巢是当之无愧的孕育生命的花园。

卵巢孕育卵子

卵巢是卵子的加工厂。卵巢中有成千上万的卵泡，卵子包藏其中。

卵巢有一对，分别位于子宫上端两侧偏后的位置，与盆腔侧壁相接。卵巢表面凹凸不平，呈椭圆形，成人卵巢的大小相当于本人拇指指头大小。女性 35 ~ 45 岁后，卵巢会逐渐缩小，绝经后，卵巢会缩小至原大小的 1/2。

卵巢在女宝宝还是胚胎的时候就开始发育，其中孕育着上千万的卵泡，每个卵泡里面包都含着卵子。卵子质量的优劣与卵巢状态的好坏密切相关，卵巢是否能够每个月规律性地给种子施肥——分泌激素（雌激素、孕激素等），是卵子能否发育成熟和成功排卵的重要因素。

卵子的数量

女宝宝在还是一个胚胎的时候，卵泡就进入了一个自主发育和闭锁的轨道，这个过程不依赖于促性腺激素，机制尚不清楚。到出生时，女孩的始基卵泡（卵细胞储备的唯一形式）数量有 200 万之多；大部分卵泡随着年龄的增长会逐渐退化，到青春期时，卵泡数量只剩下约 30 万颗；而到成年时，大概就只剩 10 万颗。女孩进入青春期后，卵泡由自主发育阶段进入发育成熟的轨道，此过程需要依赖于促性腺激素的刺激。青春期后，卵巢每月会发育 3 ~ 11 颗卵泡，经过层层选拔，最终，通常只有一颗优质卵泡可以完全成熟，被卵巢排出。据估算，女性一生有 400 ~ 500 颗卵泡发育成熟并排卵，也就是说，女性一生排卵个数为 400 ~ 500 颗。

卵子的质量

从青春期开始，女性每月有一颗卵泡成熟（大约经历 28 天）并且排出卵子，但是这个时候卵子的发育不是很完美，故青春期阶段的女性不适合受孕。等到成年之后，排出的卵子的质量才逐渐趋于"肥美"，是女性怀孕的好时机。但通常只有在 35 岁之前的成年阶段的卵子质量比较好；35 岁之后，卵子的质量会随年龄增长而逐年下降，逐渐变得"瘦弱"。

排卵规律

正常情况下，成年女性每个月都会排出一颗卵子，两个卵巢轮流值班，轮流排卵，但是是哪一边排卵就不好说了。偶尔某个月可能会两个卵巢同时排卵，即排出两颗卵子，但这是小概率事件。有时候也可能出现一个月的空档，不排卵，这也是小概率事件。

月经并不是如名称所表达的那样一个月一次。每个月的天数不一样，"一三五七八十腊"这几个月是 31 天，2 月天数最少是 28 天或 29 天，其余月份 30 天。生理周期不可能随着每个月的天数改变而达到"一月一次"。生理期有自己的周期，通常月经的平均周期是 28 天，但周期在 21 ~ 35 天都属于正常范围，所以，月经提前一周或迟到一周不必过于担心。

很多女性有一个疑问，月经周期短会不会比月经周期长的人提前把卵子排完？答案是：不会！原理很复杂，简而言之：月经的周期短只是说明卵泡成熟得快一些，总体上会比别人多排几颗、几十颗卵子；但成年女性卵巢内有 10 万颗卵泡呢，"家底殷实"，即使周期短一些，1 年也就多来一两次月经，比别人多排一两颗卵子，不会因此就比别人早绝经、早老去。

子宫——胎儿温暖的小房子

子宫是孕育胎儿的器官，是宝宝舒适、安全、自由生长的第一张床、第一所房子。

子宫位于骨盆腔中央，在膀胱与直肠之间（图 3、图 4）。子宫腔呈倒置三角形，可以把它想象成一个倒置的小鸭梨，而且是长了两根触角（子宫角，与输卵管相通）的小鸭梨。子宫上端宽，是游离状态，下端是狭窄的圆柱状，与阴道连接。形象地说，它在骨盆腔的样子，就像一个鸭梨形的气球飘在天空中。

子宫在膀胱与直肠之间，上端游离，它的位置会随着膀胱、直肠的充盈程度或体位改变而变化，但只是小范围的移动。子宫由子宫韧带和其他结构维持和牵引着，就像气球牢牢被手里的线牵着，不会飞走，也不会太"跑偏"。

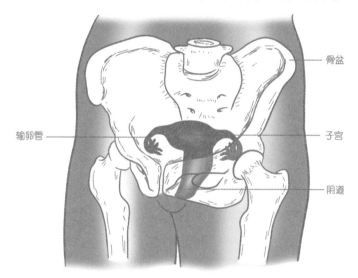

图 3　子宫与骨盆的位置

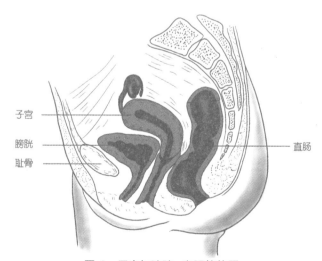

图 4　子宫与膀胱、直肠的位置

子宫孕育宝宝

子宫是胎儿最舒适、最安全的第一个居所和游乐场。女性受孕后，受精卵会通过输卵管移动到子宫腔内，找一个合适的位置着床，从此"安营扎寨"在子宫里，并且在胎盘形成之前，由子宫内膜提供受精卵所需的所有营养。

子宫的大小与年龄和生育状态有关。成年未生育者的子宫长约7.5厘米、宽约5厘米、厚约3厘米，重约50克，子宫腔容量约5毫升。女性怀孕时，子宫就像吹气球一样发生显著的变化，足月（满37周）子宫可以长大至35厘米长、25厘米宽、22厘米厚左右，重量可达1000～1200克，容量约5000毫升，重量和容量分别是未孕状态子宫的20倍和1000倍之多。

子宫内膜脱落产生月经

子宫随着卵巢的周期性变化而发生周期性变化。每次月经结束之后，子宫内膜开始新一轮的生长、增殖、变厚，若期间精子与卵子成功结合成受精卵，子宫内膜就是受精卵的温床和厚实的被褥；如果没有成功受精，增厚的子宫内膜就会从子宫肌壁剥脱，即形成新一轮的月经。月经结束后，子宫内膜又开始新一轮的增殖，周而复始，直到卵巢功能完全衰退、不再排卵，即发生闭经。

子宫也会受伤，子宫需要呵护。对子宫来说最好的呵护就是顺应它的生理发展，已婚女性到了生育的年龄应认真备孕，不想生孩子的时候就好好避孕，避免人工流产。人工流产对子宫的伤害非常大，轻者不易怀孕、怀孕后不易安胎，重者会丧失生育能力。

输卵管——运送生命的通道

在孕育的过程中，**输卵管的主要作用有三个方面：第一是运送精子，第二是拾捡卵子，第三是把受精卵送到子宫腔内。**

输卵管是一对细长、弯曲的肌性管道，全长为8～14厘米。输卵管有两条，分别位于子宫上端，左右对称生长，像是照镜子产生的镜像体。

　　输卵管与子宫角相通的部分叫作间质部，精子从这里进入输卵管；从间质部延伸出来逐渐变窄的部分叫作峡部，结扎手术就是选在这个部位；接着又逐渐变宽的地方叫作壶腹部，是精子和卵子相遇并结合的地方；壶腹部末端像手指又像伞的地方叫作伞端，它会待在卵巢附近"守株待兔"，随时准备拾起卵子，并把卵子送到输卵管内（图5）。

　　平常女性朋友们关注的问题都集中在卵巢是否早衰、月经是否规律、宫颈癌预防等方面，但是大家也不要忘了输卵管健康的重要性。输卵管炎症、堵塞是女性不孕的常见原因之一。

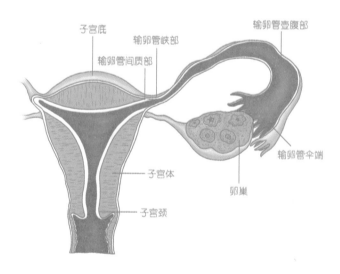

图5　输卵管

　　正常的受孕，精子和卵子结合的地点是在输卵管壶腹部，受精卵在这里形成后，还要从这里沿着精子的赴会路线返回到子宫腔安家落户。如果受精卵没有足够动力或因其他原因无法移入子宫，它就常会在相对较宽敞的壶腹部发育，壶腹部是宫外孕的常见位置之一，而随着受精卵的发育、长大，壶腹部也会逐渐被撑大，如果不及时治疗，会有撑破出血的危险。

骨盆——坚固的堡垒

骨盆是躯干和下肢连接的部分，具有"承上启下"的作用（图6）。

骨盆还是支撑躯干和保护盆腔内脏器的重要结构，没有被胎儿撑大前的整个子宫就是待在这里的。女性怀孕后，子宫随着孕周越来越大，会对骨盆，尤其是耻骨（大腿根部和小腹交界的骨质部分）造成压力，同时子宫上端会上升到骨盆腔外。

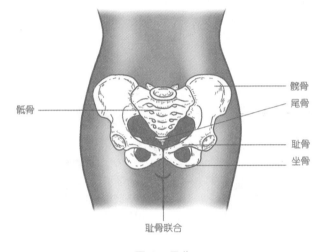

骶骨

髋骨
尾骨

耻骨
坐骨

耻骨联合

图6　骨盆

骨盆是分娩时胎儿必经的骨性产道

骨盆的大小、形态与能否顺利分娩关系密切。与男性骨盆相比，女性骨盆的形状宽而浅，有利于胎儿娩出。很多人认为"大屁股"（骨盆外圈大）就能顺产，其实骨盆各平面内径的大小和倾斜度才是决定胎儿是否能顺利娩出的关键（图7、图8），而屁股外形是否大与分娩顺利与否没有必然的关系。再说，屁股大也可能是肉多、脂肪多，不一定是骨盆外形大。

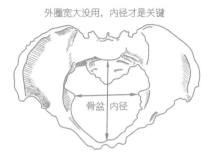

图 7　骨盆内径

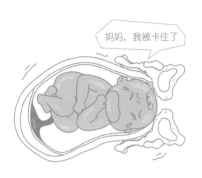

图 8　骨盆内径小对分娩的影响

孕期骨盆会被"撑大"，便于分娩

女性怀孕的时候，身体为了适应子宫中不断发育的胎儿，会分泌骨松弛素。骨松弛素能够使骨盆的部分关节和韧带变得松弛，最明显的就是耻骨联合处间隙增宽，孕晚期耻骨联合处间隙可增宽至 0.3～0.4 厘米，为分娩时胎头的顺利娩出提供便利。当然了，骨盆这种变化会或多或少使孕妈妈耻骨处或其他部位有一些不适和疼痛感。

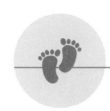
备孕常见问题

备孕有必要吗？

有备而孕，非常重要！有效的备孕能够提高怀孕概率、减少自然流产率，而且能够使宝宝发育更健康，减少先天性疾病的发生概率。

备孕期间需要调理身体

备孕期间，女性应该过"绿色"的生活：保持有规律的作息，不熬夜；远离烟酒和污染；实施平衡膳食计划，每天补充叶酸，尽早改善贫血；开展适当的运动，把体重和体质调整到最佳状态；保持心情愉悦、放松。这些可以帮助孕妈妈为宝宝生长发育建立一块肥沃的土壤，打下良好的基础。

储备孕育相关知识

学习备孕和孕期知识是备孕很重要的一个方面。备孕不能是盲目的，应该有科学指导，否则容易被一些错误经验和错误信息误导。排卵日怎么测？产检要检查什么？孕期能不能化妆、能不能用电脑和手机？坐月子是不是不能洗头、不能洗澡？亲朋好友等过来人的经验是否正确？这些方面，都应该有所学习，用科学知识武装自己，才能具备对各种孕产信息辨别真伪的能力，才能让"幸孕"来得更早一些、让孕期更顺利一点。

丈夫也要备孕

丈夫是精子的提供者。想要一颗高质量的精子，就需要丈夫积极备孕。备孕期间，丈夫应该合理膳食，戒烟戒酒，充分休息，少熬夜，适当运动，远离高温环境和有害物质等。

合理膳食是保障身体营养的基础，同时要戒掉吸烟、喝酒等不利于身体健康的不良嗜好。

充分休息、适当运动是增强身体素质的重要方面，而长期熬夜工作或娱乐会造成内分泌失调，影响精子的产生和质量。

精子怕高温，男性备孕期间最好少泡温泉、少穿紧身裤、不要久坐。因为睾丸的温度偏低于人体温度，睾丸的温度维持在35℃才能持续高效地生成精子，高温环境会对睾丸的生精功能有较大的影响。

另外，建议丈夫最好跟妻子一起吃叶酸。

备孕需要多长时间？

对于适龄、健康的夫妻而言，备孕三五个月就够了。对于年龄偏大的女性，或者身体状态不太好的女性，在此特别建议大家：抓紧时间，调整好身体，随时备孕，不做高龄产妇。为了争取孕育时机，如果备孕半年以上没有受孕的话，建议尽早去医院排查原因，尽早发现问题、解决问题，才能尽早怀孕，避免高龄孕产妇的风险。

高龄孕产妇为什么属于高风险？

高龄孕产妇发生各种妊娠问题的概率要比非高龄孕产妇高！很遗憾给出了一个大家不想要的答案，但事实如此，所以建议您适龄孕育。

对于怀孕这件事情来说，35岁就是高龄了。尽管有的人看上去还很年轻、心理年龄也很青春，可35岁之后，女性的卵巢功能、卵子质量会开始明显下降，受孕的概率也会下降。高龄妊娠是很多孕期并发症的高危因素，如妊娠期高血压、妊娠期糖尿病、前置胎盘等，这些孕期疾病很危险，重者会危及生命。高龄女性怀孕后流产、早产、难产的概率增高，宝宝先天发育缺陷也明显增高。这都是因为土壤（妈妈体质）状态不良、种子（卵子）质量下降。

也许大家看到一些高龄女明星产妇，妈妈和宝宝都很好，产生一种"高龄孕产妇风险是危言耸听"的错觉。看问题不能只看表面，大明星们保胎的辛苦历程不会给你看，保胎的成本也不是普通家庭能负担的。医学上，满35岁的孕产妇一律视为高龄孕产妇、高危妊娠，即使孕妈妈没什么明显的问题，产检程序和项目也都会更加严格。因为从医学的角度，怀孕本身就是一件有风险的事情，高龄妊娠更加提升了这种风险。

女性最好的怀孕年龄是多少岁？

女性最好的怀孕年龄是 25 ~ 29 岁。

在 25 ~ 29 岁这个年龄段，女性体内卵子的质量好，受孕成功率也高，妊娠期、分娩期和产褥期并发症最少。而到了 35 岁，卵巢功能开始衰退，卵子质量逐渐下降，受孕概率下降，孕期各种并发症的风险高，胎儿发育不良的风险也高。

说得专业一点，卵巢排出的卵细胞（卵子）是携带有母体遗传基因的，这个基因是由卵原细胞经过减数分裂而形成。之所以建议最好在 25 ~ 29 岁备孕，是因为这个阶段卵原细胞在染色体减数分裂过程中出现差错的概率低。反之，年龄越大，尤其是 35 岁之后，减数分裂过程越容易出错，有一个叫作"纺锤体"的东西不分离概率会升高，导致卵子质量下降，胎儿染色体异常（常见的如唐氏儿）的风险增加，怀孕后流产的概率增加。

每个人都有各种工作和生活计划，心里那个生育的完美时机往往一拖再拖，很多人等着等着就错过了最佳的孕育年龄，而真正想怀孕的时候却"久备不孕"。生殖医学研究表明，不孕率随年龄的增加而增加，20 多岁女性的不孕率在 10% 以下，30 多岁女性的不孕率上升到 20% 左右，40 多岁女性的不孕率高达 30%。

此外，40 多岁女性流产的概率是 20 多岁女性的 1 倍。如果该生育的时候频繁使用药物避孕还会增加女性后期受孕的难度，因为化学手段避孕会干扰人体正常内分泌规律。所以，不要追求那个所谓的完美时机了，等待的时间越长，怀孕就可能越困难，宝宝发生基因异常的可能性就越大。

夏末秋初是最佳受孕季节吗？

一年四季只要心情愉悦、条件合适，哪个时节怀孕，哪个时节就是最好的。挑怀孕的季节与有些人挑时间剖宫产同样没有意义。

有的人认为，夏末秋初，7月、8月、9月是最佳的受孕季节。理由有三：其一，这个时候是蔬菜水果收获的季节，食物种类丰富，有利于饮食营养的补充；其二，次年分娩的时间在4月、5月、6月，正逢春末夏初，气温舒适，有利于妈妈"坐月子"，宝宝和妈妈的衣着都可以穿得单薄些，活动比较方便，宝宝满月后进行室外活动比较方便；其三，宝宝可以赶在9月入学，这可能是最重要的原因。

可事实是，每个月就那么一两天的受孕时机，可以说稍纵即逝，如果还要考虑季节，那受孕就更难了。有些人喜欢夏天，有些人喜欢冬天，这是个人喜好，要说这种季节选择对宝宝有什么重大意义，真的没有。

挑选怀孕月份，没多大意义

也许在物质相对匮乏的年代，食物和气温等条件对孕妈妈的影响很大，但现在一年四季蔬菜水果都供应充足且品种丰富，只要孕妈妈吃得下、吃得正确，很少有营养供应方面的问题，临床上营养不良的孕妈妈大多是偏食、厌食造成的单一营养过剩或不足。至于气温，夏天确实方便进行室外活动，但是不足以成为一定要选择季节怀孕的理由，而室内温度可以借助各种各样的取暖或消暑的方式解决，可以达到四季如春。

挑选分娩的日子，违背生理规律

孕妈妈不要挑日子分娩，正常的分娩时机应该由宝宝选择。有些家庭会为了宝宝能在9月入学，或者为了一个喜欢的属相、星座和喜欢的日子，而选择怀孕的月份及分娩的时间，这种行为得不偿失。宝宝不管哪一天出生，最重要的是健康，违背自然和生理规律，提前或推迟分娩都不好。除非必要，医生不提倡剖宫产，顺产更有利于宝宝适应子宫外的环境，有利于宝宝健康和母体身体的恢复。

还有的人认为选择时机可以避免宝宝感染传染病、流感等小儿疾病。其实这个问题，只要爸爸妈妈细心一些，不管宝宝何时出生，生病的概率都会少一些。

孕前注射疫苗有必要吗?

有些疫苗在怀孕前进行注射是很有必要的，如风疹疫苗和乙肝疫苗，因为一旦感染这两种病毒，会发生母婴垂直传播，导致胎儿畸形、流产、胎膜早破等严重后果。如怀孕后再注射，对宝宝也有致畸风险。其他疫苗，如流感疫苗、狂犬病疫苗、破伤风疫苗等，在怀孕期间是否注射需听取医生的建议。

风疹疫苗

风疹是由风疹病毒感染引起的一种急性呼吸道传染病，孕妈妈如果患上风疹，有25%的概率会导致流产、死胎或胎儿畸形等严重后果，孕早期患风疹，医生可能会建议孕妈妈终止妊娠。预防风疹最有效的方法就是注射风疹疫苗，有效率高达98%，可终身获得免疫。风疹疫苗注射后的3个月内不适合怀孕，注射时间要提前安排。

乙肝疫苗

我国是肝病高发国家，乙肝患者很多，健康人预防乙肝感染非常重要，孕妈妈感染乙肝病毒的话，宝宝有高达85% ~ 90%的概率会发展成为乙肝病毒携带者，母婴垂直传播是乙肝重要的传播途径之一。目前这一时期成长起来的孕龄女性绝大部分在出生后都已经注射过乙肝疫苗，这个疫苗是国家免费的。注射乙肝疫苗后免疫率可达95%，甚至更高，但免疫期限在7年或以上，并非终身免疫，需要适时注射加强针。一般疫苗都是在人体注射 3 个月后开始起保护作用，所以注射疫苗至少要比怀孕提前 3 个月。而乙肝疫苗共有 3 针，需要分次注射，并非一次性注射，乙肝疫苗注射（从第一针开始计算）后至少 9 个月内不适合怀孕，要计划好注射时间，做好避孕。

是否需要或者说是否能够注射这两种疫苗，需要医生先进行检查。注射这两种疫苗的人必须是之前没有感染风疹和乙肝病毒的人。不是每个备孕女性都需要注射风疹疫苗和乙肝疫苗的，比如，已经感染乙肝的人或体内有保护性抗体的人就不用注射。

孕前健康体检有必要吗？

有！

门诊中遇到不少孕前没有做过任何检查而怀孕后不得不终止妊娠的女性，因为她们患有比较严重的妊娠并发症。有些妊娠并发症，如果孕前能及时发现，是可以通过干预而避免的，调整好身体后再怀孕，妊娠结局就大不一样了。

在工作中，还遇到一类患者，她们很积极地备孕，但迟迟没有好消息。她们年龄刚好，自诉身体状态很好，因此没做过孕前检查。当对她们进行一系列检查后（通常会建议丈夫也去男科检查），一部分夫妻才知道自己的内生殖器官是有问题的，比如，女性患有子宫畸形，男性患有少精、无精。这类问题往往不检查是发现不了的，而不治愈是很难怀孕的。如果这些夫妻备孕期间能做一次全面的孕前检查，就能早些发现问题，早些进行治疗，以现在的医疗技术和手段，很大比例的这类患者都能够如愿以偿，拥有自己的宝宝。

所以，孕前健康体检很有必要。孕前健康体检是孕期保健的前移，能够减少或消除不良妊娠结局、预防出生缺陷、提高出生人口素质。孕前健康体检通常涉及以下检查项目。

女性健康检查

女性孕前检查的项目比较多，一般分为常规检查和特殊检查。

常规检查包括生殖器官检查、肝肾功能生化检查、血常规检查、尿常规检查、梅毒和艾滋病等传染病检查，以及妇科内分泌检查等。

特殊检查包括染色体检查、TORCH 检查（弓形虫、风疹病毒、巨细胞病毒、单纯疱疹病毒）等。

生殖系统的检查

主要是检查女性子宫、卵巢有无畸形及功能是否正常。生殖系统检查可能会包括介入性检查项目，会造成一些不良反应，是否需要检查、什么时候进行检查，需要听专业医生的意见。生殖系统检查还包括阴道分泌物检查和子宫颈刮片，排查女性阴道环境内是否存在病原菌，病原菌不利于受孕和胎儿的正常发育。子宫颈刮片检查能确定是否患有宫颈炎症和赘生物，能将绝大部分宫颈癌前病变检查出来。

周医生小贴士：输卵管会不会堵了？

经常有女性患者来就诊，主动要求做输卵管造影检查，因为她们或者是她们的婆婆、妈妈怀疑她们的输卵管堵了。询问病史后，大部分人，我都不建议她们做这项检查。因为她们本身并没有诱发输卵管堵塞的风险因素，多是过度忧虑。

如果曾患有严重的盆腔炎，或者有过人工流产手术、宫外孕，这种情况下久备不孕，我们有理由怀疑其是输卵管堵塞。而对于一般人而言，输卵管是不会不明原因堵塞的。

输卵管造影是介入性的检查，在毫无风险因素的情况下，不建议做输卵管造影检查，应该先排查其他方面的问题。因为如果输卵管功能正常的女性做了这项检查，有可能会对原本正常的输卵管造成伤害，比如，引发炎症，反而不利于受孕。所以是否需要进行这项检查，请听从医生的建议。

肝肾功能生化检查 肝脏和肾脏功能对妊娠有不可忽视的重要作用，通过静脉抽血可以检查肝功能、肾功能是否正常。有乙型肝炎的女性怀孕，病毒会经过产道垂直传播给胎儿，宝宝出生后就会带着妈妈乙肝的"烙印"，虽然，这种宝宝的"烙印"通常是没有传染性的，但我们依然建议患有乙肝的女性治愈后再孕。

血常规检查 血常规是孕前检查中最基本的检查项目，可以发现许多全身性疾病的迹象，如贫血、炎症、血液系统疾病等。除此之外，其他与妊娠有关的血液检查还有血型和溶血检查等，可避免孕期出现溶血症。这些检查的方法是静脉抽血，其中很多项都需要空腹。

尿常规检查 此项检查能提示是否有尿路系统感染，同时也能提示肾脏功能是否正常。检查方法是分析尿液。

梅毒和艾滋病检查 梅毒和艾滋病是性传播疾病，不仅会直接造成不孕还会直接传染给胎儿。检查方法是血液化验。

内分泌检查 包括性激素六项水平检查等，目的是看激素水平是否能够支持妊娠，激素水平不够的情况下很难怀孕，激素水平异常多提示卵巢功能、甲状腺功能有问题。月经不规律或有不孕表现的女性建议做这项检查，检查方法是静脉抽血。

染色体检查 检查染色体是否正常，判断日后胎儿是否会有遗传性疾病。对于有特殊情况的女性，如既往有不良孕产史、不明原因流产史，很可能是染色体异常导致的，建议要进行这项检查。高龄女性也要特别重视这项检查，因为女性发生染色体异常的概率会随着年龄的增加而升高。检查方法是静脉抽血。

TORCH 检查 TORCH 是一组微生物的英文缩写，包括弓形虫（T）；其他（O），如衣原体等；风疹病毒（R）；巨细胞病毒（C）；单纯疱疹病毒（H）。这类微生物感染可能造成胎儿畸形、流产等不良妊娠结局。这项检查的方法也是静脉抽血。对于这项检查，建议有高危风险的备孕女性查一查。高危风险如：家里养宠物，发生过自然流产、死胎，或者孕育过有先天缺陷的宝宝；

经常吃烧烤、生食、半熟食；夫妻双方任何一方家族中有畸形儿或遗传病史等。如果没有这些高风险因素，TORCH 检查不是必须要查的项目。

这些检查不是强制性的。建议大家去正规医院，根据医生的建议选一些有针对性的项目进行检查。如果怀孕后才发现有某种严重问题，如弓形虫的近期感染、严重的糖尿病或严重的高血压，必要时医生会建议停止妊娠。为了避免类似情况的发生，一定要重视孕前检查；有问题的女性则需经医生评估，病情稳定后再决定是否怀孕。

男性健康体检

男性的检查项目主要是生殖器官检查和精液检查。生殖器官检查包括外生殖器检查和 B 超检查睾丸的发育情况。精液检查是通过精液的量、颜色、黏稠度、液化情况、pH 以及精子密度、活动率、形态等检测判断男性生育能力，排除是否有炎症、少精、弱精等问题。

此外，医生会问询男性的既往史、家族病史、现病史等情况，给出相应的孕育建议。

哪些疾病影响受孕？

应该说身体有任何疾病都对怀孕有影响，只不过影响的程度不同而已。有一些疾病不治愈的话，会严重影响受孕的成功率；而有一些疾病可能不影响受孕，却会严重影响孕妈妈的身体健康和宝宝的发育。

影响受孕的常见疾病

月经不调　周期不规律、出血量异常、痛经等女性常伴有体内激素分泌不正常的问题，会导致排卵异常，给受孕带来困难。

阴道炎、宫颈炎、盆腔炎　这些妇科炎症不利于精子的存活和受精卵的形成，即使形成受精卵，宫内环境也不利于受精卵着床和发育。慢性盆腔炎长时间得不到治愈，还会导致输卵管和卵巢出现问题，如输卵管积水、粘连或堵塞，卵巢分泌激素功能异常等。

影响孕期健康的常见疾病

有一些常见疾病虽然不会阻碍受孕，但是最好在备孕期间彻底治愈或者控制平稳，经医生评估后再决定是否受孕，因为它们会给孕期女性带来很大的麻烦，甚至威胁生命，对胎儿的健康也不利，如口腔疾病、贫血、高血压、糖尿病等。口腔疾病和贫血是能够孕前发现和彻底治愈的。高血压和糖尿病患者一定要在孕前把病情控制平稳。

还有一些严重影响母亲和胎儿生命安全的严重疾病，如心脏病、肾脏病、肝脏病等。这类疾病患者是否能够孕育，需要医生的严格评估，强行怀孕，非常危险。

如何推算排卵日？

排卵期同房能提高受孕概率。排卵日同房，成功受孕概率会更高。排卵期是排卵日前 5 天开始到排卵日后 4 天为止的一段时间。推测排卵日通常有4 种方法。

数数法

排卵日一般在下次月经开始的前 14 天左右，下次月经开始的第 1 天算起，往前数 14 天就是。这种推算方法与月经周期长短无关，无论周期 30 天还是25 天，都是下次月经开始前第 14 天左右。但是这种计算的前提是：月经规律。

计算举例：下次月经是 1 月 30 号，则排卵日为 1 月 16 日。

火眼金睛观察法

临近排卵日时，阴道分泌物是稀薄、透亮、可拉丝的。排卵期之前，宫颈不分泌黏液，比较干燥，不利于精子游行，这也是安全期比较"安全"的一个原因。排卵日前几天宫颈分泌少量黏稠但不透明的黏液，而到了要排卵那天或前一两天，宫颈黏液会变得稀薄、透明，有"弹力"、拉丝较长，私处总是湿润的。

排卵试纸测试法

当发现私处有清亮、透明、可拉丝的分泌物时，说明排卵日很接近了，准备好排卵试纸每天2次检测尿液：起床后测一次，下午3点再测一次。注意，所测的尿液一定要留取中段尿。排卵试纸的原理是检测LH（黄体生成素）：每个月排卵前，LH水平会升高，排卵试纸检测线的颜色会随着LH水平的升高而加深；临近排卵时LH水平会突然飙升至峰值，峰值的时候排卵试纸的检测线最红，或者与对照线一样红，或者更深、更红。检测到"双红线"之时，预示着24小时内会排卵，建议当天同房一次，第二天或第三天再同房一次。

> ### 🕐 周医生小贴士：排卵试纸怎样使用更准确？
>
> 如果对分泌物的感觉不明显，可以从本次月经开始后10天左右，即生理期结束第4～5天（生理期按5～6天算），开始使用试纸，可以先1天测1次，等发现检测线颜色加深后改1天测2次。
>
> 注意：检测线出现并颜色有加深趋势后必须是每天测2次，1天测1次容易错过最强"双红线"，因为LH的峰值出现时间段小于24小时。建议早上起床后测一下，下午3点左右再测一下，这样才能不错过LH峰值。下午3点测量的话，下午1点之后要少喝水，以免LH浓度被稀释，影响检测结果。
>
> 此外，不建议太早使用排卵试纸，有的女性生理期一结束就"积极地"开始检测。结果一连几天都看不到检测线变红，会影响心情。

基础体温法

基础体温简单说就是指清晨醒来后未进行任何活动时的体温。正常人体温有一定波动是很正常的，女性基础体温波动与月经周期密不可分。一般从月经开始的第一天起到排卵日这段时间内，基础体温偏低（36.2～36.6℃）。

排卵日当天，体温会降至最低。而排卵过后直到下一次月经这段时间（约14天），基础体温会比排卵前升高 0.3 ~ 0.6℃。到下一次生理期开始时，体温又会降低。如果有了性生活，排卵日后基础体温持续升高 16 天以上，该来的月经没有来，很有可能就是怀孕了。

测量基础体温对监测排卵有重要意义，每个月体温的最低点就是排卵日。建议从来月经的第一天开始测量基础体温，每天清晨自然醒来后，别进行任何活动，不说话、不穿衣、不喝水、不排尿、不下地，先测量体温，做好记录。建议选择测量口腔体温，口腔温度更加贴近人体内的温度，也更加稳定。将完整的一个月经周期，也就是一个月的体温数据，绘制成体温曲线图，或者将体温数据记录在相关手机软件上，就能清楚地观察到排卵日。坚持几个月，便能发现排卵规律。

前两种方法找排卵日，只能推算个大概，而测量基础体温是最准确的方法。操作得当的话，通过基础体温能精准地确定排卵日。但这个方法需要连续两三个月才能找到排卵规律，需要坚持和耐心。但很多人由于不能正确地操作，往往测量数据不准，导致曲线不明显，可能无法坚持下来。

⏰ 周医生小贴士：排卵期同房可提高受孕概率

最佳同房时间：排卵日前 2 天、排卵日、排卵日后第 2 ~ 3 天。

排卵日前两天同房，目的是让精子等卵子，而非卵子等精子，因为卵子的寿命通常没有精子长，精子等得起，卵子等不起；而且卵子一个月只排一次，一次仅一个，物以稀为贵。

找准排卵日，当天同房是最高效受孕的一天，卵子和精子同时到达"约会"地点。

排卵日后第 2 天或第 3 天再来一个浪漫之夜，查缺补漏，再晚同房就没有意义了。

同房的最佳姿势和频率是怎样的?

"同房时间"这个问题前面已经解释得很清楚了,接下来要说的是同房的姿势和频率,这两个因素也会影响受孕的概率。

同房姿势

男性一次射精有上亿个精子,但是只有其中不到万分之一的精子能够经过阴道、宫颈、子宫,到达输卵管。怀孕最重要的就是卵子和精子能够相遇并结合,所以有利于精子顺利游向输卵管的姿势,就有利于受孕。

丈夫的阴茎最大限度地进入妻子体内、最大限度地接近宫颈口,有助于精子比较轻松、快速地进入子宫和输卵管。男上女下是比较传统的体位,采用这个姿势时妻子最好垫一个枕头以抬高臀部,能更快地让精子游到目的地。

同房频率

备孕期间同房的频率要适当、规律,因为精子是有"有效期"的,长期不同房的话,会导致大量"过期"精子"积压",越早生成的精子的活力越差。这种情况下,即使精子的密度够高,但活力差,也不利于受孕。而频繁同房的话,又会透支过多,"供不应求",精子库存少,射出的精子含量自然会少,同样不利于受孕。只有当同房频率刚刚好的时候,精液中精子的数量和质量才是最佳的,怀孕的概率也会更高。

医学上对正常规律的夫妻性生活的描述是"每周2～3次、每个月8～10次"。如果精力充沛,月经结束后按照这个频率同房,基本不会错过排卵日,也能够保证精子的新鲜度,有利于提高受孕概率。

安全期避孕安全吗?

安全期也可能受孕。

避孕有多种方法,其中最不安全、最不可靠的方式就是安全期避孕。

女性只要有了性生活，就面临两个问题：怀孕和避孕。对于避孕，在医生的眼里，没有绝对有效的方法。即使是结扎术，也有自然复通导致避孕失败的可能性。安全期避孕的做法尤其不靠谱，对于月经规律的人不靠谱，对于月经规律但周期短的人同样不靠谱，对于月经不规律的人就更不靠谱了。因为排卵日不可能像发射卫星那样精准地控制时间。

安全期避孕不安全

一个完整的月经周期是指从月经开始的第一天到下次月经开始前一天的这段时间。人的月经周期长短不同，21～35天都属于正常的月经周期。但"月经前7后8为安全期"的推算只适用于月经周期28天情况，而且还不能排除压力等因素导致的排卵日提前或推后。如果一个人的月经周期不是28天，而是22天或者24天，那么这个算法就很不安全。

再说，人的月经周期是会变的。在疾病、情绪、压力等情况下，即使是月经周期向来比较规律的人，也有可能排卵日提前或者延迟，也会月经周期长短发生变化。所以用"月经前7后8"推算所谓的安全期十分不严谨，按照这个方法避孕就相当于没有避孕。

后8天更加不安全

"前7后8"的算法中"后8"天（月经结束后的第1～8天）尤其不安全，同房可能会受孕。有的女性月经3天就结束了，排卵容易受环境和情绪等因素影响而提前，而精子在女性体内有长达2～3天的存活时间，卵子排出后有1～2天的存活时间，个别精子和卵子有更长的时间等待受孕，三等两等，精子和卵子就有可能碰上并成功受精。

生男生女有秘方吗？

宝宝的性别是由爸爸提供的染色体决定的，并没有什么秘方、秘药能提高怀男宝宝或女宝宝的概率，更不可能改变胎儿的性别。

宝宝性别取决于受精卵的染色体是 XY，还是 XX，受精卵中的这对染色体由爸爸和妈妈各提供一条染色体而组成。男性可以产生含有 X 染色体的精子，也可以产生含有 Y 染色体的精子，两种精子的数目均等，而女性只能有一种含有 X 染色体的卵子。在受精卵形成时，女性只能提供 X 染色体，如果与卵子结合的精子提供的是 X 染色体，那么受精卵的染色体为 XX，就是女宝宝；如果与卵子结合的精子提供的是 Y 染色体，那么受精卵染色体为 XY，就是男宝宝。所以说生男生女要看最幸运的精子是携带 X 染色体还是 Y 染色体。通常，那个最幸运的精子也是最优秀的，是"优胜劣汰"的结果，所以，不要迷信什么秘方、秘药，在女性身体上大做文章，不仅白费力气，还会增加女性压力并可能损伤身体。

碱性体质能生儿子？

有言论认为，男性的 X 精子更耐酸，如果把妈妈体内的酸性部位或整个身体改造成碱性，则更利于 Y 精子胜出，给宝宝一对 XY 组合的染色体。但事实并非如此。

首先，人体没有酸性或者碱性的概念。身体的某些部位有酸性或者碱性之分，比如，胃呈酸性，皮肤呈弱酸性，女性阴道也是酸性；人体的血液 pH 为 7.4 左右，则是弱碱性的。但从整体上看，人体没有酸碱之分，因为不能用身体某个部分的酸碱性代表人整体的酸碱性。如果某个部分具有整体代表意义的话，那么就应该是周身循环的血液了。但血液本身就是弱碱性，不需要再去"改造"了。

其次，每个部位只有维持原来的酸性或碱性才是健康的状态。血液的 pH 正常状态下都保持在一个恒定的范围内（7.35 ~ 7.45），偏离这个范围人体会有生命危险；胃酸变"胃碱"的后果不能想象；阴道的酸性环境被破坏会发生妇科炎症。孕妈妈、备孕女性刻意改变阴道的酸性环境，或者一味食用所谓的能塑造"碱性体质"的碱性食物，是相当不理智和危险的做法。

最后，也是最重要的一点，迷信这些伪科学不利于受孕和宝宝发育。用苏打水、碱性溶液冲洗阴道会破坏阴道的自然酸碱环境，容易导致阴道内菌群失衡，引发阴道炎等疾病，别说生男孩了，受孕也难。食物在被人体食用之前确有酸碱之分，但进入人体经过消化、吸收后并没有酸碱之分，更不可能改变人体或者局部的酸碱性。另一方面，孕妈妈和备孕女性需要均衡、全面的营养，单一食用某些食物会造成营养失衡，影响宝宝发育和自身健康。

试管婴儿不是想要啥就有啥

从技术上说，试管婴儿可以通过筛选染色体来控制胚胎的性别，但是法律法规严格限制了试管婴儿筛选胚胎技术的适用条件，除非符合一些优生优育的条件，否则筛选性别的操作是违法的。有些病是"传男不传女"，有些病是"传女不传男"，只有当孩子的性别与遗传疾病相关时，才能选择性别以避免或降低遗传病的发生。

宝宝会像妈妈还是爸爸?

很多夫妻在备孕的时候就在想象宝宝的样子、性格，带着满满的希望期待宝宝的到来。根据遗传学定律，宝宝容貌的很多部位会遗传自父母的显性基因，父母的有些特征会在宝宝身上得到复制或升级，叫作显性遗传。

大眼睛、双眼皮、长睫毛、小酒窝、高鼻梁

这些父母期盼的高颜值"标配"都是显性遗传因素，父母中有任何一方具备这些特征，宝宝就很可能有同样的特征。婴儿刚生出来的时候，眼皮都是略微肿胀的，大多数呈现的是单眼皮，双眼皮要2个月大甚至更长时间后才慢慢显露出来，双眼皮的爸爸妈妈不要着急。宝宝睫毛长度根据爸妈的基因早就注定了，在此要提醒准爸爸妈妈们，如果孩子睫毛短，千万不要"剪毛助长"。睫毛除了美观之外，还能挡风沙、减少角膜表面泪液的蒸发速度，剪宝宝睫毛有风险，得不偿失，不仅不会使睫毛更长，还会破坏睫毛正常作用的发挥，不小心还会戳伤宝宝眼睛，后果不堪想象。而大鼻子和高鼻梁等遗传基因一直到成年期还会发生作用，如果宝宝儿童期没有显现高鼻梁也不要失望，到成年期还有变成高鼻梁的可能。

耳朵和下巴

大耳朵和长下巴也是显性遗传。父母双方只要有一人有这方面的特征，宝宝很有可能长着酷似的下巴或耳朵。

身高

身高的遗传因素占 70%，35% 遗传自爸爸，35% 遗传自妈妈；后天因素影响占 30%。如果父母身材均较高，孩子身材基本不会矮。但如果父母中一人较高、一人较低，孩子的身高就说不好了，多在 30% 的后天因素上下功夫有助于宝宝个子长高。现在"00"后的初中生、高中生的身高普遍都比其父母辈在同龄时要高，一个重要原因就是后天的营养比较好。

胖瘦

父母都胖，孩子肥胖的概率是 53%，而父母中只有一人较胖，孩子肥胖的概率会下降到 40%。所以，宝宝的身材有一半左右的决定权在自己手里，保持饮食和运动的平衡非常重要，是对抗肥胖的主要方法。

肤色

肤色遗传遵循"中和"的法则。爸爸和妈妈如果一人比较黑一人比较白，宝宝的肤色会"中和"父母的肤色，显示出平均色。

智力和天赋

孩子的智力 60% 由遗传基因决定，40% 由后天培养决定，所以后天教育的影响非常重要。孩子的天赋有明显的家族聚集性，爸爸或妈妈的某些天赋很有可能会遗传给孩子，孩子从小就会在同样的领域展现出潜力。

在容貌的这些"硬件"方面，父母的遗传基因具有重要的基础性的作用，但显性遗传也有一些小概率的不明原因的改变，不能保证 100%"复制"。至于孩子的"软装"方面，比如，性格、习惯、智力等，有很大的塑造空间，但父母仍然是最直接、影响最大的人，父母应该做出好的榜样，努力为孩子营造积极的、健康的生活和学习环境。

意外怀孕：孕前吃药了怎么办?

怀孕之前 3 个月到半年以及怀孕期间，原则上，应该尽量避免服用药物，否则可能会对胎儿产生不良影响。但发现自己意外怀孕，而且在发现怀孕之前服用过药物的女性，先不要过于担心，应该带上这段时间所吃的药物（说明书、包装盒都带着）去医院找妇产科医生或药师咨询。

孕期的不同阶段，服用药物对胎儿的影响是不同的，有时比较严重，有时相对安全。这除了与胎儿发育的阶段有关，还与药物的种类有关。另外，孕期有病硬扛着也不好，也许比吃药的影响更糟糕。

所以，吃药后怀孕了怎么办? 备孕及怀孕期间能不能吃药、怎么吃以及吃什么药? 应该咨询医生。尽可能详尽地告诉医生你的病情，还有吃药的时间、时长、服用量以及同房的时间，以便医生推算受孕时间，确认服药是在受孕前还是受孕后，综合考虑药物的性质、用量、疗程长短及胚胎发育情况等方面，进而判断是否适合继续妊娠。经评估后，药物对胎儿影响较小但可以继续妊娠的孕妈妈，要加强产检，确保宝宝健康降生。

药物对胎儿的影响

受精后 1 ~ 2 周，用药影响" 全或无 "。 即要么没有影响，要么导致流产，一般不会发生胎儿畸形。同房后到形成受精卵再到受精卵移动到子宫着床，需要一周甚至更长的时间，一般药物的药理作用高峰期不可能这么长，所以同房前服用过药物但之后检查出怀孕了，受精卵成功着床了，这种情况说明这个药物没有对受精卵产生影响。因此，不必过分担心，也不必因此做人工流产。

受精后 3 ~ 8 周（即停经 5 ~ 10 周），用药致畸敏感期。 这个时期是胚胎各器官分化形成时期，极易受药物等外界因素影响而导致胎儿畸形，此时期不必用药时果断不用，包括一般保健品、滋补药。如必须用药，一定要在医生指导下谨慎用药。如有服药史，可在怀孕 16～20 周进行产前诊断（包括 B 超），进一步了解胎儿生长发育情况，及时筛查胎儿是否畸形。

说通俗一点，排卵日同房并受孕的话，同房之前服用药物比同房后服用药物的影响要小，同房后半个月内服用药物比半个月后服用药物的影响要小。

另外，不同药物对胎儿的影响是不同的。

按照对胎儿的影响程度，药物可分为 A、B、C、D、X 这 5 个级别：A 代表最安全，如各种水溶性维生素，正常剂量的微量元素、维生素 A、维生素 D、枸橼酸钾、氯化钾等；B 类药物相对安全，即动物生殖试验中安全，但缺乏人类孕妈妈实验数据；C 类药物在必要情况下，经权衡利大于弊后可酌情使用，这类药物经动物实验证明对胎儿有一定的致畸作用，但缺乏人类实验证据；D 类和 X 类药物是孕妈妈禁用的，仅在挽救母体生命时使用。

🕐 周医生小贴士：孕妈妈禁用的药物

抗肿瘤药、性激素、某些抗生素（红霉素、链霉素、氯霉素等）、麻醉品等，这类药物的说明书上都会注明"孕妇禁用"等字样。

可能有害的药物，包括部分抗生素（庆大霉素、卡那霉素、四环素）和一些使用说明上注明"孕妇慎用"的药物。

对于 A 类比较安全的药物，也要在一定的用量范围内使用，某些营养素摄入过多也有不良反应。

长期口服避孕药的女性，应该停药 6 个月后再计划怀孕。

孕期不能盲目拒绝用药

有部分女性在备孕和怀孕期间，为了不吃药、减少用药影响，有病硬抗着，殊不知，可能疾病本身对胎儿的影响比某些药物的影响更严重。比如说感冒，如果伴有高烧，或是病毒性感冒，会对宝宝产生不良影响，"硬抗着"是很危险的做法。即使平时感冒发烧一向采取"扛过去"、不吃药、不打针的女性，孕期为了宝宝也不应该盲目地继续"扛着"，平时能扛不代表孕期能扛。总之，孕期生病更要积极治疗，不可绝对排斥用药，但药物必须在医生的指导之下使用。

并非所有中药都是安全的

有的人认为，中药比西药更安全。这种认知并不是全然正确，无论中药还是西药，在需要服用的情况下，都要经过医生的认可，很多中药也有毒性，甚至是用有毒植物或虫类、矿物质等制成的。因此，备孕期间不能盲目服用中药。

服用紧急避孕药后意外怀孕怎么办？

吃完紧急避孕药后仍然怀孕了，不用担心。有研究认为，紧急避孕药如果没有阻止住这次受孕也不会增加胎儿畸形的概率和不良妊娠的概率。《世界卫生组织计划生育服务提供者手册》明确提出：大量的证据表明，复方短效避孕药不会引起胎儿缺陷。如果在服药期间妊娠或妊娠后偶然服用了短效避孕药，也不会损害胎儿的健康。这与长期使用药物避孕的情况不同，长期服用口服避孕药的女性，内分泌情况会有所改变，药物成分长时间储存在人体脂肪中，一旦受孕即可影响胚胎的发育。建议停药后 6 个月再备孕，目的是让避孕药的成分完全代谢出去。

备孕期间，丈夫服用药物也要谨慎，因为很多药物会影响精子的质量及男性的生殖功能，如抗癌药、咖啡因、吗啡、类固醇、利尿药及壮阳药等。

影响孕育的不良习惯有哪些？

常见的对备孕和孕期影响比较大的不良生活习惯有以下几个方面。

吸烟

香烟里有很多有毒物质，如大家熟知的尼古丁。尼古丁是什么？是毒品！是让人血管变狭窄的成瘾性毒品。其他的有毒物质还有一氧化碳、苯、氨和甲醛等。一氧化碳是氧气的抢夺者，苯是潜在致癌物，甲醛是众多疾病的诱因。吸烟对宝宝的有害影响是多方面的，被动吸烟同样会伤害宝宝。

◎吸烟会让孕妈妈的血管变细，为胎儿输送的营养变少，导致宝宝的出生体重较低。

◎吸烟的孕妈妈血液中的一氧化碳水平高，会让脐带血氧气减少，间接掠夺胎儿的氧气，影响胎儿的大脑发育。

◎吸烟增加早产、流产、孕期并发症、发育迟缓、头围小、智商低、精神发育迟滞、婴儿猝死综合征（SIDS）等的发生概率。

喝酒

过度饮酒会导致精子、卵子质量下降，会增加胎儿畸形、流产、出生体重较轻或早产的概率，还与许多胎儿期发育缺陷有关。孕期大量、高频率饮酒会使新生儿患"胎儿酒精综合征（FAS）"，该病会导致宝宝面容异常，如鼻子短、上唇薄、眼睛小，出生身高和体重偏低，中枢神经系统破坏，甚至出现唇裂、腭裂及心脏和四肢的缺陷。酒精是一种"溶脂剂"，影响最大的是胎儿的大脑，会造成宝宝出生后的认知、沟通、注意力和学习能力降低等。建议女性应该在孕前 3 ~ 4 周戒酒，排卵日前一周内禁酒；男性在计划怀孕前 3 个月最好不要喝酒。

> **🕐 周医生小贴士：怀孕时喝过一杯酒，宝宝还能要吗？**
>
> 有吸烟、喝酒嗜好的爸爸妈妈应该提前 3 ~ 6 个月戒烟、戒酒，"嗜好"是指"经常为之""特别喜欢"的行为。但如果只是"偶尔为之"，比如，某天由于实在不好推辞的应酬喝了点酒或吸了一支烟，孕妈妈不必过于忧虑。

熬夜

很多人知道熬夜对身体不好，但依然熬着夜。经常熬夜会增加死亡、癌症、心脏病、中风的风险，严重影响人的寿命和生命质量，而白天补觉并不能消弭这些危害。备孕夫妇熬夜追剧、看球、打游戏，不利于受孕。熬夜会打乱生物钟、导致内分泌失调，影响女性的月经和正常排卵，影响男性的精子质量。孕期女性更需要充足、规律的睡眠，带着宝宝一起熬夜不仅不利于自身心血管系统健康，也不利于胎儿的发育。

此外，饮食上要限制食品添加剂，少摄入咖啡因，多吃绿色食品，多样化摄入食物；生活中要避免使用化学物质含量多的东西，如精油、香水、化妆品、劣质蚊香等。

能不能养宠物？

对于宠物，备孕、怀孕期间最好能不养就不养；已经养了的宠物应严格进行防疫，或者最好暂时送走。

对于备孕和怀孕的女性来说，养宠物最大的问题是可能会感染弓形虫。弓形虫是一种肉眼看不见的寄生虫，传染源主要是动物。各种野生的小动物、家禽、鱼类都有可能感染弓形虫，其中猫和猫科动物是弓形虫的最终宿主。妊娠期女性是此种传染病的易感人群。

弓形虫危害胎儿健康

弓形虫在人和人之间的传播主要就是母婴传播，孕妈妈感染弓形虫后，可通过胎盘感染胎儿，可导致流产、早产和胎儿畸形。如果孕妈妈在孕早期3个月检查出弓形虫感染，医生视情况可能会建议终止妊娠；如果怀孕3个月后发现感染，要接受治疗以减少弓形虫病的发病率，宝宝出生后即使看起来很正常，也要接受治疗。

养宠物的注意事项

养宠物在我看来是"有疑问就别碰"范畴之内的行为，有备孕计划的家庭，最好暂时控制一下养宠物的冲动。已经养宠物的家庭，需要注意以下几点。

◎最好孕早期 3 个月或整个孕期将小宠物暂送别处寄养。如果实在舍不得与宠物分离，一定要提前给宠物做好防疫。女性备孕期间建议做 TORCH 检查，此检查项目中包含了弓形虫检查。

◎宠物尽量养在家里，避免它外出乱吃东西，减少与外面野生动物的接触。

◎为了避免宠物感染寄生虫或病菌，要喂专门的宠物食品，不喂生食或半生食。

◎孕妈妈最好避免打扫宠物粪便，尤其是猫砂。

◎孕妈妈尽量避免与宠物过分亲昵，不建议给宠物洗澡和"同床共枕"。

◎注意卫生，个人的卫生和宠物的卫生都要加强。

养猫的家庭尤其要注意以上几点，因为猫是弓形虫的最终宿主，而猫咪的一些习性也容易感染弓形虫。和猫咪相比，狗只是弓形虫的中间宿主，传染性不大。而且训练好的狗一般只吃狗粮，不会"野"到外面去"偷腥乱吃"，因此，狗感染弓形虫的概率较小。

装修甲醛对生育影响有多大？

甲醛对人体健康有多方面的严重危害，因此有了"室内隐形杀手"之称。

甲醛由于价格低廉，被广泛应用于工业生产中，所以人们在生活中会遇到很多含有甲醛的物品，如身上穿的衣服、家里的家具等。装修材料和家具是室内甲醛污染的主要来源，新装修的环境甲醛含量会比较高。备孕男女，尤其女性要注意避免长时间处在刚装修后的家庭或办公区域。

甲醛的主要危害

世界卫生组织（WHO）已经认定甲醛为致畸物质及 1 类致癌物质，与吸烟同级别。在我国的有毒化学品优先控制名单上，甲醛位列第二。

虽然目前还没有明确的甲醛致癌剂量的研究数据，但是长期接触甲醛，即使是低剂量的，罹患癌症的概率会上升的事实是肯定的。《细胞》杂志上的一项研究表示"甲醛能够降解本来是肿瘤抑制蛋白的 *BRCA2* 基因，破坏 DNA 损伤修复机制，使甲醛成为诱发癌症的一个高危因素！"文章中提及的 *BRCA2* 基因突变会导致乳腺癌、卵巢癌和前列腺癌等。所以，当你处于装修后的房子中出现呼吸道刺激和水肿、头痛、头晕、乏力、恶心、呕吐、胸闷、眼睛痛、嗓子痛、食欲不振、心悸、失眠、记忆力减退、体重减轻等症状时，就要警惕是否甲醛中毒，请远离该环境并建议积极就医。

甲醛对孕妈妈的危害更大。甲醛对男性和女性的生殖功能都有影响，资料显示男性长期吸入甲醛可导致精子畸形、死亡等。女性则会出现月经紊乱等疾病，不利于受孕。孕早期生活在新装修环境中的女性，流产的概率会增加，因为孕早期 3 个月是胚胎对外来化学物质最敏感的时期。长期生活在甲醛含量高的环境中，胎儿发生生长发育停止、心脑发育不全、发育畸形等严重后果的风险都会增加。

生活中如何避免甲醛

首先，装修新家要通风。这一点是最重要的。多开窗使室内空气流通，是一种极为简单且有效地降低甲醛的办法，天气热的夏天通风至少 3 个月，气温低时通风至少要半年，因为甲醛在高温天气更容易释放；当然装修材料也要尽量买环保的；使用活性炭物理吸附的方法也比较有效；放置一些仙人掌、龙舌兰、虎尾兰等绿植，可辅助去除甲醛；如果着急住、有条件的话，可以找甲醛清除专业人员。

其次，戒烟并远离二手烟。烟草中都含有甲醛。

最后，新衣服先清洗再上身。甲醛经常被用来给纺织品除皱、保色、防腐，但易溶于水，所以，新衣服穿之前应该过水清洗。

雾霾天气对怀宝宝有什么影响？

雾霾天，PM2.5 是我们最担心的。

PM2.5 指的是空气中粒径 ≤ 2.5 微米的微小颗粒物（Particulate Matter，PM），包括灰尘、硫酸、硝酸等。它们可以直接被吸入支气管并难以清除，可导致各种呼吸系统、心血管系统方面的疾病，影响激素分泌，降低精子和卵子的质量。

空气中的灰尘、硫酸、硝酸等颗粒物组成的气溶胶系统造成视觉障碍的叫雾霾。

雾霾对备孕的影响

不利于精子和卵子的发育。对于男性的精子，2015 年 11 月的《中国男科学杂志》发表的文章称"PM2.5 长期暴露，损伤血生精小管屏障的完整性，进而破坏生精微环境的稳定，使得精子生成数量减少和质量降低，并最终导致生殖功能损伤"。对于女性的卵子，首先，雾霾中的有毒物质可能破坏女性卵子的遗传因子，从而影响受精卵质量；其次，性激素同样会受到雾霾中有毒因素的破坏，给卵巢带来损伤，引起月经周期失调、性功能减退，最终增加过早闭经或卵巢疾病发生的可能性，导致不孕。

容易引发细菌性疾病。雾霾天阳光不好、潮气大，是细菌、病毒等微生物快速繁殖的好环境，容易引发过敏及各种细菌性疾病，虽然没有明确的数据，但肯定不是受孕的好时机。

雾霾对孕妈妈的影响

国外一些研究发现，孕妈妈在雾霾环境中暴露的时间长短和胎儿早产、新生儿智力低下、胎儿发育畸形率（如唇裂、腭裂、心脏瓣膜缺陷等）等呈正相关。

重金属和多环芳烃类物质是 PM2.5 的主要毒性组分，它们会影响母体内分泌及免疫系统，引起氧化应激或者遗传物质改变，而且他们能够通过胎盘直接渗透，对宝宝造成伤害。

孕妈妈生活在空气污染严重的地区，其所生育的胎儿的出生体重会比较低，肿瘤的发生率也会增高，因为宝宝在胎儿期呼吸系统发育就已经被影响。

怎样减少雾霾伤害

净化室内空气、加强卫生。大环境不能控制，室内的小环境要尽量优化，可以使用空气净化器；雾霾严重、污染物爆表的时候，不要开窗通风；雾霾天，外出回家后最好及时脱掉外衣，然后洗手、洗脸，眼、耳、口、鼻要认真清洗，脱掉的外衣要及时清洗。

出门佩戴口罩。虽然有点闷、有点丑，但外出时应该佩戴口罩，而且要戴专门过滤 PM2.5 的口罩，还应注意及时清洗、更换滤芯，一次性的口罩要及时换新，不可多次使用。

多喝水、多吃蔬果。多喝水可以保持呼吸道黏膜的湿润，减少污染物进入；多喝水还能加速体内的新陈代谢，更快排除体内毒素。多吃新鲜蔬菜和梨、橙子、橘子等水果，能起到湿润肺部、止咳、去痰、滋养脾和肾的作用。

使用电子产品和电器有辐射危害吗?

防辐射是女性从备孕开始就特别关心的问题，但是生活中各种各样的辐射根本防不胜防，不过好在日常生活中所接触到的辐射多是比较安全的，大家不必过于担心。

其实人们几乎每天都会接触一定的辐射，阳光中就有辐射。生活中很多物品都有辐射，但是手机、电脑、无线路由器（WiFi）等电子产品及电视、微波炉、电磁炉、电吹风、电热毯等电器使用时所发出的辐射，属于极低频电磁辐射，频率一般在 300 赫兹以下，都是非电离辐射，辐射量小、威力弱，并不会损伤 DNA 和细胞，不会对人体健康造成辐射伤害，可以放心使用。以上所说的安全的辐射是指生活中常见电子产品工作时的辐射，不包括那些特殊环境（如核电站）、特殊情况（如医疗辐射）所接触的电离辐射。

正确使用电子产品和电器

辐射安全的前提是：产品是符合国家规定的、正规的合格产品，还有就是要正确使用他们，不要和说明书反着来、对着干。

手机、电脑 手机和电脑已经成为生活和办公必需品，正常使用手机、电脑没有问题。但是从备孕开始，建议尽量减少手机、电脑的使用时间，少玩电子游戏。此外，孕妈妈使用手机、平板电脑、电脑时，最好不要放在肚子上，因为对宝宝而言这不是正常的使用距离和位置。宝宝的头贴着肚皮，电脑、手机使用时间长了会发热，高温会影响胎儿大脑的发育。在 IT 公司或电视台等电脑和电子仪器比较多的地方上班的孕妈妈，最好工作一两小时，就到工作间以外的地方走走，减少辐射、换换体位、呼吸新鲜空气。

WiFi 有人说睡觉时一定要关掉 WiFi，其实只要没有把路由器放在枕头下面，就是安全的。

微波炉 正确使用微波炉是安全的，微波炉外面的电磁场比里面小很多很多。

电吹风 只要没把电吹风贴在头皮上吹就是安全的。离头皮太近，会烫伤头部皮肤，而不是辐射。

电热毯 电热毯没有辐射危险，但是备孕和孕期的夫妻不适合使用电热毯。电热毯对孕妈妈和宝宝有高温伤害，而且男性的睾丸也不喜欢高温，如果需要取暖，可以休息前用电热毯暖被，上床后记得关掉。

地暖辐射 地暖不是电器，地暖产生的"热辐射"也属于"非电离辐射"，是安全的。

防辐射服——重点保护、避让标志

合格的防辐射服是有一定防辐射效果的，但是防辐射服不是怀孕时的必需品。其一，普通孕妈妈通常接触不到有害的电离辐射，而日常接触到的辐射都是安全的。其二，市场上出售的防辐射服是否达到合格标准，无从查证。

所以，大家可以随心意和条件选择穿或不穿防辐射服。但是防辐射服有另外一个作用，它提示孕妈妈周围的人"此人是孕妇，请小心避让""她需要保护和帮助"。

流产后多久可以再次怀孕?

对于身体状况较好的女性来说，通常自然流产后，最好休养 3 个月以后再计划怀孕；人工流产后，最好至少休养 6 个月后再考虑怀孕。这个问题的答案因人而异，具体情况还需要根据备孕女性的身体状态和导致流产的原因综合考虑。

流产是指妊娠不足 28 周、胎儿体重不足 1 千克而终止的情况，分为自然流产和人工流产两种情形。无论是哪种流产都会对子宫造成伤害，其中主要受损的是子宫内膜和卵巢。子宫需要时间休息，才能恢复正常的功能，子宫休息的时间越长，功能就会恢复得越好。

再次怀孕过早的危害

如果流产后再次怀孕，两次妊娠的时间间隔不够，子宫休息不好，就好比土壤还不够"肥沃"就播种，会增加再次流产的风险。如果做了人工流产术，过早的再次怀孕，除了会增加再次流产的风险，还会增加发生宫外孕、前置胎盘、胎盘粘连的风险。

所以，流产后，首先，性生活不要太早；其次，要做好避孕措施；最后，再次备孕之前要记得补充叶酸。

再次流产的概率

女性再次流产的风险与自然流产的次数有关：在 1 次流产后，再次流产的概率约为 20%；两次流产后，再次流产的概率约为 28%；三次及以上流产后，再次流产的概率约为 43%。此外，女性流产的风险还会随着年龄的增大而增加。

但对大部分女性来说，只有不到 5% 的女性会连续流产 2 次，只有 1% 的女性会出现连续 3 次或以上的流产。如果自然流产次数超过 2 次，或者第 1 次流产后自觉有某方面问题的话，最好做一下检查，查明流产的原因。一般医生会建议检查男性精子，夫妻双方的染色体、血液、生殖系统和营养水平等。

🕐周医生小贴士：流产的概率

医学界有一个观点认为，怀孕是一个试错的过程、一个自然选择和自然淘汰的过程。因为很多导致自然流产的主要原因是胚胎染色体异常，大约要占所有因素的 50%，这种胚胎是没有保胎意义的，流产是自然淘汰的结果。

女性人群中自然流产发生率约为 15%，其中不包括生化妊娠。如果算上生化妊娠，流产的概率会比较高。简单地说，生化妊娠就是受精卵形成了，但没有成功在子宫内着床。这种情况"又被称为亚临床流产"，多因为胚胎本身质量不好，是一种自然的淘汰机制，通常不会影响下一次怀孕。生化妊娠多发生在妊娠 5 周内，身体感觉不明显或根本就没有感觉，很多女性根本就不知道生命的胚芽曾经到访过。生化妊娠会有流血，但是经常被误以为是月经而忽略。

二胎计划什么时候可以开始？

从医学的角度，建议顺产妈妈最好产后休息 12 ～ 18 个月后再要二胎，剖宫产妈妈最好 18 ～ 24 个月后再怀孕。

顺产妈妈

从生理功能上说，身体恢复好了之后就可以怀孕，正常情况下，分娩半年后身体就可以完全恢复，但还是建议妈妈们最好可以间隔 1 年或以上。这能更好地母乳喂养头胎宝宝，能让妈妈身体恢复得更充分，心理准备也做得更好，对妈妈、对大宝宝和二胎宝宝都好。

剖宫产妈妈

剖宫产后需要更长的时间恢复身体、补充营养和能量。在医学上，剖宫产是一个外科手术。剖宫产的妈妈比顺产的妈妈失血更多，对子宫的损伤重，所以需要更长的休息时间。医学上对剖宫产后再次怀孕减少风险的指导性意见是间隔 18 ~ 24 个月，我认为最好在上限 24 个月后再怀孕，以最大限度地降低风险。剖宫产后怀孕最大的风险是瘢痕妊娠、子宫破裂等。如果过早再次怀孕，手术刀口没有愈合好，那么随着子宫的增大，子宫壁变薄，刀口处就有破裂的风险。胚胎在子宫瘢痕处着床（即瘢痕妊娠）也是一种很危险的孕期并发症。此外，早产和低出生体重的风险也与两胎的间隔时间短有关，18 ~ 24 个月的间隔有助于把风险降到最低。

当然，二胎宝宝也不能要得太晚，怀孕要考虑年龄的问题，高龄二胎妈妈的各种孕期风险不容忽视。所以，什么时候要二胎最好考虑清楚，一时兴起是要承担风险的。

男性备孕有什么要点？

在生活习惯、饮食营养等方面，备孕男性都可以参考女性的方式方法，很多备孕期需要注意的事项在前面讲过了。以下重点归纳一下男性要特别注意的事项。

关心妻子，会算排卵日

备孕是夫妻两个人的事，准爸爸不要以为自己到日子提供一批精子就完事了。合格的准爸爸应该主动学习备孕知识，关注妻子的身体状况，知道妻子的生理周期，会算排卵日。不要等妻子刻意提醒然后完成任务似的同房，什么时候该同房准爸爸要心中有数，下班后早点回家，注意别喝酒、吸烟。你做的这些妻子都能感受到，和谐的感情生活更容易早日怀上宝宝。

控制体重

体重是健康的一个重要指标，对备孕女性如此，对备孕男性也是如此。男性的体脂高会严重影响生育能力，会带来下面一系列问题。

◎勃起困难、阴囊温度升高，进而导致精子数量和质量下降。

◎睾酮水平下降，会使精液量减少，精子生成和成熟出现障碍，睾酮少，生育能力自然弱。

◎内分泌失调。例如，雌激素水平升高，体内的瘦素和胰岛素的水平上升，会影响精子的数量和质量。很多肥胖男性有女性一样的乳房就是雌激素水平升高造成的。

戒烟戒酒

很多男性对吸烟、喝酒、熬夜的危害性不够重视，在此特别重申，经常或长期吸烟、喝酒对精子数量和活力的影响非常大，妻子受孕后，宝宝发育也会受到烟酒的不良影响。

均衡营养

合理膳食，均衡摄入营养，而且男性也应该补充叶酸，还可以适当补充一些 DHA、锌和维生素 E，它们有助于提高生育能力、精子质量。叶酸的摄入除了饮食外，每天推荐服用 400 微克补充剂；其他营养从饮食中摄入即可，中国营养学会对育龄男性锌和维生素 E 的每日推荐摄取量分别为 12.5 毫克和 14 毫克。

少泡温泉、少洗桑拿

睾丸对温度是十分敏感的，要维持其正常的生理功能，使其持续、高效地生成精子，最佳温度是 35 ℃ 。桑拿环境中，充满了高温水蒸气，不利于阴囊调节温度。同理，经常泡温泉也会伤害睾丸。另外，男性经常穿紧身裤也不利于睾丸正常发挥功能。

不要久坐不动、少骑自行车

男性久坐会伤害阴囊、睾丸功能，使精子数量和质量降低。备孕男性应该多运动，锻炼身体，但自行车运动不适合。男性会阴内有条阿尔科克氏管，其动脉和神经穿过坐骨、生殖器之间，控制着阴茎的血液流通和感觉。骑坐在自行车座上时，动脉和神经会受到盆骨的压迫，前倾的骑行姿势使一部分身体重量落在生殖器及其周围部位，造成生殖器麻木。经常骑车还会导致精液减少、精子活性降低。有资料显示，一周 6 天，每天 2 小时骑自行车的运动就有损伤阴囊和睾丸、引发不育的风险。

压力、情绪会影响怀孕吗？

心理问题、精神压力对备孕成功与否的影响不可忽视。

有的备孕夫妇，身体都好好的，万事俱备，"只欠好心情"，以致久久不孕，反而在失望至极而放弃、放松之后，宝宝来了。

放松很重要

紧张可能会使内分泌紊乱，使月经和排卵异常，还会影响输卵管功能正常发挥，如发生输卵管蠕动异常等。这些最终会导致卵子和精子总是擦肩而过，或者受精卵不能着床。心理因素是影响怀孕的另一个重要方面，过度关注备孕，可能会造成巨大的心理压力，严重时甚至会造成女性焦虑、抑郁。

要对自己有信心

备孕女性不要毫无根据地怀疑自己的生育能力。如果无法消除这种担心，可以先做一些常规的孕前检查，如果医生告知身体没问题，就尽量放松心情，安安心心备孕，不要疑神疑鬼地紧张。急于求子的夫妇要明白欲速则不达的道理，即使几个月的备孕都失败了也不要灰心。现代医学认为，健康的夫妇备孕 1 年还不能成功受孕的话，才考虑不孕不育的可能性。如果不避孕，有规律的性生活，1 年内怀孕的概率是 80%。也就是说，其余 20% 的夫妻还要努力更长的时间，但并非就一定是不孕不育患者。

不要把排卵日同房当成任务

测试排卵日确实能提高受孕概率，但是如果过分关注月经和排卵日就不好了。每天测测测，任务似的排卵日同房，夫妻生活的乐趣就没有了，如果连续几个月没有受孕成功，也会非常影响心情。其实没有特别情况的夫妻，比如，没有家人施压、没有高龄孕产风险，医生更建议顺其自然，采用不避孕的方式备孕即可，每周同房一两次，心情愉悦，不把同房当任务。

同房后别过分期待

同房后也要放松，该干啥干啥，不要想"我有没有怀孕""同房后几天能检测到怀孕"这类问题。也不要每天紧张地做早孕测试，测不到容易失落。这样会导致上班无法专注，生活没有状态，同房后每一天都变成煎熬的等待和测试不到的失望。不断受孕失败产生的焦虑，会对生育产生严重影响，这种影响可能丝毫不亚于吃禁忌药物。所以，同房不是任务，是夫妻感情生活的一部分内容，不要对它的结果太过在意。

安排一次度假

条件允许的话，备孕夫妻可以做一些度假安排。度假的目的是放松，缓解生活和工作压力，到外面走走、接触大自然，可放松身心。不要对某一次或两次的度假抱有太大的期望，有的人算着排卵日安排度假，这只不过是把度假变成换个地点完成同房任务而已。度假可以远渡重洋，也可以安排在近郊，关键是旅途不要太累，不要赶景点。

对很多现代女性来说，备孕年龄普遍偏大，加上工作和生活压力，以及对环境污染和食品安全的不安，备孕过程应有的幸福感少了，而焦虑和担忧很多。正因如此，在备孕的过程中，心情更为重要，轻松的精神状态更有利于受孕。放松的心情胜过所有促孕药和助孕手段！

为什么建议在怀孕前解决口腔问题？

孕期由于激素水平升高和呕吐反应，会使唾液量减少，唾液中的酸度增加。这些生理上的改变，会使孕妈妈容易出现口腔问题，比如，原本的牙龈炎会加重，刷牙时经常出血；原本相安无事的智齿开始痛刷存在感。几乎所有的备孕指导都建议女性不要带着口腔疾病怀孕，要在怀孕前尽量消灭口腔问题。

口腔问题的影响

首先，口腔问题最常见的就是牙痛，牙痛不仅会影响饮食，还会引发宫缩。其次，孕期发生口腔疾病，病原菌（如变形链球菌）可随血运通过胎盘，对胎儿的健康造成不良影响。研究发现，罹患牙周炎的孕妈妈，在其羊水中可培养出牙周炎的致病菌。还有，口腔疾病的治疗少不了使用消炎药、麻醉药，这些药物很可能会影响胎儿发育，会有诱发流产或早产等危险。从临床经验上看，患有严重牙周病的孕妈妈，发生早产、新生儿低体重的风险明显高于健康人群。重症牙周炎的孕妈妈早产和生出低体重儿的概率是牙周正常孕妈妈的 7.5 倍。

孕期不宜进行口腔疾病治疗

怀孕的头 3 个月和最后 3 个月，治疗口腔问题容易引发流产和早产，只有孕中期是治疗的相对安全期。如果孕期不幸发生口腔问题，医生会倾向于对孕妈妈进行保守处理，以缓解症状为目的，以保证胎儿和孕妈妈安全为首。即使是在相对安全的孕中期，对于复杂的治疗，医生也会建议孕妈妈分娩后再进行。

孕前期 3 个月，孕妈妈易恶心呕吐，很难进行口腔内的操作。更重要的是，治疗口腔疾病常常要用到麻醉药，而孕早期是胎儿器官发育的关键时期，这个阶段胎儿很容易受到药物的影响，如果用药容易造成胎儿发育畸形或流产。即使没必要使用麻醉药，治疗牙齿疾病的疼痛与压力，也十分考验孕妈妈和宝宝的承受力，疼痛感可能会直接刺激子宫收缩，造成流产。

孕晚期 3 个月，胎儿较大，会影响孕妈妈的治疗体位，孕妈妈不宜长时间躺在手术椅上。长时间躺在牙科治疗台上，腹部容易压迫下腔静脉引起仰卧位低血压综合征（类似贫血症状），同时会使心脏输出量下降，产生脑缺氧，重者会晕厥而丧失意识。另外，孕晚期子宫处于较敏感状态，外界刺激容易引起早产。

即使在"相对安全的孕中期"，治疗口腔疾病也有难度，会使牙科治疗操作变得更复杂，医生处理时要考虑很多、瞻前顾后。比如，牙科治疗一般都需要患者进行 X 光检查，X 光检查是牙科诊断和治疗的常用重要辅助手段，它的作用是筛查、定位、评估，有它的帮助，医生才能有的放矢。但牙医一般不会给孕妈妈照 X 光，而不拍片治疗，多少有点"抓瞎"的感觉，完全凭经验和手感了。再比如，拔牙，拔牙有点像挖土豆，不拍片拔牙，就相当于只看到土豆秧子但并不知道下面土豆的情况，下面连着几个土豆？土豆有多大？是不是异形？都不知道，刨浅了伤土豆，刨深了也不行。

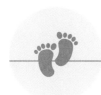

孕期生理变化

怀孕早期信号

了解一些怀孕的信号，可以帮助备孕夫妻早日知道是否成功受孕，既减少焦急等待的日子，也可以避免粗心大意导致的意外流产。备孕的女性要细心留意身体以下的变化。

月经没有如期到来

月经周期规律的女性如果月经没有按时来报到，如果你正在备孕，那么也许要恭喜你了。当然，一向规律的月经偶尔某次迟到了，也可能是其他因素导致的，如精神压力。

疲乏困倦

懒懒的、昏昏欲睡，没做什么劳累的事也感到疲倦，一些习惯性的运动和活动觉得没力气完成。

恶心呕吐

孕期晨吐比较多见，早上没吃东西就会莫名的恶心。也有的人不分时间，随时会出现恶心和呕吐反应。

好像感冒了

头晕、头痛、没力气、没胃口，加上晨吐，你会觉得自己似乎感冒了。

对某些气味敏感

突然对某些气味反感，比如，酒精味、油烟味、汽车尾气、某些菜肴的味道等，这是你的身体启动了"胎儿保护机制"，在孕妈妈意识到自己怀孕之前身体已经先行一步。

口味改变

孕妈妈可能会对以前不喜欢吃的东西或很少吃的东西突然很渴望，也可能会对平常很喜欢的食物突然觉得索然无味。

轻微的出血

受精卵在子宫内着床的时候，会有一些出血，医学上称为着床出血，有的孕妈妈明显，有的孕妈妈不会。受精卵着床的时间一般跟下次月经来的时间差不多，所以孕妈妈可能会误认为月经要来了，但是着床出血一般是点滴性的，出血量会明显地比月经出血量要少。

乳房的变化

乳房充盈、轻微肿胀、乳头刺痛，这些乳房的变化都有可能出现。这些变化有点像每次月经来之前乳房的反应，不过感觉要更强烈一些。

腹部不适

如果你在备孕，腹部胀气、一侧或两侧轻微痉挛或发紧时，不要大意地把它当成肠胃不适，有可能是期待的事情已经发生了。此时，腹部难以承受平时的腰带松紧度，怕勒，更喜欢腰部宽松的裤子。

有点尿频

由于孕激素的作用，盆腔区域的血流量增多，肾脏的滤过率增加，尿液产生速度加快，孕妈妈会比平时小便次数多。这与孕后期的尿频不同，孕后期尿频更主要是由于子宫变大、压迫膀胱造成的。

孕期的激素变化

怀孕期间，身体里有数百种激素参与新生命的孕育过程，其中最重要的激素有：人绒毛膜促性腺激素（hCG）、雌激素、孕激素（或称孕酮、黄体酮）、催产素、内啡肽、肾上腺素皮质醇、催乳素、松弛素等。孕早期时身体发出的一系列信号或反应，也都与激素有紧密的关系。

人绒毛膜促性腺激素（hCG）

hCG 对于孕早期的孕妈妈极为重要，它的主要功能是促进胎盘发育。在胎盘能够完全承担分泌孕酮和雌激素的任务之前，维持妊娠、防止月经发生的重要任务也是由它来完成的。

hCG 与孕吐　造成孕妈妈孕早期恶心、呕吐等早孕反应的原因之一，很可能就是 hCG 的影响。因为恶心、呕吐症状一般是从孕 4 ~ 5 周开始，孕 3 个月左右逐渐减轻或消失。这与 hCG 分泌的情况大致符合，hCG 从孕 4 周左右上升明显，2 个月后达到峰值。当然其他激素可能也有引起早孕反应的作用，有些孕妈妈整个孕期都有恶心、呕吐的症状。

hCG 水平与妊娠　判断是否怀孕的妊娠试验主要就是测试人体血液或尿液中的 hCG 水平。血液中 hCG 在精子和卵子结合（受精后）第 6 天左右——受精卵成功着床后，开始微量分泌；孕 8 周前后血清 hCG 浓度达到高峰，这期间 hCG 值以每 2 天翻 1 倍的速度上升，就是常说的"翻倍"（表 1）。所以孕早期 hCG 值发生下降，可能预示危险，要及时就医。hCG 浓度达到峰值并持续 10 天左右后开始下降，至 20 周左右其值相对稳定下来，产后 2 周内消失。虽然 hCG 会使孕妈妈不舒服，但是它的存在是孕早期 3 个月里保证宝宝顺利安家、发育的关键！

表 1　妊娠期 hCG 参考值

孕周	正常值 /（IU/L）	孕周	正常值 /（IU/L）
孕 0.2 ~ 1 周	5 ~ 50	孕 4 ~ 5 周	1000 ~ 50 000
孕 1 ~ 2 周	50 ~ 500	孕 5 ~ 6 周	10 000 ~ 100 000
孕 2 ~ 3 周	100 ~ 5000	孕 6 ~ 8 周	15 000 ~ 200 000
孕 3 ~ 4 周	500 ~ 10 000	孕 8 ~ 12 周	10 000 ~ 100 000

孕激素（孕酮、黄体酮）

孕激素在未怀孕女性体内的水平较低，怀孕后随着妊娠的进展，孕激素分泌量逐渐增加，至妊娠足月达 312 ~ 624 nmol/L。怀孕初期，孕激素是由卵巢产生，胎盘形成后将慢慢接管这项任务。

孕激素的作用非常重要，也是保证怀孕能够顺利进行的激素之一。每个月排卵期间，孕激素的分泌量开始增加，以便子宫内膜的环境有利于受精卵着床。受精卵成功着床后，孕激素能够抑制子宫收缩，确保胚胎生长环境的安全和稳定，同时还能使某些肌肉和韧带放松，适应子宫的逐渐变大。孕激素的另一个重要作用是刺激乳腺腺泡发育，为泌乳做准备。孕激素必须维持在一定的水平才能支持胎儿健康发育，如果孕激素不足，孕早期会有流产危险，孕晚期会有早产风险。

临床上，很多准妈妈非常关注孕酮的高低，尤其当之前孕酮挺高，后来发现孕酮降低了，就会非常担心发生胎停育，其实不必过于紧张。孕酮在孕早期呈波动状态是很正常的，小波动并不用担心。胎儿发育是否正常，重要的是看 hCG 值是否正常，孕酮只作为辅助参考，孕早期只有当孕酮值低于 8 mmol/L，才需要考虑是否有胎停育。当孕酮值超低的情况下，可以适当补充孕酮。

孕激素在为胎儿健康成长保驾护航的同时，也会给孕妈妈造成一些麻烦。孕激素会使肠道肌肉运动缓慢，从而导致消化能力降低，引起腹胀与便秘；会使食管与胃之间的括约肌松弛，引起胃不舒服，如烧心感；还会使静脉血管扩张，给孕妈妈造成孕中期和孕后期静脉曲张、脚踝肿胀的困扰。

雌激素

雌激素能刺激子宫生长，满足不断长大的胎儿的空间需求。雌激素与孕激素共同的一个重要作用是刺激子宫内膜增生以适合受精卵着床，简单说就是给需要着床的受精卵"铺床"。但是二者具体的分工有所不同，**雌激素负责使土壤（子宫内膜）增高、增厚，孕激素负责给土壤浇水施肥**，帮助"嫩芽"茁壮成长。在其他方面，二者也有一个微妙而神奇的平衡模式，孕激素能让子宫肌肉放松，子宫肌肉放松可减少宫缩、保证子宫的安稳，起到安胎的作用；雌激素则让子宫肌肉更强健。雌激素还会和孕激素分工合作，一起促进乳腺的再发育。

在不同的孕期阶段，雌激素和孕激素水平有不同的比例变化。在怀孕的最后几周，孕激素水平会下降，雌激素水平会上升，为分娩冲刺做准备，为催产素的到来"引路"，雌激素在临产前几周会使子宫肌肉内产生催产素受体。

雌激素还能增加体内的血容量，可使孕妈妈面色红润，容光焕发，同时雌激素可能带来的问题是诱发牙龈出血或鼻出血。

催产素

催产素是孕妈妈分娩时的主角，**它的主要作用就是"加速分娩"，让子宫形成规律性收缩，帮助宝宝顺利地从产道娩出**。人体能够自然分泌催产素，孕妈妈可以在自身分泌的催产素的作用下完成分娩。在自身催产素不足的情况下，可以通过"外源性"催产素（体内滴注）帮助分娩。

催产素不仅有产前引产、产中催产的作用，还有产后催乳及止血等作用。

内啡肽

很多女性惧怕分娩，因为听到太多关于"生孩子多么多么疼"的描述。

不要担心，孕妈妈身体内会自己产生一种镇痛药，叫作内啡肽。分娩时，内啡肽会随着宫缩力度的增强而增加分泌，在最后用力娩出宝宝的那一刻达到峰值，帮助妈妈顺利分娩。研究显示，孕妈妈在孕末期和分娩时，内啡肽可使她忍耐疼痛的能力大大提高。分娩后的头几天，内啡肽会继续存在于妈妈的大脑和血液中，强化妈妈的养育功能，它还会进入妈妈的初乳中。

内啡肽和催产素，互相协调、分工合作，是孕妈妈分娩时的"两大功臣"。

儿茶酚胺

孕妈妈分娩时的第三大功臣是儿茶酚胺，儿茶酚胺是肾上腺素和去甲肾上腺素的合称。儿茶酚胺在分娩过程中逐步增加，给产妇提供能量，完成终点线的冲刺，将宝宝用力推出。

宝宝在出生时，其体内的儿茶酚胺水平也会猛增，它的作用是多方面的。

◎帮宝宝将血液输送到心脏和大脑等重要器官，使宝宝更好地适应宫外的环境。

◎帮助宝宝稳定体内的生化指标，尤其是血糖指标。

◎维持宝宝正常的体温、心率、血压和呼吸。

◎维持宝宝足量的葡萄糖、游离脂肪酸等营养素。

◎增强宝宝嗅觉，使宝宝本能地趋向妈妈，闭着眼都能准确地找到乳房，含住乳头。

催乳素

顾名思义，它的作用是促使乳汁分泌。女性怀孕期间，催乳素升高，分娩时稍微降低，然后在产后第一小时内到达顶峰。

催乳素使妈妈产生更多的乳汁，满足宝宝的口腹之欲，对宝宝大脑的发育也有所贡献。除了母体自身分泌外，宝宝的吸吮和肌肤触摸也能够刺激妈妈的大脑生产更多的催乳素，会使妈妈更具有母性。这是一个美妙的良性循环，也是对孕妈妈母乳喂养的一种鼓励。

其实，准爸爸体内也有催乳素，据说催乳素可使爸爸更具有父性光辉。

松弛素

在怀孕期间，孕妈妈体内会分泌一种叫作松弛素的激素，作用就是松弛骨盆区的韧带和关节，帮助身体适应不断发育的胎儿和变大的子宫，为胎儿最后的娩出做准备。同时，"松弛素"也会让支撑脊柱的韧带变松弛，导致孕期常常出现腰背疼痛。

怀孕是个十分复杂又神奇的生理过程，在这个阶段，女性身体会出于母性，本能地为宝宝的发育创造最优的环境，有数百种激素参与其中。它们各司其职，有分工也有合作，有条不紊地、和谐地共同服务于妈妈和宝宝。

成也激素，败也激素

"成也激素"是因为女性孕育新生命的整个过程都离不开激素的参与，比如，排卵需要孕激素的促发；受精卵着床和发育需要 hCG 的维持；孕育宝宝的子宫环境需要孕激素、雌激素、松弛素等共同打造；胎儿最后滑出产道离不开催产素、儿茶酚胺的推动；宝宝出生后的母乳还需要催乳素来调节。

"败也激素"是因为孕期，尤其是孕早期，无论哪种激素分泌不足或分泌异常，都可能导致妊娠失败，或者胎儿发育异常；孕期的很多不适症状也都和激素的"副作用"（情绪波动、孕吐、分泌物异常等）脱不了关系。

宫高、腹围的变化

宫高就是子宫高度，指从下腹耻骨联合处到子宫底（子宫上端）的长度。腹围是以肚脐为起点，水平绕腹部 1 周测得的长度。孕早期子宫变化不太大，产检一般不涉及宫高、腹围的测量，到孕 20 周开始每次产检都需要测量宫高和腹围。

宫高和腹围主要反映子宫的大小，医生根据它们的数值推算宫内胎儿的发育情况、体重和体型大小。但是，由于每个孕妈妈孕前体重和体型胖瘦不一，腹围的参考作用几乎可以忽略。

正常情况下，宫高从 21 周开始，每周平均增长 1 厘米，从 34 周开始每周平均增长 0.65 厘米；腹围（孕前体重正常者）在孕 28 周时，会达到 82 ~ 94 厘米，此后逐月递增，每月增加 1 ~ 3 厘米。

如果连续数次测得的宫高数值偏离上述范围或者偏差很大，提示胎儿生长迟缓或胎儿生长过快，需要进一步检查。注意，这里说的是"连续数次""偏差很大"的时候。

如果仅仅是某次宫高测量结果与参考范围有细微的偏离，妈妈不必太过紧张。对于宫高，孕妈妈其实没必要关注这个数值，以免增加不必要的焦虑。因为有很多原因会导致宫高的测量有一定的误差，比如，经产妇腹部肌肉比初产妇腹部肌肉松弛，腹部肌肉松弛会使宫高值偏高；不同的护士或医生测量的结果也可能不一样。再有，医学标准数值也在不断调整。孕妈妈们认真产检就好了，宫高的变化是否正常，交给医生去评估。

下面给孕妈妈介绍一下宫高的大致变化，满足孕妈妈无法抑制的好奇心，感受子宫的变大也是一种幸福。

子宫大小变形记

妊娠月与自然月不同，4 周即一个妊娠月。怀孕期间子宫大小变化如图 9 所示。

◎孕 4 周末：子宫如鸭蛋大，比孕前略大。

◎孕 8 周末：子宫如拳头大。

◎孕 12 周末：子宫底刚刚冒出耻骨联合处。

◎孕 16 周末：子宫底位于脐、耻（耻骨联合）之间。

◎孕 20 周末：子宫底约平脐或脐下 1 横指。

◎孕 24 周末：子宫底约在脐上 1 ~ 2 横指。

◎孕 28 周末：子宫底约在脐上 3 横指。

◎孕 32 周末：子宫底约在脐与剑突之间。

◎孕 36 周末：宫底达到最高，约在剑突下 2 横指。

◎孕 40 周末：胎头下降到骨盆，宫底约下降到 32 周末的水平。

宫高和腹围的不断变大给肚子里的宝宝造就了一个宽敞、舒适的生长空间。与此同时，孕妈妈很多的孕期不适也是因子宫增大造成的。

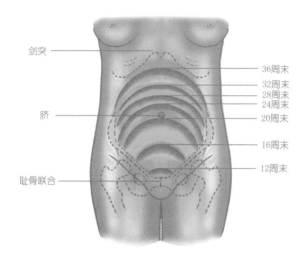

剑突

脐

耻骨联合

36周末
32周末
28周末
24周末
20周末

16周末

12周末

图9 孕期宫高变化

羊水

羊水是指怀孕时子宫羊膜腔内的液体，羊水98%的成分是水，其他成分有少量无机盐类、有机物、荷尔蒙、脱落的胎儿细胞组织等。

羊水的功能

羊水是维持胎儿生命不可缺少的重要液体，它能保护宝宝。同时，羊水也能保护妈妈。

对宝宝 胎儿是浸泡在羊水中的，羊水能够缓和外来压力或冲击，使胎儿不轻易受到外界震荡。羊水可以给胎儿提供一个恒温的安全环境，使胎儿不必受子宫的直接压迫。羊水还给胎儿提供了一个活动的空间，一个欢乐的游泳池，这对于宝宝的肌肉、骨骼系统的发育非常重要。吞咽羊水，是胎儿促进自身胃肠道发育的重要方式。羊水还有抑菌功能，可使胎儿宫内感染的机会下降。

对妈妈 羊水同样能起到缓冲作用，可减轻胎儿活动对妈妈所造成的不适感。分娩时，胎囊可借助羊水压扩张宫颈，避免胎儿直接压迫母体组织时间过长，同时羊水对产道有一定润滑作用，有利于妈妈避免或减轻宫颈及阴道损伤。

总结，羊水有四大作用："宫内恒温空调""安全缓冲液""抑菌营养水""分娩润滑剂"。

羊水是怎么产生的？

在胎儿发育的不同阶段，羊水的来源不同：孕早期，羊水主要来自孕妈妈的血清透析液；孕中期以后，羊水的主要来源是胎儿的尿液，另外一个重要来源是胎肺分泌的液体。妊娠晚期，胎儿每天的尿液能超过1000毫升。

这么多的羊水，妈妈的肚皮撑得住吗？放心，宝宝能够"自产自销"。羊水吸收的主要途径是胎儿吞咽，就是说，自胎儿肾脏排出的尿液，其中一部分还会被胎儿吞下去，这就是"羊水循环"。

看懂羊水B超报告

孕妈妈产检时，羊水检查有两个指标很重要：羊水深度和羊水指数。

羊水深度（AFV） 表示最大羊水池的垂直深度。正常的参考值为2～8厘米，AFV ≤ 2厘米表示羊水过少，AFV ≥ 8厘米表示羊水过多。

羊水指数（AFI） B超检查时以脐水平线和腹白线为标志将子宫分成四个象限，测量各象限最大羊水池的垂直径线，四者之和即为羊水指数。AFV正常值范围是5～25厘米，AFV ≤ 5厘米为羊水过少，AFV ≤ 8厘米为羊水偏少，若AFV ≥ 25厘米则可诊断为羊水过多。

羊水过多或过少，是孕期常见的一种并发症，后文"羊水那些事儿"将对其进行详细阐述。

胎盘和脐带

胎盘是从胚胎细胞发育而来，并不是从母亲的细胞发育来的。从受精卵着床时开始，到胎儿分娩，胎盘和胎儿一起成长。胎盘在孕第3个月左右发育成形，功能完备，胎儿进入安全期。此后胎盘随着胎儿的生长发育不断增大，临分娩前，会长成一个直径16～20厘米、中心部分厚1～3厘米、重450～650克的圆形或椭圆形组织。胎盘（图10）有两个面，一面紧紧攀附、根植在子宫内壁上，分娩剥落时粗糙又肉乎乎的；另一面面向胎儿，表面布满分枝状的血管，中心连接着脐带。

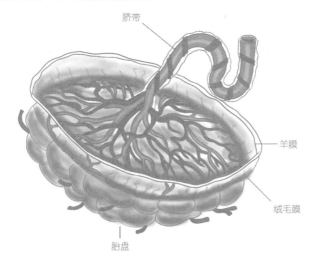

脐带

羊膜

绒毛膜

胎盘

图10 胎盘和脐带

胎盘的功能

胎盘是胎儿的生命维持系统。它给胎儿提供氧气、养料，同时处理胎儿代谢废物，在胎儿肺、肝、肾和其他内脏器官发育好之前，还担任着它们的全部任务。胎盘这个奇妙的临时器官，对胎儿的保护很强大，很多科学家用"入侵式""挖开母亲子宫、潜入其中，吸取母体血液养分以供养受精卵"来形容它的强势。在妊娠10～12周，胎盘建立起血液供应，顶峰时它会入侵80～100个子宫血管，长出总计约50公里长的毛细血管，滋养胎儿的组织的摊开面积有12～14平方米，每分钟约有500毫升的母体血液都要流经胎盘。

胎盘有任何不妥，如胎盘早剥、胎盘植入或其他发育问题，都会导致严重后果，包括流产、死产、早产、胎儿生长受限、胎儿体重不足和先兆子痫等。

> ### ⏱ 周医生小贴士：胎盘屏障功能强大，但不完美
>
> 以前，经常说"胎盘是完美的过滤器、胎儿的保护伞"，但研究逐渐发现，胎盘的屏障功能并不是完美的。妈妈吸入的空气和吃的食物中的很多有害物质能够经过胎盘进入胎儿体内，PM2.5 就是众多"漏网之鱼"之一。

胎盘不是补品

随着胎儿娩出母体后，胎盘对胎儿的保护任务就完成了，但很多人相信它依然存在神奇功能。国内外的民间都有流行吃胎盘的现象，在不少百姓眼里胎盘是上好而难得的补品。在此，提醒大家不要乱吃胎盘。药材尚不能乱吃，何况胎盘这种"营养价值"不明的物质。未经检验的胎盘的质量安全无法保证，如果母亲有疾病，胎盘就很可能不健康。即使是健康的胎盘，经过清洗烹煮后，那些生长因子、免疫球蛋白、干扰素等珍贵的营养成分已经少之又少，所剩无几，"神奇功能"也微乎其微了。

医院对胎盘的处理

主要有三种处理方式。第一种，胎盘属于胎儿附属物，产妇及家人有权自行处理。自行处理时请注意：胎盘属生物制品，要避免污染环境，建议深埋或焚烧。第二种，对于存在异常的胎盘，经过病理化验后作为医疗废弃物处理掉。第三种，非异常胎盘，产妇不要求带走的，会直接当成医疗废弃物进行处理。

脐带

脐带由一根静脉和两根动脉组成，表面光滑、透明，形状如绳索，正常长度为 30 ~ 100 厘米，平均 55 厘米左右，直径 0.8 ~ 2.0 厘米。脐带一端布满毛细血管，连接于胎盘绒毛内，另一端连接宝宝，通过胎盘绒毛上皮的渗透作用，胎儿血与绒毛间隙内母体血进行物质交换。胎盘提供所有养分和

胎儿代谢产生的废弃物都由它输送。脐带在胎儿发育过程中，发生相对较多的问题是脐带绕颈、脐带脱垂等。

血容量增加

怀孕后，孕妈妈体内的血容量会增加，尤其是孕中晚期。成年未孕女性体内循环血液平均约 5000 毫升。怀孕 6 ~ 8 周起，血容量开始逐渐增加，怀孕 32 ~ 34 周达到高峰，直至分娩结束，平均增加量约 1450 毫升，为原来的 40% ~ 45%。血容量增加的主要原因是怀孕时，子宫、乳房和其他器官需要更多的血液维持功能，增加血液的 25% 要供应子宫。

增加的血液中血浆成分约 1000 毫升，红细胞约 450 毫升，血浆增加多于红细胞增加，会导致血液浓度相对稀释，因此孕妈妈容易出现生理性贫血（也叫稀释性贫血），发生率高达 20% ~ 30%。生理性贫血与缺铁性贫血不同，但是无论哪种贫血对孕妈妈的影响都比非孕时要严重，而且还会影响胎儿发育，及时发现贫血和纠正贫血很重要。

此外，血容量需求增加会加重心脏的负担，同时意味着肾脏需要过滤更多的废物，这也是孕期女性容易心悸和频繁排尿的一个重要原因。因此，本来就有心脏疾病的女性，应在医生评估心脏功能后，再决定是否妊娠。

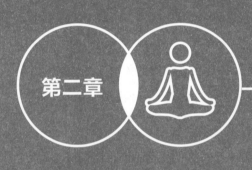

第二章

吃动平衡，
健康体重

体重管理

孕前体重调整

如果计划怀孕的话，女性首先应该调整自己的身体，争取把身体调整到一个最佳状态，提供给宝宝一个良好的发育和成长环境，因为妈妈身体健康是孕育健康宝宝的基础。健康的身体首先体现在健康的体重上，如果妈妈孕前太胖或者太瘦都会影响受孕，怀孕后也容易增加孕期不适或疾病的风险。

肥胖会增加孕期糖尿病和高血压的风险

怀孕前已经肥胖的女性，大多数都缺乏良好的生活习惯，比如，不爱运动，吃得多，喜欢吃甜的、油脂多的食物。还有些女性本来不胖，但备孕时大吃大补，因而导致孕前体重超重。

其实，大吃大补，是备孕、怀孕期间常见的误区。肥胖会影响身体内分泌功能和卵巢排卵功能，不利于受孕。更重要的是，肥胖女性怀孕后比体重正常的女性更容易患孕期疾病，比如，妊娠期高血压和妊娠期糖尿病等，且会增加孕产期胎儿流产、早产，甚至是宫内死亡等风险。研究数据显示，过度肥胖的孕妈妈妊娠期高血压的患病率为50%，妊娠期糖尿病的患病率比体重正常的孕妈妈增加4倍。

肥胖也会增加孕期产检的难度和分娩困难，分娩的过程可能会比较长，甚至难产。妈妈肥胖，胎儿出生后的远期健康也会受到影响。

肥胖的女性在计划怀孕前，最好先把体重调整到适宜的范围内。当然，减肥需要科学的方法，需要咨询专业人士，否则可能体重降不下来或者降得太快而影响受孕。

太瘦的女性不容易怀孕，怀孕后不良妊娠概率增加

脂肪具有为人体提供热量、保护心肾等脏器、保持体温恒定等作用，过于肥胖的人不利于健康和孕育。那么瘦就好吗？不是。有文献资料指出：体重过轻（BMI < 18.5）造成的不孕症约占整个群体的 6%。

太瘦的女性受孕困难。相比于肥胖，太瘦的女性可能更不容易受孕。低体重可能造成腺垂体分泌促滤泡素及促黄体素不足，卵巢分泌激素减少，进而可能造成月经不规律，甚至闭经，最终导致不排卵或不孕症。健康成年女性体内脂肪的含量应该占全身体重的 18% ~ 25%，才能维持正常的月经、怀孕和哺乳等生理功能。

太瘦女性的子宫环境不利于受精卵着床。太瘦的女性往往存在营养供应不足或者缺乏的问题。营养不足，一方面会导致卵子发育和活力降低；另一方面，会使子宫内膜不够肥沃，不利于受精卵着床。

太瘦的女性孕期麻烦多。孕前太瘦，孕期可能会营养不良，胎儿的发育也会受到影响，如胎儿宫内生长受限、低出生体重儿的概率会增加。对于孕妈妈自身而言，太瘦的孕妈妈比正常体重的孕妈妈更容易发生贫血，贫血又会诱发其他妊娠并发症，如水肿、妊娠高血压、子痫等。

偏瘦的备孕女性要科学增重，合理摄入食物，全面增加营养。增重需要长期坚持健康的饮食，暴饮暴食、短期内迅速增重并不好，最好提前半年或一年就开始饮食和运动调理。

适宜孕育的最佳生理状态：BMI 18.5~23.9（单胎）

维持适宜的体重是最佳生理状态的一个重要方面。体重是否健康，通常是根据体重指数（BMI）判定的。体重指数也称体质指数，是常用的判断健康体重的指标（表2），计算方式为 BMI= 体重（kg）÷ 身高^2（m^2）。

根据我国成年居民的身形特点，BMI 在 18.5 ~ 23.9 是正常体重，如果孕前 BMI < 18.5，备孕女性就应该有意识地补充营养、增加体重；BMI ≥ 24 就说明备孕女性体重超重。备孕女性的 BMI 与正常体重范围偏离得越多，说明体重超重或者不足的程度越大，当 BMI ≥ 28 时，说明体重已经达到肥胖的程度。

表 2　成人体重指数分类标准

	美国医学研究所	我国肥胖工作组
体重过低	BMI < 18.5	BMI < 18.5
体重正常	18.5 ≤ BMI < 24.9	18.5 ≤ BMI < 24.0
超重	25.0 ≤ BMI < 29.9	24.0 ≤ BMI < 28.0
肥胖	BMI ≥ 30	BMI ≥ 28

数据来源：《中国居民膳食指南·2016》《孕妈妈营养知多少》。

怎样调整孕前体重

说到管理体重，大家可能首先都会想到吃，想增肥的多吃，想减肥的少吃。其次，大家会想到运动。饮食和运动是体重管理的左右手，要互相配合。但是大家对这两只手的认识往往不够全面，尤其对运动不够重视。

运动不仅可以调整体重，还能塑造比例更协调的体形和更强的体质。运动不仅可以减肥，还可以增重。健康的体魄除了吃喝，必须有一个良好的运动习惯。如果孕妈妈身体条件允许，医生一般都会鼓励孕妈妈多运动，养胎并不是整天躺着不动。孕前体重控制得不好的女性、平时没有运动习惯的女性，在备孕期间应该适量进行运动，一方面，能够把身体锻炼到最佳状态，有助于增加受孕概率；另一方面，养成运动的习惯，孕期就能很快进入运动的状态，可以避免孕期突然增加运动而产生的不良反应。运动有利于孕妈妈自身和胎儿的健康，有利于分娩，也能为产后的体重管理打好基础。

健康体重不仅是吃多吃少的问题，还是吃什么、怎么吃的问题。饮食合理包括食物的质和量两个方面。饮食除了要注意摄入量之外，还要注重食物的类别和营养。"you are what you eat"就是在传递这样的一个思想——人如其食，我们的身体和性格是我们所吃食物塑造的，我们的骨骼、肌肉、血液、脏器，人体的每一个细胞都需要饮食所摄入的营养成分的参与和滋养。

饮食减肥要点

第一，一日三餐不加餐、不多食。预防体重增加的一条重要原则是控制餐次、控制进食量，就是要做到每餐饭适量，三餐之外不加餐。喜欢吃零食、饮食不规律或无节制的人容易因为热量摄入过多而体重失衡。一开始如果有困难的话，可以少量选择一些热量比较低的水果作零食，缓解饥饿感，最终要做到不吃零食。

第二，减肥不是盲目地节食。主要需要控制进食量的是碳水化合物含量高的食物和脂肪含量高的食物。日常饮食中，米饭、面食等主食的碳水化合物含量高，不宜摄入过多。动物性食物中可多选择食用鸡、鱼、虾、蛋、奶，这类肉食中脂肪含量较低。而猪肉尤其肥猪肉，脂肪含量高，要减少食用。油炸食物、坚果等食物脂肪含量很高，也要少吃、适量吃。

第三，饮品以水为主，少喝饮料和果汁。饮料和果汁及一些糖分较高的水果，应该尽量少摄入。

第四，避免快速减重。每周减重 0.5 ~ 1 千克为宜。

第五，孕期不建议减肥。尽量在孕前调整好体重，如果孕妈妈怀孕时体重仍然超重，也不建议孕期减肥，但要严格控制体重增加的速度。

增重饮食要点

以下饮食方法有利于女性增重，如果按照这些方法怎么吃体重都不上升，建议去医院检查一下肠胃功能是否有问题，寻求医生的帮助。

第一，三餐按时按量，保证能量充足。多摄入高蛋白质、高热量食物，如富含优质蛋白质的鱼、虾、瘦肉、奶制品、豆制品等。餐后适时补充能帮助消化的食物，以增加食物的消化吸收利用率。

第二，适当加餐。在三餐之间可以增加优质零食摄入，如坚果、牛奶、面包、饼干等。

第三，多摄入维生素。多摄入含维生素的水果和蔬菜，增强身体免疫力，增强食欲。

第四，注意补血。身材偏瘦的女性易贫血，怀孕后贫血现象会加重。日常应多吃一些有补血作用的食物，如动物肝脏、动物血和瘦肉等。

第五，适当运动。合理摄入营养的同时配合适宜而有规律的运动，不仅有利于增重和塑形，还可以促进女性体内激素的合理调配，有助于怀孕，也能为顺利分娩打下良好的基础。

孕期体重管理

孕期女性往往都害怕自己吃得不够、耽误宝宝营养吸收和发育，恐怕女性一生当中唯一可以欣然接受长胖的时候就是怀孕的时候了。但是孕妈妈们要知道，孕期并不是吃得越多越营养，并不是增重越快宝宝发育越好。女性在怀孕期间更要管理好体重。

不同体重情况的单胎孕妈妈或双胎孕妈妈，她们理想的体重增长范围如表3、表4所示。

表 3　单胎孕妈妈孕期增重范围和不同孕期的增长速度建议

体重分级	孕前 BMI	孕期增重范围 / 千克	增重建议 / 千克
体重过低	< 18.5	12.5 ~ 18	孕早期 0.5 ~ 2
			孕中晚期每周 0.51
体重正常	18.5 ≤ BMI < 24.9	11.5 ~ 16	孕早期 0.5 ~ 2
			孕中晚期每周 0.42
超重	25.0 ≤ BMI < 29.9	7 ~ 11.5	孕早期 0.5 ~ 2
			孕中晚期每周 0.28
肥胖	≥ 30	5 ~ 9	孕早期 0.5 ~ 2
			孕中晚期每周 0.22

表 4 双胎孕妈妈孕期增重适宜范围建议

体重分级	孕前 BMI	增重建议 / 千克
体重过低	< 18.5	17 ~ 25
体重正常	18.5 ≤ BMI < 24.9	14 ~ 23
超重	25.0 ≤ BMI < 29.9	11 ~ 19
肥胖	≥ 30	11 ~ 19

增加的体重都在哪里

孕妈妈（单胎）整个孕期增重的重量往往有 11.5 ~ 16 千克（孕前体重正常者），但一般宝宝出生理想体重是 3 ~ 3.5 千克，那么其他重量都长在哪里了呢？正常情况下，一个健康孕妈妈的增重项目和重量有以下几个方面。

◎宝宝 3 ~ 3.5 千克。

◎扩大的子宫增重约 1 千克。

◎胎盘重约 0.6 千克。

◎羊水重约 1 千克。

◎乳房增重约 0.6 千克。

◎血液和体液增加的总量约 3.6 千克。

◎脂肪储备应该增重约 3.2 千克。

以上项目共计增加重量 13 ~ 13.5 千克，其中前 6 项的重量一般不会有大的差别，是健康孕产妇的标准，如果偏差太大可能提示一些问题，如血糖高、羊水过多或羊水过少等。

第 7 项"脂肪储备"是孕妈妈们应该控制和有可能控制的部分。孕前体重正常的孕妈妈，孕期的脂肪储备建议为 3 ~ 4 千克。如果孕妈妈增重太多很可能就是脂肪储备过量，这部分重量一旦超标，就会形成产后最难减掉的"妈妈肥"。因为一旦脂肪细胞产生太多，其分泌的某些激素会使人体的新陈代谢和脂肪燃烧减缓，使人体习惯处于脂肪堆积的状态。除非你是"脂肪燃烧型体质"，能够毫不费力地就减掉孕期增加的体重。但实际上，大多数孕妈妈的代谢情况更符合"非脂肪燃烧型体质"的情况，脂肪储备一旦过量就不容易减掉，而且过量的脂肪细胞越多，减肥的时间和效果就越长、越差。所以，孕妈妈最好孕期能够管理好体重，避免产后臃肿的身材。

产后，正常范围内增加的重量一般会随着宝宝的娩出而减掉一大半，除了乳房和正常的脂肪储备，其他五项增加的重量都会在分娩后立即或很快消失，子宫会很快变小，血液和体液会在产后一段时间恢复正常。而变大的乳房和脂肪储备要在整个哺乳期间发挥重要作用，不会立即减掉，将在哺乳的过程中慢慢恢复，因此产后哺乳不仅对宝宝好，也有利于妈妈身材的恢复。

体重增加过多的影响

孕妈妈的体重和增长速度越接近正常的范围，妈妈和宝宝就越接近健康，孕期和分娩就越可能顺利。反之，体重增长过快、体重过多就意味着更多的体重问题。对孕妈妈如此，对宝宝也是如此。

对孕妈妈　孕妈妈患妊娠期糖尿病的风险增加，孕期腰背酸痛、耻骨痛、下肢水肿等不适会更严重和明显，睡眠会比较差。还有研究认为，肥胖还会增加孕妈妈抑郁情绪的概率和程度。分娩的时间更长，难产的概率增加，剖宫产的可能性更大，产后身材恢复需要更长的时间或恢复不了。

对宝宝　"肥胖宝宝"可能会早产，出生后被称为"巨大儿"，宝宝患有先天性缺陷的风险加倍。宝宝很可能带着"体重问题"出生，宝宝患肥胖和糖尿病的风险也会显著地增加，因为孕期妈妈体重过度增长会改变宝宝正在发育的控制胃口、代谢脂肪、碳水化合物和胰岛素的基因。

当"体重超重""肥胖"这些词变成"妊娠糖尿病"这样的字眼时，也许更能促使孕妈妈下决心管理体重，但是这个时候往往都有点晚了。所以请孕妈妈重视孕期体重管理，应该从备孕期间就开始养成良好的饮食习惯和运动习惯。

长胎不长肉的方法！

很多明星妈妈怀孕期间除了肚子变大，其他地方一点也看不出来怀孕的迹象，产后身材恢复也很快，跟孕前没什么差别。其实，不仅明星妈妈可以如此，每个妈妈都有可能做到。方法就是体重管理——管住嘴，迈开腿。产后减肥远远不如孕期体重管理效果好。"管住嘴"说的是饮食，"迈开腿"说的是运动。

管住嘴　孕期要合理饮食、营养均衡。人体所需营养包括宏量营养素（蛋白质、脂肪和碳水化合物）、常量营养素（钙、磷、钠、钾、镁、硫、氯）、微量营养素（铁、锌、碘、硒、铜、铬、锰、钼、钴等）和维生素（尤其是叶酸、维生素 A、B 族维生素、维生素 C、维生素 D 等）。合理饮食，一方面要控制好食物的摄入量；另一方面需要食物多样化，才能保证营养均衡，没有营养不足也不会营养过剩。避免营养不足或营养过剩的关键是不偏食、不挑食，日常膳食的食物应该多样化。有时候人体可能同时存在某种营养不足而其他营养过剩，如果孕妈妈每天只喜欢吃大鱼大肉、不喜欢吃蔬菜水果，就可能出现肥胖妈妈却营养不良的问题。这种营养不均衡的危害很严重，一方面肥胖会导致一系列妊娠期问题；另一方面重要营养素缺乏会影响宝宝发育。如果孕妈妈体内缺乏叶酸的话，胎儿神经管畸形的风险会大大增加；孕妈妈贫血的话，血氧供应不足，严重者会导致胎儿窒息。

迈开腿　适量运动对孕妈妈大大有益。如果没有孕期严重并发症或产科医生明确禁止运动的意见，鼓励所有孕妈妈在孕期进行适当的运动。运动的好处太多了，它除了是体重管理的重要方法，还可以增强体质，缓解孕期不适，最重要的是可使分娩更加顺利。高龄孕产妇更加需要运动，因为高龄本身就是孕期很多并发症的高危因素。高龄孕产妇代谢能力会相对比较差，孕期体重控制会比年轻孕妈妈更难，而孕期体重增长过快引发妊娠期糖尿病、高血压及其他严重并发症风险的概率更大。

饮食营养

孕妈妈怎么吃决定了胎儿的状态

孕妈妈怎么吃不仅会影响自身的体重、营养、健康，更关系到宝宝的健康状态。

胎儿期的营养供应很重要

宝宝出生后的生活方式和饮食习惯对健康具有决定性的影响，同时，宝宝胎儿期状态对成年期的影响也非常重要。预防医学曾一度认为"成人期疾病开始于儿童期"，而新的研究则认为，预防医学应该提前到胎儿期，因为很可能"疾病源自胎儿期"。

"坏营养"对宝宝的坏影响

胎儿时期，宝宝发育需要足够的营养，如果孕妈妈饮食习惯不够健康，比如，孕期吃太多高糖、高盐、高脂肪食物，宝宝在胎儿期得到太多"坏营养"的"滋养"，身体会有记忆，细胞组织就会养成坏习惯，会自动趋向甜食，出生后宝宝也会喜欢甜食，婴儿期就可能表现为过度肥胖。

营养不足对宝宝的远期影响

胎儿时期，如果孕妈妈营养摄入不足，就会导致发育迟缓或发育缺陷，比如，孕妈妈钙摄入不足，胎儿骨骼发育会受影响。此外，宝宝大脑是发育比较早和发展最快、消耗能量最多的器官，胎盘输送的营养都要先送给它、先满足它。当孕妈妈营养摄入不足时，具有"发育优势"的大脑会掠夺其他器官发育所需的营养，影响其他器官生长，如肝脏，胎儿时期肝脏可能就带有代谢异常的隐患，出生后容易被某种因素刺激而生病。

食物影响基因

宝宝胎儿时期快速生长的细胞的基因，比出生后逐渐成熟的细胞的基因，更容易受到妈妈饮食和生活习惯的影响。如果爸爸是糖尿病患者，宝宝就有一定的概率带有糖尿病的基因，但是宝宝糖尿病的基因是否会被促发、是否有表现的机会，部分取决于孕妈妈在孕期的饮食和生活方式，孕妈妈的血糖水平平稳可以降低宝宝今后发生糖尿病的可能性。

孕妈妈的营养需求增加

为了孕育新生命，女性的生理状态和营养代谢在怀孕期间会发生很大的变化，这些变化会随着孕周增加而越来越明显。

孕妈妈的生理特点

身体成分比例改变　怀孕期间女性最直观的改变是体重增加，肚子越来越大。从人体成分看，怀孕女性体内的蛋白质、脂肪、水分都会增加。

代谢改变　由于雌激素、孕激素和胎盘激素的影响，怀孕期间女性基础代谢率会比非孕期提高，孕育的过程也是一个合成代谢增加的过程。

消化功能改变　孕妈妈们孕激素水平升高，可能会出现胃肠道不适，如饱胀感、便秘、消化不良、反胃等；由于高雌激素水平的影响，常常会出现牙龈出血、齿龈肥厚等口腔问题。

血液成分和容量改变　宝宝的发育依靠胎盘的营养供给，胎盘其实就是一个"大血库"，血液是营养的载体。孕妈妈为了满足宝宝生长发育的需要，其血液成分和容量会发生相应的改变，如血浆葡萄糖、氨基酸、铁及大多数水溶性维生素含量均降低；而胡萝卜素、维生素 E 等脂溶性维生素的浓度则上升；全身的血液容量会增加 45% ~ 50%。

孕妈妈孕中晚期营养需求增加

孕妈妈以上的生理改变与营养的供应和吸收紧密相关。要将一个肉眼看不到的小小受精卵孕育成为一个 6 ～ 7 斤重的宝宝，孕妈妈们需要足量地供应优质的营养，特别是孕中晚期，孕妈妈需要摄入比平时更多的能量和营养。

孕早期 宝宝每天体重增长约 1 克，和非孕期相比体重变化不大，胎儿的营养需求不会很大，孕妈妈的营养需求基本没有明显的变化。

孕中期 宝宝的生长发育加快，平均每天能够增长 10 克，孕妈妈对于热量和各种营养素（尤其是蛋白质、铁、钙）的需求量开始不断增加。《中国居民膳食指南·2016》建议女性孕中期要比非孕期每天摄入的总热量增加300 千卡，蛋白质增加 15 克，钙增加 200 毫克，铁增加 4 毫克。

孕晚期 宝宝的生长发育更快了，尤其是 32 ～ 38 周时生长尤为迅速，而且孕妈妈们还需要储存更多的营养为分娩做准备。《中国居民膳食指南·2016》建议孕晚期女性要比非孕期每天摄入的热量增加 450 千卡，蛋白质增加 30 克，钙增加 200 毫克，铁增加 9 毫克。

三大"产能营养素"

一切生物均需要能量来维持生命活动，细胞的生长繁殖、更新，体内各种物质的合成以及各种生理活动都需要能量。碳水化合物、蛋白质和脂肪是三大产能营养素，人体所需的大部分能量都是由它们提供。这三种营养素的日常需求量和摄入量较多，也叫宏量营养素。孕妈妈需要科学合理地增加碳水化合物、蛋白质、脂肪的摄入，增加能量储备。

临床上常用的能量单位是千卡（kcal）。1 克碳水化合物、脂肪、蛋白质在我们的体内分别可以产生 4、9、4 千卡的热量。

能量的入与出

人体热量的需要与热量的消耗应该保持一致，否则热量剩余过多就会肥胖，热量摄入不足就会体弱、营养不良。人体摄入的热量一般会通过基础代谢、体力活动和食物热效应 3 个途径消耗掉。对于孕妈妈而言，孕育对热量的消耗也很大。

维持基础代谢　基础代谢是指人体维持生命的所有器官所需要的最低能量需要，就是在 18 ~ 25℃ 的环境中，人体清醒、空腹 12 小时以上、肌肉和神经完全安静时测得的维持生命的最低能量需要。维持基础代谢所需的能量是人体总热量消耗的 65% ~ 70%，占热量消耗的绝大部分。

体力活动　体力活动也是影响人体热量消耗的另一个主要因素。

食物热效应　食物的热效应是指人体由于摄取食物所引起的额外的热量消耗。其中蛋白质的食物热效应最高，为 20% ~ 30%；碳水化合物次之，为 5% ~ 10%；脂肪最少，为 0 ~ 5%。成年人摄入混合膳食时，食物的热效应所消耗的热量约为基础代谢的 10%，或全天总热量的 6%。

孕育的消耗　孕妈妈孕育宝宝需要消耗比其他人更多的能量，宝宝的发育、子宫和胎盘生长及产后的哺乳都需要热量，所以孕妈妈需要更多的能量。

碳水化合物

碳水化合物是一大类有机化合物，也被称为糖类，是人类生命细胞结构的主要成分及主要功能物质，并且有调节细胞活动的重要功能。

我们日常所摄入的食物中，碳水化合物的主要来源是粮谷类和薯类。粮谷类食物一般含碳水化合物 60% ~ 80%，粮谷类食物中的糖类以淀粉的形式提供能量。每克碳水化合物能够提供 4 千卡的热量。

碳水化合物提供人体 55% ~ 65% 的能量。碳水化合物对于孕妈妈和宝宝来讲，相当于汽车的汽油。**碳水化合物是人类获取能量最经济和最主要的来源，维持人体健康所需能量的 55% ~ 65% 是由碳水化合物提供的。**碳水化合物在体内释放能量较快，供能也比较迅速，是神经系统和心肌的主要能源，也是肌肉活动时的主要燃料，对维持神经系统和心脏的正常功能、增强耐力、提高工作效率有重要意义。

碳水化合物摄入不足可带来一系列不利影响。如果碳水化合物不足，机体就会分解蛋白质和脂肪以弥补能量的不足，从而引起蛋白质和脂肪的代谢产物增加，不仅能引起体内代谢紊乱，而且会增加肝脏和肾脏的负担。对于孕妈妈和宝宝更重要的危害是，脂肪分解转化为葡萄糖的过程中会产生大量的酮体，可能会引起孕妈妈的酮血症和酮尿症。对于宝宝而言，酮体还会损害到宝宝的神经系统发育。所以保证碳水化合物的充足供给非常重要。孕妈妈即使在孕吐较重、影响胃口的情况下，每天碳水化合物的摄入量也应该至少保证 130 克，以满足胎儿大脑所需的血糖，避免发生酮症酸中毒。碳水化合物摄入不足还可能导致认知能力下降，尤其是记忆力会受到明显的损害，所以碳水化合物摄入过少可能会加重孕妈妈的"孕傻"。另外，饮食中碳水化合物比例不足必然会引起脂肪和蛋白质的摄入比例过高，长期过高的脂肪摄入会引起血脂浓度升高，不利于心血管健康。

碳水化合物也不是越多越好。碳水化合物摄入过多，容易发胖，加重胃肠道的负担。此外，饮食中碳水化合物的比例过高，脂肪的比例就会相应减少，会对膳食中脂溶性维生素的吸收造成一定的影响。脂肪储备不足还会影响孕妈妈产后哺乳。

蛋白质

人体细胞中，除了水之外，蛋白质约占其他所有物质的 80%。人体的生长发育可以看成是蛋白质不断积累的过程。而且人体内的蛋白质是不断更新的，每天更新的数量约占组织蛋白质的 3%。所以每天摄入足量的蛋白质非常重要。除了供给能量，蛋白质还有更重要的功能。

蛋白质是生命的基础。**蛋白质是生命的物质基础，可以说没有蛋白质就没有生命**。蛋白质由不同的氨基酸组成，是构成我们机体组织、器官的重要成分。人体的"瘦"组织中，如肌肉组织和心脏、肝脏、肾脏等器官均含有大量蛋白质。

蛋白质参与生理功能的调节。蛋白质还是参与各种生理功能调节的重要物质。人体内很多重要的代谢物质、营养素都以蛋白质作为载体，如多种脂类、维生素、矿物质和微量元素都需要蛋白质携带和转运。

　　孕妈妈要适量增加优质蛋白质的摄入。和非孕期相比，孕妈妈们要适当地增加蛋白质的摄入，蛋白质的供能比应该占到膳食总热量的 15% ~ 20%，其中动物性蛋白质至少要占 1/3，如果换算成质量，每天大约需要摄入蛋白质 80 ~ 100 克。食物中，蛋白质的主要来源有两种：一种是动物性蛋白质，如瘦肉类、鱼类、禽类、蛋类、奶制品，动物性食物来源的蛋白质一般含量较高而且质量好；另一种是植物性蛋白质，如谷类、薯类、豆类、干果等，这些食物的蛋白质含量一般比较低而且不易被人体吸收利用，不过大豆类的蛋白质属于优质蛋白质，蛋白质结构比较完整而且含量较高（35% ~ 40%）。

脂肪

　　脂肪是人体所需能量的重要来源，1 克脂肪所释放的能量约为 9 千卡。一般平衡膳食总能量的 20% ~ 30% 是由脂肪提供的。当人体摄入能量不能及时被利用或者摄入过多时，就会以脂肪的形式储存起来，体形变胖。很多女性都"谈脂肪色变"，但是孕妈妈不要盲目拒绝脂肪，因为宝宝的健康发育及产后的哺乳都需要脂肪。除了提供能量，脂肪对人体还有很多重要的作用。

　　脂肪是构成脑组织极其重要的营养物质。脂肪对于宝宝的神经系统及细胞膜的形成是不可缺少的物质，在大脑活动中起着重要的不可代替的作用。脂肪占脑组织重量的 50% ~ 60%。有一些人体必需的脂肪酸必须从食物中摄取，人体自身不能自我合成。

　　脂肪是机体的重要构成成分。脂肪所提供的脂肪酸是合成其他脂质的重要原料。体内很多组织器官上都有一定比例的脂肪，对于脏器有减轻震动和摩擦、支撑和保护的作用。人体的皮下脂肪组织可以起到隔热保温的作用。

　　脂肪为人体提供必需脂肪酸。必需脂肪酸（亚油酸和 α - 亚麻酸）是指人体不可缺少而又不能自身合成的一类多不饱和脂肪酸，只能由食物脂肪提供，在人体内有重要的生理功能。

　　脂肪促进脂溶性维生素的吸收。维生素 A、维生素 D、维生素 E、维生素 K 等是人体所需的重要的脂溶性维生素，脂肪作为脂溶性维生素的载体，可提供并促进脂溶性维生素的肠内吸收。

脂肪可促进碳水化合物能量释放、保护蛋白质发挥其他重要作用。脂肪在体内分解的产物可以促进碳水化合物更加有效地释放能量。适量的脂肪还可以保护体内的蛋白质不被当作能量而燃烧浪费掉，进而可以帮助蛋白质发挥其他更重要的生理功能。

膳食中脂肪的主要来源是：动物的脂肪组织、肉类、植物的种子等。脂肪酸是个大家族，有多个分支，不同脂肪酸对人体的作用大不相同，有好有坏。

反式脂肪酸——坏脂肪　反式脂肪酸是氢化脂肪产生的。目前所有的研究基本都认为反式脂肪酸对健康有害，对心血管系统的损害最为明显，是糖尿病、癌症、胆囊等疾病的致病因素之一。反式脂肪可能会导致男性精子功能异常，可能会增加孕妈妈流产的风险，会损害胎儿和婴幼儿的大脑。日常饮食中，反式脂肪酸常以多种面目、多种形式出现，如人造黄油、氢化植物油、代可可脂等，称谓不同但它们的本质都是反式脂肪酸。

饱和脂肪酸——适量摄入　常见于动物内脏、肥肉、棕榈油、椰子油、可可奶油、全牛奶制品和烧烤食品等。长期食用大量饱和脂肪对人体会造成不利影响，建议大家减少动物性油脂的摄入比例。

不饱和脂肪酸——富含 DHA　不饱和脂肪酸还能细分为单不饱和脂肪酸、多不饱和脂肪酸。多不饱和脂肪酸主要存在于花生油、玉米油、豆油等食用油中。单不饱和脂肪酸最常见于橄榄油、茶油中，应该提高日常摄入比例，有益健康。

Omega-3 脂肪酸——值得提倡　Omega-3 脂肪酸是一种多不饱和脂肪酸，含有丰富的 DHA。DHA 俗称"脑黄金"，占人脑脂肪含量的 10% 左右，是宝宝大脑发育所需的重要物质。Omega-3 脂肪酸无法靠人体自身合成，必须从食物中获得。中国疾病预防控制中心营养与食品安全所的数据表明，与推荐摄入量相比，由于饮食习惯，我国居民 Omega-3 脂肪酸摄入严重不足，DHA 和 EPA 摄入量明显偏低。所以，建议女性在怀孕期间应该适当增加 Omega-3 脂肪酸的摄入，尤其怀孕 20 周之后是宝宝大脑和视网膜 DHA 积累的关键时期，更应增加 Omega-3 脂肪酸的摄入。Omega-3 脂肪酸主要存在于一些深海鱼类中，如鲱鱼、沙丁鱼、凤尾鱼、鳕鱼、鲶鱼、三文鱼、金枪鱼、大比目鱼等。为了保证 Omega-3 脂肪酸足够摄入，孕妈妈每周至少要吃 3 ~ 5 次鱼，每次不少于 250 克。关于孕期 DHA 的推荐摄入量还没有公认的数值，一般建议孕期 DHA 的摄入量是每天 300 毫克。

> ### 周医生小贴士：Omega-3 脂肪酸和 Omega-6 脂肪酸
>
> Omega-3 脂肪酸和 Omega-6 脂肪酸是一对小兄弟，它们都是对人体不可或缺但又无法自身合成的物质，必须从食物中获取。除了对大脑的发育至关重要，它们还能保护心脏，抵抗沮丧和抑郁情绪。Omega-6 脂肪酸在食物中比较常见，玉米油、葵花子油等植物油中都可以获得。而 Omega-3 脂肪酸存在于深海鱼类和某些植物中，人体摄入往往不足，加之其中含有 DHA 和 EPA，所以相对而言更可贵。
>
> DHA 和 EPA，分别叫作二十二碳六烯酸和二十碳五烯酸。它们是 Omega-3 脂肪酸家族中的重要成员。DHA 是一种神经系统细胞生长及维持的主要元素，占大脑脂肪含量的 10% 左右，在视网膜中所占比例高达 50%，对宝宝智力和视力的发育都至关重要。EPA 及其衍生物的免疫调节作用对孕产阶段的女性具有重要意义，美国妊娠协会认为"适量的 EPA 可以保护孕妈妈的心脏，有助于预防阵痛和分娩，降低先兆子痫的风险，增加婴儿的出生体重。"

维生素

一般孕妈妈能量需求的增长比非孕期增加 10%，这 10% 的能量来源仅仅增加一个馒头就足够了。但是孕妈妈对于一些维生素、微量元素的需求会增加非孕的 50% 左右，维生素的充足供应十分关键。

叶酸：备孕到分娩，每天400微克

"叶酸"这个名词大家都非常熟悉，叶酸其实是一种B族维生素，1941年，叶酸被人类从菠菜中提取出来。

对于备孕及孕妈妈而言，叶酸非常重要，缺乏叶酸可能导致新生儿神经管畸形。充足的叶酸供应，还可以减少低出生体重儿的发生率。

> ### 🕐 周医生小贴士：什么是神经管畸形
>
> 神经管就是胎儿的中枢神经系统，神经管畸形是一种严重的畸形疾病，主要表现是无脑儿、脑膨出、脑脊髓膜膨出、隐性脊柱裂、唇裂和腭裂等。
>
> 怀孕早期，是胎儿神经管形成的敏感期，必须有足够的叶酸满足神经系统的正常发育，所以，怀孕前和怀孕早期都要特别注意补充叶酸，才能较好地预防神经管畸形。

夫妻双方要从有怀孕计划时就开始口服叶酸制剂，每天400微克。如果是意外怀孕，女性要从发现怀孕开始尽早补充叶酸。已经怀孕的孕妈妈，除了服用叶酸制剂外，应该每天足量摄入400克蔬菜，尤其是新鲜深色蔬菜，以保障膳食获取200微克左右的叶酸。

有研究表明，女性在服用叶酸后，要经过4周左右的时间才能改善体内叶酸缺乏的状态。强调女性怀孕前就要开始吃叶酸，是为了使备孕女性体内的叶酸维持在一定的水平，以保证胎儿早期有一个较好的叶酸营养状态。

叶酸广泛存在于各类食物当中的，富含叶酸的食物（表5）有动物肝、鸡蛋、豆类、酵母、绿叶蔬菜、水果及坚果类食物。

表5　每百克常见食物中叶酸的含量

食物	叶酸含量 / 微克	食物	叶酸含量 / 微克	食物	叶酸含量 / 微克
猪肝	425.1	鲜牛奶	10.7	黄瓜	29.0
鸡肝	1172.2	豆腐	39.8	马铃薯	12.4
鸡蛋	70.1	绿豆	393.0	番茄	5.6
带鱼	2.0	菠菜	87.9	苹果	6.3
虾	26.4	韭菜	61.2	小麦粉	23.3
黄豆	181.1	生菜	31.6	小米	22.4

如果叶酸服用3个月后或者更长时间都没有怀孕，要继续吃么？

其实，备孕期间可以一直吃叶酸，每天400微克的叶酸补充量才能维持体内叶酸在一定水平，也不存在过量的问题，不会对身体造成伤害。此外，叶酸是一种身体日常需要的维生素，是B族维生素的一种，平常人们从饮食中获取就够了，孕期由于胎儿额外需要，备孕女性和孕妈妈要额外补充。

如果某天不小心漏服叶酸，要不要吃双倍的量？

当然，最好是别忘记吃叶酸，可以把叶酸放在显眼的地方提醒自己。不过偶尔忘了吃叶酸，下次也不用吃双倍。药物的计量，每次吃多少、吃多长时间，都是经过严格计算的，一次吃双倍量，血药浓度增加，会带来不同程度的不良反应。至于叶酸，一次吃双倍的量虽然不至于有害，但其实主要是没有多大必要，漏服一两次也不至于就怎样。建议孕妈妈放轻松一点，不要紧张，不要用条条框框来束缚自己。另外，提醒孕妈妈最好在每天固定的时间吃叶酸，饭前或饭后都可以，叶酸的吸收与饮食关系不大

维生素B12：预防恶性贫血

B族维生素中还有一个非常重要而人体容易缺乏的成员——维生素B12。维生素B12对于内因子缺乏活性以致吸收障碍而引起的致死性恶性贫血具有奇特的治疗和预防效果。

维生素 B_{12} 缺乏，可引发细胞内叶酸缺乏，进而导致巨幼红细胞性贫血；还可能发生神经系统的损害，出现抑郁、记忆力下降、四肢震颤等症状。孕期或者哺乳期的妈妈缺乏维生素 B_{12}，可能导致新生儿嗜睡、生长迟缓、烦躁、大脑发育不良，甚至后期发育迟滞等不良后果。

孕妈妈每天摄入维生素 B_{12} 的推荐量为 2.9 毫克。维生素 B_{12} 的食物来源主要是动物性食物，主要为禽畜肉类、动物内脏、鱼类、贝壳类及蛋类食物，乳类和乳制品中维生素 B_{12} 的含量比较少。合理膳食一般不会缺乏维生素 B_{12}，常见的缺乏维生素 B_{12} 的人多是素食者。

维生素D: 补钙搭档

维生素 D 是钙磷代谢最重要的调节因子之一，具有促进钙吸收的作用。孕期维生素 D 缺乏可能导致妈妈和宝宝出生后钙代谢紊乱，包括新生宝宝发生低钙血症、手足搐搦、婴儿牙釉质发育不良及孕妈妈骨质软化症。

正常情况下，人体维生素 D 有两种补充来源，一种是食物来源，一种是日光照射。维生素 D 的食物来源比较有限，但是大自然赋予了人类自我合成维生素 D 的能力——人体可以通过晒太阳来获取维生素 D。有效合成维生素 D 需要皮肤暴露于阳光下一定的时间，通常胳膊和小腿在太阳下晒 15 分钟即可满足人体维生素 D 的需求。

门诊患者中有很多人是维生素 D 摄入过量而引发的问题。一般通过食物和日晒不会导致维生素 D 过量，这类患者多是由于担心缺乏维生素 D 而服用过量的维生素 D 制剂造成的。维生素 D 摄入过量有可能会出现的不良反应有：高钙血症、高尿钙症、肌肉乏力、关节疼痛、食欲减退、恶心、烦躁、呕吐、口渴等症状，甚至会发生中毒现象，重者可能会危及生命。

对于孕妈妈来讲，维生素 D 的参考摄入量为每天 10 微克。日常保持适量的户外活动，就不必担心维生素 D 缺乏的问题。建议孕妈妈多利用自己产生维生素 D 的能力，在温度适宜的时候多往户外走走，在阳光下散散步，从大自然中获得维生素 D。注意，不要在烈日下暴晒。

维生素C：抗坏血酸

维生素 C 也是大家很熟悉的一种维生素，又叫抗坏血酸。维生素 C 的缺乏症称为坏血病，典型的症状是：牙龈肿胀出血、牙床溃烂、牙齿松动、毛细血管脆性增加。

维生素 C 具有抗氧化、促代谢、解毒等生理功能。维生素 C 参与体内的氧化还原过程，参与胶原的形成和维持，促进铁的吸收和储存，参与胆固醇及酪氨酸、色氨酸、叶酸的代谢，具有解毒和抗癌的作用。维生素 C 还可以保护维生素 A、维生素 E、多不饱和脂肪酸不被氧化，同时阻止某些过氧化物的形成，从而具有"美容、养颜、抗衰老"的作用。对于宝宝，它能够为正在发育的组织提供免疫力保护。

建议各位孕妈妈在孕早期（孕 $0 \sim 11^{+6}$ 周）和孕中期（第 $12 \sim 27^{+6}$ 周）每天摄入维生素 C 100 毫克，孕晚期（第 $28 \sim 40$ 周）每天摄入 115 毫克。

维生素 C 的主要食物来源是新鲜的蔬菜和水果，如绿色和红黄色的辣椒、西红柿、枣、猕猴桃、柑橘、柚子、草莓、橘子、橙子等。孕妈妈只要每天能吃足量的蔬菜（300 ~ 500 克）和水果（200 ~ 400 克），并注意蔬菜的合理烹调方法，一般来讲，体内不会缺乏维生素 C。

维生素K：预防出血

维生素 K（包括维生素 K_1 和维生素 K_2）主要和人体的凝血功能相关，还参与骨骼钙代谢的过程。营养医学推荐维生素 K 的摄入量是每天 80 微克。

维生素 K 缺乏会引起凝血功能的异常。但由于维生素 K 的食物来源非常的广泛，而人体正常肠道内的微生物能够合成维生素 K，所以通常健康成人很少出现维生素 K 缺乏的症状。

很多医院在宝宝刚出生时就会给宝宝注射维生素 K。为什么刚出生的宝宝就要先扎一针呢？这是为了预防新生儿发生维生素 K 缺乏性出血症，因为新生宝宝肠道功能还比较弱，不能自己合成维生素 K，而母乳中维生素 K 的含量非常低，宝宝必须通过注射或口服的方式获得维生素 K。

维生素A: 促进视觉功能发育

维生素A又叫作视黄醇，生理功能主要是：维持正常视觉，严重缺乏时可以导致夜盲症；维持细胞的增殖与生长，尤其是上皮细胞的正常生长；维持机体正常的免疫功能，预防和抑制癌症的发生，尤其是皮肤和黏膜组织的癌症。

当维生素A缺乏时，可能发生黑暗适应能力下降和夜盲症、眼干燥症、黏膜与皮肤上皮细胞损害及其他一些免疫相关性的疾病。对于宝宝而言，严重者可能导致胎儿死亡和畸形。

补充维生素A也不可以过量，过量摄入可能引起中毒。因此，不要乱补维生素A制剂，维生素A最好通过膳食摄取。一般情况下，膳食摄入不会发生维生素A过量或者中毒的问题，大多数过量的情况都是因为过量服用维生素A制剂所致。急性中毒时可能会有恶心、呕吐、头痛、眩晕、视物模糊、肌肉失调、嗜睡、厌食、反复呕吐等症状；慢性中毒时可能会有头痛、脱发、肝脏肿大、长骨末端疼痛、皮肤瘙痒、肌肉僵硬等症状。

医学界对于维生素A的推荐摄入量是每天770微克，其可耐受的最高摄入量为每天3000微克。通常木瓜、杧果等黄色水果，维生素A的含量比较丰富。

维生素E: 抗氧化

维生素E的生理功能是：抗氧化、抗衰老，保护细胞免受自由基的攻击，维持细胞膜的完整性，帮助受损伤的细胞修复；减缓蛋白质分解代谢的速度；维持免疫系统的正常功能等。

对于女性生育方面，体内缺乏维生素E到达一定程度，会引起受孕困难或习惯性流产。

但维生素E的食物来源广泛，临床上很少见到维生素E缺乏的病例。富含维生素E的食物有麦芽油、玉米油、葵花子油、菜籽油、葵花子、南瓜子、巴旦木、榛子、花生、菠菜、全谷物等。维生素E摄入过量后也少见明显的不良反应和致畸作用。

维生素 E 有一个名字叫作生育酚，这个名字表明它与生育有关。而且它不仅与女性有关，也与男性有关。男性备孕期间补充充足的维生素 E 能提高妻子受孕的成功率。

除了维生素 E 之外，与男性生育有关的营养素还有叶酸和矿物质锌，它们能够影响精子的发育。体内这些营养物质供应充足，有助于提高精子的质量和活力。但研究发现，这些物质如果摄入过量到一定程度之后，也可能对精子产生不好的影响。所以备孕的男性不要乱服制剂，最好还是通过合理的饮食来补充这些营养。

对于备孕男性，中国营养学会推荐叶酸、维生素 E 和锌每天的摄入量分别是 400 微克、14 毫克、12.5 毫克。每天食用 30 克葵花子和 30 克巴旦木就能够轻松满足维生素 E 的需求。

人体比较容易缺乏的其他维生素

维生素 B_1 是一种水溶性的维生素，又叫作抗神经炎因子、抗脚气病因子。谷类食物是维生素 B_1 的主要来源，但是我们常吃的精米、白面由于过分加工，维生素 B_1 损失很多，所以营养医学鼓励大家适当增加粗粮的食用比例。孕妈妈如果缺乏维生素 B_1，可能不会出现明显的脚气病，但可能会导致宝宝出生后患脚气病。

维生素 B_2 又叫作核黄素，不同的年龄、劳动强度、性别及生理状况所需要的维生素 B_2 的量也是不一样的。体内维生素 B_2 的需要量主要与热量、蛋白质的摄入量有关系，生长加速、创伤恢复阶段、妊娠期、哺乳期能量和蛋白质的需要量增加时，维生素 B_2 的需要量也会随之增加。维生素 B_2 的食物来源也是非常广泛的，动物性食物中的含量比植物性食物要多，肝脏、肾脏、心脏、奶类和蛋类食物中的含量尤为丰富。

维生素 B_6 参与体内多种物质如氨基酸、脂肪酸和核酸的代谢过程，具有调节体液、稳定神经系统、缓解妊娠呕吐的作用。当早孕反应严重以至于产生酮体的时候，产科医生为孕妈妈输液的药物中就有维生素 B_6。维生素 B_6 缺乏，可引起孕期女性发生神经系统功能障碍、脂溢性皮炎等，且会影响胎儿的脑结构发育。维生素 B_6 含量最高的食物是白色的肉类，如鸡肉和鱼肉；其次是肝脏、豆类和蛋黄；某些水果和蔬菜中的维生素 B_6 含量也比较高。如果体内维生素 B_6 过量则可能导致严重的不良反应，主要表现为感觉神经异常。通过食物摄入的维生素 B_6 一般不会发生过量或不良反应的问题。对于孕妈妈，维生素 B_6 的推荐摄入量是每天 2.2 毫克。

烟酸 是一种 B 族维生素，又叫抗癞皮病因子、维生素 PP。在碳水化合物、脂肪和蛋白质的能量释放中起着重要的作用。烟酸广泛存在于动物性和植物性食物中，尤其是动物内脏、奶制品及蔬菜中含有较多的烟酸。肉类的蛋白质中含有色氨酸，可以转变成为烟酸，所以相对来讲，肉类中烟酸的含量是比较高的。玉米也是含烟酸比较高的食物，但是其所含烟酸不利于人体吸收利用。孕妈妈烟酸的每日推荐量是 12 毫克。

矿物质

钙：强壮骨骼

钙是人体内含量最多的矿物质，人体中 99% 的钙存在于骨骼和牙齿中，是构成骨骼矿物质的主要成分。

当人体的钙摄入不足时，骨骼中的钙储备就会不断流失，长期缺钙会导致人体骨骼发生病变。孕期女性钙摄入不足会导致胎儿骨骼发育不良、身形较小，女性产后容易发生骨密度下降，因为母体会分享自身的钙首先满足宝宝的需求。所以孕妈妈要特别注重补钙。

钙摄入过量也不好，会干扰其他矿物质的吸收，尤其影响铁和锌的吸收，还可能引发肾结石。生活中，饮食摄入的钙不会引起过量的问题，而且我国居民普遍存在钙摄入不足的问题。但在门诊中，常有因过多食用钙强化食品和钙补充剂而导致钙摄入过量而就诊的患者。

孕妈妈们每天推荐的钙摄入量是：孕早期每天 800 毫克，孕中期和孕晚期每天 1000 毫克，可耐受的最高摄入量是每天 2000 毫克。

钙的最佳食物来源是奶制品。此外，豆制品、虾皮、海带、芝麻酱、发菜、银耳、牡蛎等也是含钙量比较高的食物。

铁：预防贫血和疲乏

铁是人体必需的重要微量元素，人体内铁元素按照分布和功能可以分为功能铁和贮存铁：功能铁主要分布在血红蛋白、肌红蛋白、含铁酶类中；贮存铁以铁蛋白和含铁血黄素的形式存在于肝、脾和骨髓中。

铁缺乏容易引起贫血，还可能导致运动能力降低、免疫力降低。此外，会使人体的体温调节功能发生障碍。对于肚子里的宝宝而言，缺铁的严重后果是会导致宝宝的智力发育发生不可逆的影响。因为铁缺乏影响血素酶的合成，影响能量代谢和脑内多巴胺受体合成。

女性本身就容易发生贫血，怀孕期间更容易发生缺铁性贫血，孕妈妈要注意补铁。铁在食物中的分布不均衡、吸收率也相差很大。一般情况下，动物性食物中铁的含量和吸收率比较高，是铁的良好来源，如动物的肝脏、动物血、畜类和禽类的肌肉等。植物性食物中铁的吸收利用率比较差。

但是，补铁不是越多越好，虽然孕期以缺铁症状多见，但是有一部分孕妈妈会矫枉过正，由于过量服食铁补充剂而发生不良反应。建议孕妈妈们要在医生的指导下补铁，不要乱服营养补充剂。如果是以预防为目的的话，孕妈妈应尽量通过膳食补铁。

建议孕妈妈铁的每日摄入量为：孕早期 20 毫克，孕中期 24 毫克，孕晚期 29 毫克。铁的每天最大可耐受剂量为 42 毫克。

孕妈妈请注意：如果医生建议服用铁剂，铁剂的最佳服用时间是两餐之间，空腹服用铁剂容易引起恶心等不适；补充铁剂的同时应该补充维生素 C，维生素 C 可促进铁吸收；铁不能和钙剂同服，因为钙会干扰铁的吸收；茶中的鞣酸可干扰铁的吸收，贫血的人应该尽量少喝茶水；膳食中补充足量的维生素 B_2、维生素 B_{12}、叶酸也有利于铁的利用和血红蛋白的形成。

碘：优化甲状腺功能

碘是最先被确认为人体必需微量元素的元素。碘在人体的主要作用是参与甲状腺激素的合成，甲状腺激素对人体具有重要的生理功能。

人体缺碘会导致碘缺乏病，成人主要表现为甲状腺肿大、甲状腺功能减退、智力障碍、碘性甲状腺功能亢进等。每日碘摄入量低于 150 微克，患碘缺乏病的风险会增加。

孕妈妈缺碘的话，腹中胎宝宝肌肉、骨骼、性器官、身高、体重等方面的发育或分化会由于甲状腺激素参与的缺乏而受到影响，可能导致流产、胎死宫内、先天畸形、体格矮小、神经运动功能发育落后、甲状腺功能减退等。

碘缺乏最严重的危害是影响胎儿脑发育。从妊娠中期到出生后 2 岁，甲状腺激素对宝宝脑发育发挥着重要而不可替代的作用。妊娠期缺碘或甲状腺激素缺乏可导致宝宝脑蛋白合成障碍，使脑的蛋白质含量不足，细胞体积缩小，脑重量减轻，直接影响宝宝的智力发育。而且缺碘对大脑神经的损害是不可逆的，碘缺乏引起的甲状腺功能减退症导致的神经学损害非常严重。

碘过量的危害不容忽视，长期碘摄入过多或者一次性摄入过多的碘，可能发生高碘性甲状腺肿、碘甲亢、碘甲减、慢性淋巴细胞性甲状腺炎、甲状腺癌、碘过敏和碘中毒等。

孕妈妈碘摄入量推荐是每天 230 微克，最大可耐受剂量为每天 600 微克。建议孕妈妈每周进食一次富含碘的海产品，通常孕妈妈只要正常食用碘盐，再每周吃一次碘含量丰富的食物，即可满足孕期需求。海洋是自然界碘的来源，海洋食物的含碘量很高，如海带、紫菜、鲜海鱼、干贝、海参、海蜇等。

远离海洋的内陆山区或不易被海风吹到的地区，土壤和空气中含碘量较少，这些地区的食物含碘量也不会高。为了弥补地区分布不均、防止碘缺乏，我国从 20 世纪 90 年代开始实施食盐加碘措施，效果显著，已经有效地控制了碘缺乏病的流行。

注意：1 克加碘食盐含碘约 35 微克，碘遇热容易升华，加碘食盐应存放在密闭容器中于阴凉处保存。

锌：增加怀孕概率

锌是人体必需的微量元素，是人体中 200 多种酶的组成成分。锌会影响垂体促性腺激素的分泌，具有促进性腺发育和维持性腺正常功能的作用。通常人体内不会缺锌。

如果人体缺锌，会降低受孕概率。备孕妈妈缺锌的话会影响乳房发育和月经，备孕爸爸缺锌的话会导致精子数量减少。对于胎儿，锌是身体和大脑发育的必需营养，孕妈妈缺锌可能会导致胎儿中枢神经畸形、脑发育不全、智力低下，而且这种伤害也是不可逆的，出生后再补锌往往无济于事。

怀孕期间，女性比较容易陷入盲目补充营养素的误区，前面已经介绍了钙、铁、碘等矿物营养都不是越多越好，锌亦是如此。一次摄入 2 克以上的锌会发生锌中毒，锌中毒表现为上腹疼痛、恶心、呕吐、腹泻等症状。长期服用锌剂会损害免疫器官和免疫功能，还会导致贫血、高密度脂蛋白降低等不良反应。

锌的孕期推荐量为每天 9.5 毫克，可耐受的最大剂量为每天 40 毫克。只要不偏食、挑食，人体一般不会缺锌，即使孕期锌的需求多一些，孕妈妈平时注意多吃一些富含锌的食物即可，不必刻意去服用补锌制剂，以免发生锌中毒。

锌的食物来源广泛，普遍存在于食物中，其中含量高且人体吸收利用率高的是动物性食物，如海产品、动物的肝脏、瘦肉，牡蛎中锌的含量很高；蛋黄、奶、大豆、糙米中的含量也较丰富。

硒、镁：食物补充即可

近年来，富含硒的产品、保健品及补镁制剂比较盛行，孕妈妈面对琳琅满目的营养品难免会手足无措，没了主意，特别容易陷入盲目乱补的误区中。硒、镁等矿物质确实都是人体必需的微量元素，对人体有重要作用，但是人体对其的需要量是"微量"的，正常饮食的情况下，一般不需要额外补充，补充过量，过犹不及。所以，孕妈妈要了解自己的身体和营养水平，服用营养补充剂之前要咨询医生，而且能通过食物补充的营养就尽量不要服用制剂。

硒是一种稀有的非金属元素，且地区分布不均。不同地区的土壤和水中硒的含量差别比较大，不同地区种植、养殖的食物中硒的含量差别也很大。中国营养学会推荐孕妈妈每日硒的摄入量为65微克。一般来讲，肝脏、肾脏、海产品及肉类是硒的良好来源。谷类的含硒量随着地区土壤含硒量的不同而有所不同，蔬菜和水果的含硒量一般比较低。

正常人体内的镁含量在25克左右，孕妈妈每日摄入量推荐为370毫克。镁普遍存在于各类食物中，能够正常饮食的孕妈妈和普通人一般不存在缺镁的问题。镁含量最丰富的食物是植物的种子，包括坚果、荚果（豆类）及未碾磨的谷稻。大黄米、黑米、荞麦、玉米等杂粮较精白米面的镁含量高很多倍。深绿色叶菜含镁也很丰富。水果中香蕉的镁含量较高，可适当增加摄入。

膳食纤维

近年来营养医学对膳食纤维的作用越来越重视，膳食纤维被认为是人体所需的"六大营养素"之外的"第七大营养素"。

膳食纤维以前叫"粗纤维"，曾经被认为是没有营养作用的非营养成分，然而今天我们知道膳食纤维和我们的健康息息相关，是膳食中不可缺少的成分。

膳食纤维的主要食物来源是植物性的食物，是我们消化系统内不能被消化的部分，它具有与其他营养素不同的特征和功能。

增加饱腹感，有助于控制体重

膳食纤维可以增加胃内容物容积而使人有饱腹感，从而可以减少食物摄入量，有利于控制体重、防止肥胖。孕妈妈应该重视膳食纤维的摄入。

有利于食物的消化吸收和排泄

膳食纤维能增加食物在口腔里咀嚼的时间，可以促进肠道消化酶的分泌，这些都有利于食物的消化和吸收。同时，膳食纤维可以借吸水性来扩大粪便的体积，加速肠道内容物的排泄，治疗习惯性便秘。这对孕期女性非常重要，因为怀孕期间子宫的压迫以及孕激素的变化会引起肠蠕动减弱，进而容易引起胃肠不适和便秘。

维持血糖正常平稳、防治糖尿病

膳食纤维可以分为可溶性膳食纤维（如半纤维素、果胶和树胶等）和非可溶性膳食纤维（如纤维素、木质素等），可溶性膳食纤维可以降低餐后血糖升高的幅度、降低血清胰岛素水平或者提高机体胰岛素的敏感性，对预防妊娠期糖尿病有益。

降低血清胆固醇，预防冠心病、胆结石

可溶性膳食纤维有较明显的降血脂的作用，能够预防冠心病等心血管疾病，同时可以降低胆结石症的发生风险。

促进结肠功能，预防结肠癌

膳食纤维可以抑制肠道内厌氧菌繁殖代谢，促进需氧菌生长，这有利于减少厌氧菌致癌性代谢物的产生。同时，膳食纤维加速排泄的作用可以缩短粪便在肠道内的停留时间，能够防止致癌物质与易感的肠黏膜之间的长时间接触，从而减少肠道癌变的可能性。

孕期吃什么：食物多样化、营养均衡

我们已经知道孕期需要特别注意的一些营养需求，下面为大家分门别类地介绍食物的营养成分和营养价值，以便孕妈妈和家人能够把二者结合起来安排膳食计划。

谷薯类食物的营养价值

谷薯类食物含有丰富的碳水化合物，是人体最经济的能量来源，也是B族维生素、蛋白质和膳食纤维的重要来源。谷薯类食物就是我们平常所说的

主食，主要有谷、薯、杂豆三类，具体包括小麦、大米、玉米、高粱、薯类、杂豆等，我国居民最常吃的是大米和小麦。谷薯类食物在我国居民的膳食构成比中能够占到 49.7%。

薯类含有丰富的淀粉形式的碳水化合物，同时也富含膳食纤维。粗杂粮由于加工没那么细，营养成分保留较全面。建议大家适当增加这两种食物在主食中的比例。

蔬果类食物的营养价值

蔬菜水果是平衡膳食的重要组成部分，它们对人体的营养价值是提供维生素、矿物质、膳食纤维和植物化学物，是人体所需微量营养素的重要来源。植物化学物随着营养科学的发展日益受到关注和重视，在预防心血管疾病和癌症等疾病中具有一定的作用。

蔬菜是人体所需矿物质的重要来源，普遍含有钙、钠、钾、镁、锌、铜、铁等。在各类蔬菜中，叶菜特别是绿叶菜的矿物质含量最多。各种新鲜的蔬菜中均含有丰富的维生素 C，但蔬菜中的维生素 C 等水溶性维生素在烹调过程中会损失较多，这和烹调过程中的洗涤方式、切碎程度、用水量、加热温度和时间等都有关系。

水果中富含维生素 C、矿物质和较丰富的膳食纤维。水果大多数都是生吃为主，不受烹调加工的影响。但水果加工制成的果脯、果干和水果罐头等食品后营养成分会有不同程度的损失，尤其是维生素。

鱼、禽、蛋、瘦肉等动物性食物的营养价值

鱼、禽、蛋、瘦肉都是动物性食物，它们为人体提供丰富的蛋白质，而且是吸收利用率高的优质蛋白质。同时，它们含有丰富的铁、磷等矿物质以及 B 族维生素、维生素 A、维生素 D 等。此外，它们还含有一些脂类，肥肉和动物皮下组织含有很多饱和脂肪酸，要尽量少吃肥肉、鸡皮、鸭皮等。鱼类含有的脂肪较少且多是不饱和脂肪酸，孕妈妈们应该适当增加摄入，但不建议吃生鱼片。

禽畜内脏中含有较高的铁和磷，吸收率也高，缺铁性贫血的孕妈妈应该每周吃一两次。但是禽畜动物内脏含有较多的胆固醇，爱吃动物内脏的孕妈妈应该把握好动物内脏的摄入量。

蛋类食物中，除了缺乏维生素C之外，几乎含有所有人体必需的营养素，是一种营养价值高又方便的食品。我们常见的蛋类是鸡蛋，一般推荐孕妈妈们每天吃50克蛋类，大约一个鸡蛋。孕妈妈注意，不要吃生的、半生的鸡蛋。

奶类食物的营养价值

营养学界普遍认为奶类所含的营养素比较全面，营养价值高而且易于消化吸收，适合孕妈妈、幼儿和老年人食用。奶类含有多种矿物质，其中钙、磷、钾的含量尤为丰富。牛奶是补钙最好的食物，每100毫升牛奶可以提供120毫克钙。有些人喝奶会有腹胀、腹泻、轻微腹痛等消化道症状，这是因为乳糖不耐受造成的。乳糖不耐受就是人体缺少消化奶类中乳糖的乳糖酶而发生的腹胀、腹痛、腹泻现象。这类孕妈妈可以通过少量多次饮用牛奶加以改善，还可以选用酸奶或者饮用舒化奶。不要空腹喝牛奶，否则会加重乳糖不耐受症状。

大豆类、坚果类食物的营养价值

大豆类食物蛋白质含量高达30%～40%，而且质量较好。大豆制品的脂肪含量很高，而且含有丰富的多不饱和脂肪酸，是人体必需脂肪酸的良好来源。大豆还含有大豆异黄酮、植物固醇等多种有益健康的成分。大豆指黄豆、青豆和黑豆，营养价值比其他杂豆（红豆、绿豆、豌豆等）的营养价值高。豆类及其制品应该做熟了再吃，豆浆要煮熟了再喝。

坚果类食物是人们很好的零食和营养补充，它是高能量食物，能提供人体多种有益脂肪酸和营养素。孕妈妈每天吃一点坚果有益健康，但是要控制食用量。坚果最好吃原味的，不要吃盐津味道的，以免摄入过多糖分和盐分。建议孕妈妈每周的坚果食用总量不要超过50～70克。

油、盐的营养价值

油是人体所需脂肪酸和维生素 E 的重要来源。食用油分为动物性油和植物性油。经常摄入动物油容易引发肥胖，建议孕妈妈家庭烹调油多选择植物油，而且要多种植物油换着吃，以便摄取多种有益脂肪酸。

食盐的主要成分是钠，人体缺少盐分摄入，会有头晕、乏力和食欲不振等症状。人不能不吃食盐，但也不能食用过量。我国居民食盐摄入量普遍高，食盐食用过多会增加高血压、胃癌和脑卒中的风险。孕妈妈要每天摄入碘盐，加碘食盐是母婴摄取碘营养的重要途径。

孕妈妈应该"彩虹饮食"

孕妈妈每天的膳食应该包括谷薯类、蔬菜水果类、鱼禽肉蛋类、奶类、豆类及其制品、坚果类等食物，膳食平衡的基础就是食物多样化，最好是一日三餐餐餐不重样。健康成年人一日三餐食物的"多样性"具体建议如下。

◎谷类、薯类、杂豆类的品种数平均每天 3 种以上，每周 5 种以上。

◎蔬菜、菌藻和水果类食物的品种数平均每天 4 种以上，每周 10 种以上。

◎鱼、禽、肉、蛋类食物的品种数平均每天 3 种以上，每周 5 种以上。

◎奶、大豆、坚果类食物的品种数平均每天 2 种、每周 5 种以上。

孕妈妈可以参考上述建议并在此基础上多选择富含叶酸、铁、碘、钙的食物，每周吃 1 ~ 2 次动物血或肝脏，每周吃至少一次海藻类富碘食物。

备孕期、孕早期一天食物摄入量建议

主食 250 ~ 300 克，其中全谷物和杂豆类 50 ~ 75 克，新鲜薯类 50 ~ 75 克；蔬菜 300 ~ 500 克，其中深色蔬菜所占比例应达到 1/2，应确保餐餐有蔬菜；鱼、禽、蛋、瘦肉等动物性食物 130 ~ 180 克；奶类 300 克，袋装牛奶约 1 ~ 2 袋；大豆 15 克，坚果 10 克，坚果不要过量；烹调油 25 ~ 30 克，食盐不超过 6 克（4 克最佳）。

孕中期一天食物摄入量建议

谷类 275 ~ 325 克，其中全谷物和杂豆 75 ~ 100 克、新鲜薯类 75 ~ 100

克为宜；蔬菜类 300 ~ 500 克，其中深色蔬菜不少于 2/3；水果 200 ~ 400 克；鱼、禽、蛋、瘦肉（包括动物内脏）总量 150 ~ 200 克；牛奶 300 ~ 500 克；大豆 20 克，坚果 10 克；烹调油 25 ~ 30 克；食盐不超过 6 克（4 克最佳）。

孕晚期一天食物摄入量建议

孕晚期一天食物量建议略高于孕中期，主要体现在动物性食物和谷薯类食物上。由于孕晚期能量和蛋白质需求增加，谷薯类食物每天的摄入量应达到 300 ~ 350 克；鱼、禽、蛋、瘦肉（包括动物内脏）每天的食用总量应达到 200 ~ 250 克。

孕期怎么吃：少吃多餐

怀孕期间，有的孕妈妈会没胃口、吃不下，这是由于孕激素和子宫压迫肠胃导致的；有的孕妈妈却吃不够，总是觉得饿，这也是身体和大脑为了满足宝宝发育和孕妈妈大量营养需求而做出的主动选择。

不管是哪一种情况，孕妈妈都应该少吃多餐。少吃多餐能够缓解早孕反应、减轻肠胃负担。

少吃多餐的好处

缓解胃反酸和恶心呕吐。子宫渐渐增大后，会压迫上部的脏腑器官，首当其冲的是胃，越到孕晚期胃部空间越小。吃得多，胃撑得难受，会加重恶心、呕吐的反应。少吃多餐，可以缓解胃部不适和恶心感，还能保证营养供应。

缓解便秘。少吃多餐可避免吃得太多、太快。孕期胃肠的蠕动能力较弱，吃得快、吃得多会使食物的咀嚼不够充分，不利于消化和吸收，大量未被消化的食物滞留在肠道里，时间长了就会发生便秘和痔疮。

稳定血糖。少吃多餐可以稳定血糖，这对于有妊娠糖尿病高危因素的孕妈妈、确诊糖尿病的妈妈，尤为重要。此外，研究发现，稳定的血糖似乎对于情绪的稳定也有帮助。

控制体重。关于肥胖人群饮食习惯的研究发现，少吃多餐的人总体上都比大吃大喝的人身材苗条，因为少吃多餐能够燃烧更多的热量。

少吃多餐的原则

吃的频率为平时餐次的2倍。每天3顿正餐外，上午10点、下午3～4点要加餐，睡前可以根据个人情况选择是否吃东西。孕晚期的时候，一天吃8顿"迷你餐"也不过分。

每餐吃的分量为平时摄入量的1/2。孕妈妈每顿饭吃到半饱或六七分饱就好。到了孕晚期要吃"迷你餐"，每餐食物"一把"正好，因为一把食物正好与成人的胃容量大致相当。

就餐时间延长到2倍。放慢速度，给自己平时2倍的就餐时间。

咀嚼时间延长到2倍。每一口食物给自己平时2倍的时间细细咀嚼，或者用2倍的次数去慢慢咬食物，因为食物嚼得越碎，胃肠的负担越小，越有利于消化和吸收。

零食加餐的智慧

健康的零食是这样的：含有一些膳食纤维（至少3克）；含有少量蛋白质（至少3克）；含有健康的脂肪；没有反营养物质。这样的食物如牛奶、坚果、糖分少的水果等。

孕妈妈要远离反营养物质，如各种名目的食物添加剂：安赛蜜、人工色素、阿斯巴甜、味精、水解植物蛋白、氢化植物油（反式脂肪酸）、硝酸钠、亚硝酸钠、溴酸钾、叔丁基羟基茴香醚（BHA）、二叔丁基对甲酚（BHT）等。孕妈妈对这些名字要敏感，选购成品食物时要注意看食品的营养标签和配料表。营养标签中含有油（脂肪）、盐（钠）、糖的食品尽量少吃、不吃，配料表中有"植物奶油""植物黄油""人造黄油""蔗糖""果糖""盐""起酥油""香精""奶精"等标识的也尽量不吃或少吃。

如果孕妈妈有时间、有条件自己制作无添加的天然零食是最好的，既营养又陶冶情操。

孕期"超级"食物推荐

前面说的是孕期饮食的"大政方针"，结合"大政方针"，下面推荐几种食物。这些食物的优势在于富含一些非常重要而孕期妈妈又容易缺乏的或者是需求量大的营养素。

海鱼富含Omega—3脂肪酸

海鱼类富含 Omega-3 脂肪酸。同时，鱼肉蛋白质是优质蛋白质，孕期应该多摄入优质蛋白质。

鸡蛋营养价值高

鸡蛋是很普通、经济的食物，但是营养密度高、营养价值高，含有孕妈妈需要的蛋白质、多种维生素和矿物质，还含有胆碱、叶黄素、玉米黄素和色氨酸。

深色蔬菜富含叶酸和膳食纤维

深色绿色蔬菜如菠菜、西蓝花、芦笋、甜菜等，是提供维生素、矿物质、膳食纤维的良好食物，是叶酸的极佳来源。膳食纤维对缓解孕期容易发生的便秘非常重要。

海带、紫菜和碘

孕期除了正常食用碘盐（每天摄入不超过 6 克），建议孕妈妈每周吃 1 ~ 2 次"海蔬菜"，如海带、紫菜和裙带菜等。这类食物含有丰富的碘，100 克鲜海带或 2.5 克干紫菜大约能提供 110 微克碘。

动物血、动物肝脏和铁

孕期容易缺铁而贫血，除了每天适量吃精瘦红肉，特别推荐健康孕妈妈每周吃 1 ~ 2 次动物血和肝脏，每次 20 ~ 50 克，基本能满足孕期铁的需求。

豆腐和优质蛋白质、钙

大豆及其制品饱腹作用明显，而且它们的 B 族维生素、蛋白质、叶酸、钙等营养素的含量都很高，此外，它也是具有催眠作用的色氨酸的极佳来源。大豆制品中首推豆腐，豆腐是特别棒的食物，它的营养密度也比较高，尤其是北豆腐。豆腐本身不仅口感好，而且跟什么食物搭配就会带有什么食物的味道，营养又好搭配。建议孕妈妈每天适量摄入豆制品。

牛奶、酸奶和钙、蛋白质

牛奶和酸奶含有孕妈妈需要的两种重要营养素——钙和蛋白质。酸奶的钙含量和补钙效果与纯牛奶一样好，但酸奶不会引发乳糖不耐受症状。酸奶还含有益生菌，晚上喝一杯酸奶可有效缓解便秘。需要注意的是，益生菌的存活时间有限，孕妈妈食用酸奶的时间离生产日期越近越好。

坚果和微量元素

坚果包括松子、开心果、核桃、腰果、南瓜子、榛子等，每种坚果具体所含的营养虽有不同，但它们整体上都含有一些难得的微量元素，如锌、磷等，还有丰富的亚麻酸、亚油酸等不饱和脂肪酸。坚果营养虽好，同样建议大家适量食用，建议每周摄入坚果 50 ～ 70 克，平均每天摄入 10 克左右，这个量相当于葵花子 1 把，或中等大小的核桃 2 个，或板栗 4 个，或开心果 20 个。

蓝莓和花青素

蓝莓的蓝色外衣全是花青素，花青素是一种强有力的抗氧化剂，可以对抗自由基对人体的不利影响，保护人体器官，尤其可以保护大脑免受损害和炎症。随着研究的深入，蓝莓的好处清单不断地加长：它被称作"大脑莓"，能够保护神经组织免受损害；它还被称作"修复莓"，有助于身体组织愈合；蓝莓还有一个名字叫"肚皮莓"，国外研究者发现蓝莓可以降低肚皮上脂肪细胞的数量。

橄榄油和健康脂肪

橄榄油中的脂肪 90% 是单不饱和脂肪酸，对保护心血管、心脏都有益。橄榄油炒菜不适合高温爆炒的方式，多作为凉拌调料，在蔬菜沙拉中放点橄榄油还可以促进蔬菜中营养素的吸收。初榨或特级初榨橄榄油由于加工时压力和温度比较低，天然营养素保存得更多、更好。

燕麦片和膳食纤维

燕麦片富含蛋白质、膳食纤维、铁、锌、维生素 E 和 B 族维生素。特别要说的是燕麦里的膳食纤维被称为 β－葡聚糖，对肠胃特别好，这种成分可使碳水化合物的吸收保持稳定，有助于血压平稳。燕麦是孕妈妈特别好的早餐，对于上班族孕妈妈、有妊娠糖尿病高危因素或已确诊的糖妈妈来说，特别合适。不过这里说的可不是超市商场里的速溶燕麦，孕妈妈需要的是纯正的燕麦，吃的时候可以随个人口味加点酸奶或蓝莓，既营养又美味。

孕期喝什么：新鲜白开水最好

水是饮食中很重要的一部分，孕妈妈要足量饮水，不能因为孕期尿频而减少饮水。那么问题来了，只要解渴就可以当成水进行补充吗？鲜榨的水果汁是否可以当水喝？牛奶是否可以当水喝？

最好的水是白开水

白开水是最佳饮用水，新鲜的白开水最安全、卫生、经济、补水解渴，而且不增加任何热量。

水是有"保质期"的，开水在 4 小时内活性最佳，放置越久水的活性越低。放置超过 24 小时的白开水（老化水）不建议饮用。

反复烧开的水（千滚水）不要喝，这种水里面会产生亚硝酸盐，亚硝酸盐生成的亚硝胺是明确的致癌物质。其次，生水、半生水也不适合饮用，半生水就是没完全烧开的水，其中很多微生物无法被消灭，饮用后存在健康隐患。

不建议孕妈妈家里使用饮水机，第一是因为饮水机的出水口一直在反复加热，属于一种不到沸点的"千滚水"；第二是因为饮水机不易清洗，容易滋生细菌；第三是因为饮水机里的水也是有保质期的，时间越长水质越差，最好在 7 天之内喝掉。

饮料、蔬果汁、牛奶不能替代喝水

饮料，孕妈妈尽量少喝。经常喝饮料容易使人厌弃白水而对饮料产生依赖，容易引发龋齿和肥胖；甜饮料和碳酸饮料进入人体不仅不能起到补水的作用，还会争夺细胞内的水分，使人越喝越渴；饮料中有很多添加剂。

果蔬汁，孕妈妈需适量喝。果蔬汁与水相比，营养成分更多，但是从补水的角度说，果蔬汁的作用甚微，远远不够；果蔬汁喝得太多的话，会导致摄入过多糖分，引发龋齿和肥胖等健康问题。

牛奶，孕妈妈每天 300 ~ 500 毫升，但不能代替饮水。喝牛奶不能替代喝水，也不能因此而减少饮水量。有人觉得牛奶当水喝一举两得，实际上这种做法得不偿失，一方面会造成某些营养过剩；另一方面会造成人体水摄入量减少而缺水。

不喝咖啡

近年来咖啡的积极作用越来越受到营养学的肯定，但是，对于孕妈妈来说，咖啡的负面影响不可忽视。

咖啡中的咖啡因有太多令人担忧的不良影响，包括：咖啡因"脱钙"，会引起体内钙流失，还会影响铁质的吸收；咖啡因是一种利尿物质，会使孕妈妈排尿增多，身体缺水；咖啡因在影响孕妈妈睡眠的同时，也会消耗体内 B 族维生素。

在孕期，孕妈妈身体代谢咖啡因的能力有所降低，咖啡因在身体里停留的时间可能会从孕前的 3.5 小时延长到 18 小时之久，不良影响也相对更持久。

咖啡因还会通过胎盘影响尚在发育的胎儿。咖啡因过量会增加流产、难产的风险。孕妈妈严重依赖咖啡的话，宝宝生下来可能会出现咖啡因戒断症状。

国外有很多关于不良妊娠结局与咖啡因摄入之间的关系的研究，但对于咖啡因的安全摄入上限只是给出一个不太确定的数值——200 毫克。但是人们喝咖啡的时候很难确定自己摄入多少咖啡因，不同的咖啡豆、不同的加工方式会使同量咖啡中的咖啡因含量截然不同。

为了避免和尽量减小咖啡的负面影响，孕妈妈最好戒掉咖啡。提醒孕妈妈"脱因咖啡"并非不含咖啡因，只是低咖啡因而已；速溶咖啡除了含有大量咖啡因之外，还含有大量的糖和反式脂肪酸，应该避免饮用。

不喝浓茶

我们国家有饮茶的习惯，茶水中有很多有益健康的物质，但并非人人都能从中受益。生理期女性、更年期女性、贫血的女性不适宜饮茶，孕妈妈也是不适宜饮茶的，尤其是浓茶。茶叶中也含有较高比例的咖啡因，虽然茶叶中咖啡因的含量不如咖啡，但如果过量饮用，同样会引发诸如脱钙、利尿、失眠等问题，还会使孕妈妈心率加快、肾脏和心脏负荷加重。所以孕妈妈饮茶要适量，尤其不要喝浓茶，浓茶中咖啡因含量很多。

不喝碳酸饮料

碳酸饮料（汽水）是含有二氧化碳的液体饮料，其主要成分有糖、色素、香料等，碳酸饮料添加剂多、含糖量高，还可能含有咖啡因。

经常饮用碳酸饮料，负面影响有很多，其中最明显、最直接的伤害是会引发肥胖和牙齿问题；碳酸饮料不仅不补水，反而会争夺体内细胞水分；影响钙的吸收，进而导致钙缺乏；习惯饮用碳酸饮料而饮水不足的人，会增加患结石病的风险。

孕期怎么喝：每天主动饮水 1500～1900 毫升

人体所需的饮水量要根据季节气温、劳动强度和身体健康状态随时调整。在保持安静不运动的情况下，一个健康成年人每天正常的生理活动大约需要2500 毫升水量，其中通过饮水摄入的水量 1200～1500 毫升。在适度运动的情况下，如每天步行 6000 步，《中国居民膳食指南·2016》推荐人们每天要喝水 1500～1700 毫升，以每杯水 200 毫升计算，大概 8 杯水。孕妈妈在孕早期每天饮水 1500 ～ 1700 毫升即可，在孕中晚期要比普通成年人需水量稍多，每天应该饮水 1700 ～ 1900 毫升。

不要口渴才喝水

孕妈妈要有主动喝水的意识，不要等感到口渴了才想喝水。渴了才喝水已经晚了，口渴是一个相对滞后的生理反应，是身体缺水的最后一个信号，感到口渴时说明身体已经到达一定的饥渴程度，部分细胞已经缺水有一定时间了。

孕妈妈还可以观察小便颜色判断饮水是否充足，当小便浑浊、颜色较黄时，必须要补水。

喝水应该有时间表

事后补水远不如预先饮水、储水，所以孕妈妈应该有意识地主动饮水，建立一个饮水计划表，像定点吃饭一样，到点了不管渴不渴都要主动喝水。

早晨醒来先喝 1 杯水。 早上醒来或者吃早饭前喝一杯 200 毫升的水，可以补充孕妈妈前晚的水分流失，还可以唤醒肠胃，一方面为早饭做准备，一方面缓解便秘。

白天 7 ～ 8 杯水。 孕妈妈白天每隔一两小时应该主动喝 1 杯水，才能满足每天的水分需求。孕妈妈晚饭后尤其是睡觉前，应该尽量少喝水，因为晚上喝水容易导致孕妈妈尿频，影响睡眠。

每杯水 200 毫升。 孕妈妈每次喝水不能只是小抿一口，一小口水只能润润口腔和喉咙，但体内细胞还是"渴"的，没有得到补充。喝水有一个"21 分钟效应"，意思是一次喝足 200 毫升水，经过 21 分钟，水分才能喂饱全身的细胞。

进餐时不要喝水。 孕妈妈进餐的时候应该避免喝水，否则胃部胀满，容易加重恶心和呕吐。喝水和就餐之间最好有半小时左右的时间间隔，饭前半小时喝水能在进餐前先唤醒和喂饱细胞，同时还能刺激消化液分泌，促进食欲。

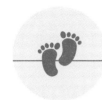

"孕动"更健康

"孕动"的好处

怀孕生孩子需要适宜的体重、强健的肌肉、良好的体内循环、自信乐观的情绪状态。运动可以帮助孕妈妈无限接近这些目标。

新时代的孕妈妈已经渐渐摆脱了老一辈"怀孕之后卧床保胎"思想的束缚，但是对于运动的必要性的认识还不够，行动力还不够。

运动有助于控制体重。吃动平衡，才有健康体重，孕妈妈体重控制得好也会降低宝宝日后发生肥胖的概率。

运动能促进胎儿发育。运动能促进血液循环，给胎盘输送更多的血液，增加胎盘的供血量、供氧量，最终满足胎儿的需要，促进胎儿大脑发育和良好性格的形成。

运动能促进胎儿对钙的吸收。户外运动有助于孕妈妈体内钙、磷的吸收，进而有利于胎儿的骨骼发育，也能预防孕妈妈缺钙。

运动能预防血栓。孕期血液处于高凝状态，比非孕状态容易发生下肢深静脉血栓，甚至肺栓塞，适量运动有利于促进血液循环、减少血栓形成的风险。

运动能防治"三高"。运动有助于身体释放"内部药物"，自我疗伤、自我完善。研究发现，人的血管内壁能够向流经的血液释放促进健康的物质，还会释放很多孕期妈妈需要的 "特殊小药"——皮质醇、肾上腺素、去甲肾上腺素、人类生长激素、类胰岛素生长因子、脑源性神经营养因子等。这些物质有的可以降低"三高"（高血压、高血脂、高血糖），有的具有"抗抑郁药"作用，有的具有"杀菌消炎"作用。获得更多这些健康物质的前提就是：运动！

运动能促进顺利分娩。运动有助于强壮和拉伸肌肉关节，有助于身体为分娩做好准备、缩短分娩时间，使分娩相对轻松，还能降低分娩并发症和剖宫产及早产的风险。美国斯坦福大学体育教研室研究表明：喜欢运动的孕妈妈比不喜欢运动的孕妈妈，分娩时产程缩短 3 小时 40 分钟。

运动能提高孕妈妈的疼痛耐受力。运动有助于内啡肽的分泌，经常运动的孕妈妈，体内的内啡肽水平更高，内啡肽是孕妈妈体内一种天然镇痛剂，有助于提高产妇分娩时对疼痛的耐受力。

运动可使产后身体恢复更好。运动有助于产后女性身体恢复，恢复速度和状态都会比平时不运动的孕妈妈要好，尤其对剖宫产妈妈的产后恢复有益。

运动可改善便秘。大约 1/3 的孕妈妈会发生不同程度的便秘，适量的运动配合富含膳食纤维的饮食，能促进消化，促进胃肠蠕动，有效缓解便秘。

运动对孕妈妈的其他益处如下。

◎ 改善妈妈的情绪，消解坏情绪。

◎ 提升免疫系统、增强免疫力。

◎ 减轻后背和骨盆区等部位的疼痛。

◎ 缓解孕期腿部浮肿。

◎ 缓解晨吐和腹部不适。

◎ 改善睡眠质量。

◎ 改善骨密度。

◎ 提高孕妈妈的平衡感、身体的灵活度，减少摔倒的概率。

◎ 让孕妈妈爱上自己的身体、欣赏孕期的凹凸有致。

◎ 使妈妈们产后母乳喂养更顺利。

"孕动"的首要原则：安全第一!

生命很强大，但有时也很脆弱。孕妈妈体内有一个小生命在发育，孕妈妈的所有行为要以宝宝和自身的安全为首要原则和重要前提，时刻记得"安全第一"。在开始任何运动之前，建议孕妈妈先咨询一下医生，评估一下自己的状态是否能运动，跟医生确认一下运动方法是否安全。

建议健康的孕妈妈，在孕前（备孕期间）、孕期及产后都进行有氧锻炼；有内科并发症或产科并发症的孕妈妈，在运动前由专业医疗人员仔细评估后再决定是否运动以及如何运动。

在运动实施过程中，出现以下情况时，孕妈妈应该停止运动。

◎ 阴道出血或流液。

◎ 规律性宫缩。

◎ 头晕、头疼或胸痛。

◎ 胎动明显减少或增加。

◎ 腓肠肌疼痛、肿胀（排除血栓性静脉炎）。

◎ 影响身体平衡的肌无力。

◎ 呼吸急促、胸闷、肌肉无力。

有益的运动要尊重和听取身体的反馈，如果孕妈妈有上述感受应该立即停止运动，及时就医。当然，运动过程中，肯定会心跳加快、呼吸变得急促，这种情况是正常的，通常休息一会儿就会恢复正常状态，但如果伴有胸闷、感到呼吸困难，就不正常了。孕妈妈对此要有所判断。

"孕动"的禁忌证

出于安全的考虑，通常有以下方面问题的孕妈妈应该绝对禁止运动，必须要重视!

◎ 多次早产史。

◎患有严重的心脏或肺部疾病。

◎宫颈功能不全。

◎有妊娠中晚期出血史。

◎患有先兆子痫。

◎妊娠 26 周后有胎盘前置。

◎有先兆早产。

◎出现胎膜早破。

此外，平常很少做运动的孕妈妈不适宜贸然地开展运动。即使是非孕期女性，从完全不运动的状态到开始规律性地运动，也不可能一蹴而就，身体需要时间去适应这种调整。如果怀孕后才开展运动，更要特别小心和注意安全，不要急于求成。

没有运动禁忌证的、产检项目都"合格"的健康孕妈妈，在孕期这个特殊的生理阶段进行运动也要格外注意，时刻记住"安全第一"的原则。

"孕动"随孕周和身体状况调整

很多人认为孕早期容易流产，所以非常担心，不敢运动。事实上，健康的孕妈妈是越运动越健康。已经有明确的研究证据表明，健康孕妈妈并不会"动一动就流产""动不动就早产"。而长期"卧床不动"对孕妈妈和宝宝都不好，既不利于控制体重，也不利于顺产。导致流产的因素有很多，机械性的意外导致的流产只是其中一小部分，而相当大一部分的流产是胚胎发育异常所致。

怀孕期间做运动，孕妈妈要根据孕周的增长和身体的变化不断调整运动的强度和方式。

孕早期："慢慢"动一动

孕早期，由于胎盘还没有发育成熟，胎儿和妈妈的联系还不够牢靠，孕妈妈运动的方式一定要尽量"慢"，以防宝宝吃不消。如果孕妈妈是个运动达人，怀孕后要适当减缓运动的强度，最好咨询一下医生是否能继续之前的运动方式和强度以及怎样调整。

如果孕妈妈是个运动新手，一定要慢慢来，不要着急。怀孕本身就是一件消耗体力的"内置运动"，孕期妈妈的新陈代谢会比非孕时快，整个孕期孕妈妈的身体都相当于在进行一项低强度的有氧运动。在孕早期，孕妈妈的心跳频率已经增加 20%，心脏每次跳动泵出的血量提高 30% ~ 40%。所以孕早期运动主要以获得良好感觉、适应运动状态、培养运动意识和习惯为主，不要强调运动量，不要做对肌肉和关节要求高的运动。

对于怀孕后刚开始运动的孕妈妈，产科医生通常会建议进行相对轻松的散步、快走等，重点是要坚持下去。建议每周运动三四次，每次十几分钟。

孕中期："孕动"的黄金时期

孕中期，胎盘已经发育完善，能够在一定程度上保护宝宝的安全。同时，孕妈妈也已经适应了怀孕状态，而且经过孕早期的运动习惯培养，已经开始享受运动的乐趣和好处了。一般认为，孕中期是"运动"最佳时期。孕中期与孕早期相比，是运动相对安全期；与孕晚期相比，是身体相对灵活期，运动计划、旅游计划最好抓住这个"黄金"时期。

但是，怀孕期间身体的状态毕竟不同于平时，孕妈妈的运动方式依然要以舒缓为主，动作不要太大、强度不要太高，不要让自己累到，如有不适，立即停止并就医。

孕晚期：运动"减速"

到了孕晚期，尤其是最后一个月，孕妈妈要开始"减速"运动了。宝宝越大，孕妈妈就要越慢，因为宝宝和子宫需要更多的血液，即使在休息的时候，孕妈妈的心脏都在加班加点地辛苦泵血，孕妈妈要减少用于肌肉锻炼的血液。

此外，随着预产期临近，孕妈妈肚子越来越大，重心不稳、行动不便，腿脚可能有浮肿，关节和韧带变得越来越柔弱和松弛，这些因素叠加在一起，都会增加孕妈妈运动的难度和不安全风险。

但是，对于孕期体重超重的孕妈妈，理论上应该要适当增加运动量，具体的情况还要看孕妈妈的整个状态，听取医生的建议。

"孕动"量和强度自己把握

孕期运动必须把握好运动量和运动强度。达到合适的运动量和运动强度，才叫有效运动；否则，无法达到体重管理的作用。通常情况下，孕妈妈制订和开展运动计划时，要遵循以下原则来慢慢达到合适的运动量和强度。对于有特殊情况的孕妈妈需要咨询医生和专业健身教练的建议。

"孕动"原则：不累，以运动后舒适为度

首先，孕妈妈运动要量力而行，关注自己的感受。安全的运动应该让孕妈妈的身体得到锻炼，而宝宝不会感到不舒服。一项运动如果对孕妈妈有难度、费力，那么宝宝也会累，宝宝会不喜欢。孕妈妈处于特殊的生理阶段，身体微微出汗、稍稍气喘、心跳稍微攀升一点，就已经起到锻炼的目的了。孕妈妈运动要量力而行，多注意自己的感受，不要铤而走险，不要轻易挑战高难度。

其次，运动中要测试心率，适时停下来。心率是反应身体健康状态的信号，也是身体运动用力的信号，越健康的身体越能在同样心率下做更多的运动。孕妈妈在运动中将心率控制在每分钟140次比较适宜，可避免宝宝的心率加速。研究表明，运动过程中孕妈妈的心率不超过每分钟150次，不会对胎儿的心率造成影响。建议孕妈妈在整个孕期要用充分的休息来平衡增加的运动量。

最后，多跟医生沟通。每次产检的时候，孕妈妈应该跟医生大致沟通一下自己正在进行的运动计划、运动量，听取医生建议。从生孩子这件事上说，医生比你自己更了解你的身体状况，即使孕妈妈平常就是一个运动达人，但

怀孕往往是人生第一次，而医生每天要接诊十几个甚至几十个孕妈妈，更了解女性在孕期能否承受如此的运动。

运动目标

产科医生希望达到的运动目标是：孕中期以后，孕妈妈的体重增长速度每周不超过 500 克（1 斤），孩子出生体重 3 千克（6 斤）左右；孕妈妈的骨盆区关节、韧带、阴道及其周围肌肉的柔韧性增强，分娩时产妇肌肉有力，阴道扩张顺利。

孩子的出生体重如果能控制在 3 千克左右，孕妈妈有良好的运动习惯，通常分娩都会比较顺利，"瓜熟蒂落"。

推荐运动强度

建议孕妈妈们：每天进行 20 ~ 30 分钟的锻炼，一周七天不间断；坚持不下来这个强度的孕妈妈，至少要每次运动 20 分钟，每周 3 ~ 5 天。

这里所指的孕期运动是那种目的性的、专门留出时间去做的运动，和日常的家务劳动、上下班乘交通工具等不一样。但是，如果怀孕期间孕妈妈也在从事较多又较重的体力劳动的话，就不要再刻意去运动了。

"孕动"注意事项

运动一定要有人陪伴！

孕妈妈运动时一定要有人陪着！不管是简单的散步还是室内健身，孕妈妈身边都要有人陪伴，以确保安全。尤其是那些使用器械的、有动作标准要求的运动方式，一定要有人在旁指导和陪伴。

有人在孕妈妈旁边，除了保障安全，协助孕妈妈正确开展运动之外，陪伴也是一种鼓励和情感沟通。建议准爸爸能够多承担这方面的任务，准爸爸可以借此和孕妈妈还有胎儿多沟通感情，妻子会感到被关心和疼爱，胎儿也能感受到爸爸的呵护。

准爸爸陪同运动的时候，千万要记住自己的职责，搞清楚重点，关键是陪孕妈妈，不要自己练得过于专注而忽略了孕妈妈。陪伴的人要时刻关注孕妈妈的身体状态。

运动前一定要热身

怀孕期间，身体知道要首先满足子宫和宝宝的血液需求，所以，运动时肌肉所需的血液供应需要心血管系统准备更长的时间。孕妈妈在进入运动状态前一定要有5分钟左右的热身准备，结束的时候也要有5分钟的减速缓解动作，不能毫无预警地停止。因为开始运动和结束运动，心血管系统都需要时间适应和调整身体的状态。

及时补充水分和能量

运动会加快排汗和体内水分流失，缺水会使肌肉更容易疲劳，所以孕妈妈在开始运动前应该先喝200毫升水，预先储水，运动结束后再喝200毫升水，及时补水。

孕妈妈不能空腹运动。怀孕期间血糖比较不稳定，而运动会大量消耗血糖，空腹运动容易发生低血糖，所以运动前后除了喝水还应该吃点东西，如苹果、酸奶、黑巧克力、坚果等，以保护孕妈妈和胎儿血糖正常。但请注意，饱餐后不能立即运动。

不要过度刺激关节

当运动力度和强度过大、拉伸和屈曲过度时，会对关节部位产生强烈的刺激。而孕妈妈的骨关节和韧带受松弛素和其他一些孕期激素的影响，比平时脆弱和松弛，连接不够紧密和稳固，尤其是骨盆、后背和膝盖等部位，孕期本来就容易伴有疼痛，不太能承受来自运动的刺激。

保持凉爽，避免感冒

运动过后，孕妈妈要注意避免着凉、感冒。有研究显示，运动后的孕妈妈，发生感冒的风险会增加。孕妈妈运动过程中不要让身体太热，衣服散热性要好；也不要在高温潮湿的天气下进行大量运动；室内运动时室温不要太高也不可过低，还要保持通风。

孕妈妈运动时应该随身带一个毛巾，随时擦汗。此外，如果在健身房运动，最好多带一些湿巾，使用健身器械前可以先清洁一下，让卫生更有保障。

准备合适的运动装

运动时的衣服和裤子应该弹性好、透气性好、宽松，运动起来没有束缚感，汗水容易蒸发掉。

孕期女性乳房再次发育，比较沉重，运动时要穿运动型胸罩。因为运动时乳房会不由自主地摆动，会牵拉胸大肌，穿专业的运动内衣，可以稳定乳房，增加透气性，既可以预防乳房下垂，还能预防胸大肌撕伤，增加运动舒适性。

无论什么运动，最好穿一双摩擦力大、支持性好、稳定性好、减震性能好、舒适的运动鞋，这样不仅能保护关节，还能防滑倒。孕妈妈下肢容易浮肿，鞋子不要太紧，最好是稍微宽松一点的系带运动鞋。不要在硬质地面上跑步，鞋底尤其是鞋跟厚度和软硬度要适中，才能很好地减震。

保持身体平衡，留意周围环境

变大的肚子和增大的乳房使孕妈妈的身体重心有所改变，有时候比较难以保持平衡，尤其是运动的时候，摔倒或拉伤后背的概率比非孕期要高，所以那些需要高度平衡的运动，如滑雪、滑冰，不适合孕妈妈。

很多时候运动本身没什么风险，危险往往在不经意的小疏忽和磕碰上。除了选择安全的运动项目外，运动的环境也要注意。孕妈妈如果选择室外运动，运动场所要尽量选择一些空气好、人流和车流少的地方，以免发生碰撞和意外。如果是室内运动，不论在健身房还是在家里，也要注意周围环境安全，哑铃等运动器械、插线板和桌角凳腿等居家用品要清理好、摆放好，远离专注于运动的孕妈妈，以免绊倒或碰撞。

适宜孕期的运动

散步+快走

这是对孕妈妈来说，最简单、方便、安全的运动。孕妈妈可以先从散步开始，但是慢悠悠地散步，达不到锻炼的目的，孕妈妈要逐渐过渡到快步走，每天坚持走 20 ~ 30 分钟，手臂要同时配合着摆动起来。

孕妈妈有氧操

孕妈妈有氧操是专门针对孕妈妈生理和身体状态设计的运动，不同的孕期阶段有不同的动作和方法。有氧操对于心肺功能的锻炼很有帮助，还有助于缓解孕妈妈腰酸背痛、腿部痉挛和疲劳，也有利于睡眠。一般身体健康的孕妈妈都能做孕妈妈有氧操。

孕期瑜伽

孕期瑜伽最好在专业人士的帮助下练习，以便能规范地完成动作并随着孕周的增加调整动作的强度。瑜伽特别有助于平静心绪、缓解背部不适、增强腿部肌肉力量、恢复产后身材。通常适合孕妈妈的动作有桥式、猫式、树式。桥式有助于消除背部紧张感，猫式有助于增强背部和腹部肌张力，树式有助于增强腿部力量并活动髋关节和骨盆。

孕期游泳

怀孕期间，尤其是孕中晚期，身体越来越沉重，游泳比其他任何运动都能使孕妈妈更放松。而且孕中晚期，身体浮力增大，也使游泳更容易。

游泳有助于缓解孕妈妈情绪、缓解背痛和脚踝浮肿，还有助于改善循环和锻炼骨盆肌肉。与其他运动相比，游泳更适合孕妈妈的原因还有：游泳有助于放松关节，因为水的浮力会减轻膝盖、臀部和后背的负重压力，水的阻力会使动作更柔和，与颠簸的陆地运动相比，不会刺激关节；游泳对呼吸有要求，可以改善呼吸，养成良好的深呼吸节奏，有助于产妇用力分娩。

孕妈妈游泳注意事项：水温 29 ~ 30℃比较适合，不会过热，能够保持凉爽；入水和出水时要穿防滑拖鞋，避免摔倒；不可跳水，入水要缓慢；选择正规的游泳场所，水池的卫生一定要有保障，否则不要游泳；如果在夏天，天气、气温、水温等条件合适，室外游泳池更好，室内泳池潮湿闷热、消毒水气味会比较浓，不适合孕妇；把握好游泳的时间和运动量，不要累着自己，以自己感到舒适为宜；孕妈妈游泳时要有人陪同，这是最重要的。

> ### 🕐 周医生小贴士：孕妈妈的水温
>
> 游泳的水温建议选择恒温的 29 ~ 30℃，这样加上游泳运动产生的热量刚好，会让孕妈妈很舒服，不会闷热。
>
> 孕妈妈洗浴的水温最好维持在 38℃ 左右，稍高于体温即可，而且时间不要超过 15 分钟。水温太热、热气太多，容易使孕妈妈氧气不足而胸闷、眩晕，晕倒在浴室对孕妈妈来说是很危险的。
>
> 如果水温对孕妈妈来说高了，对宝宝来说也同样是高了。孕早期孕妈妈体温太热，如果超过 39℃，对宝宝发育有影响，会提高宝宝出现脊髓缺陷的风险，宝宝的大脑脂肪细胞特别容易受到高温的伤害。

出于安全考虑，有一些运动，孕妈妈不要选择，比如，打篮球、网球、羽毛球、排球、滑雪、潜水、骑马、拳击、跳伞等。这类运动对抗性强，容易发生意外，对宝宝来说颠簸和晃动的幅度太大，宝宝即使被羊水包裹着，也难免会受到影响。潜水运动虽然不会轻易导致孕妈妈受伤，但是潜水很有可能危及宝宝的氧气供给，会对胎儿的肺循环造成影响。

一切运动以安全为上，运动过程中一定要注意避免对腹部造成过度牵拉、震荡、挤压等。

伸展运动

下面这些动作简单又有效，孕妈妈在家里就可以做，它们能够帮助孕妈妈拉伸大腿内侧和骨盆的韧带，增强大腿和腹部的肌肉力量，校准身体姿势，为分娩做好准备。

分腿蹲　两腿大角度分开，避免挤压到腹部，慢慢蹲下去（图11），每天蹲上10次、8次的，每次持续1分钟，可以有效拉伸大腿内侧肌肉和韧带。做家务或者休闲时，孕妈妈可以试着使用这个动作，如蹲着看一会电视、蹲着叠衣服，二胎妈妈也可以蹲着和宝宝玩一会儿，别让大宝宝觉得被妈妈冷落了，每次蹲都保持一小会儿，慢慢延长时间。注意背部要挺直。

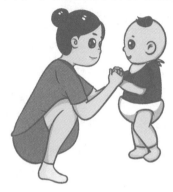

图11　分腿蹲

大角度盘腿坐　每天用这个姿势（图12）阅读、写作或者静坐2~3次，每次10分钟，如果轻松的话再适当延长一些时间，可以帮助拉伸大腿内侧肌肉和韧带。注意两只脚应该一前一后，不要一上一下地压着，膝盖尽量压向地面，背部向上挺直。

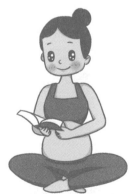

图12　盘腿坐

盘腿拉伸 背靠支撑物，可以是墙、沙发或床头，但最好都是硬质的，然后双腿弯曲、双足相抵，再然后尽量让膝盖接近水平面（图13），可以借助双手用力慢慢下压，但不要强行用力，每次向下一点就是进步。

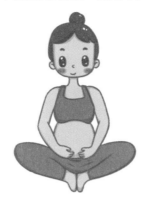

图13 盘腿拉伸

膝胸式 双手和膝盖着地，背部放松，保持水平；背部拱起，收紧腹部和臀部肌肉，低头呼气，保持5秒钟；然后，吸气，背部放松，抬头，骨盆回位（图14）。这个方法除了可以增强腹部肌肉力量、缓解背部疲劳，还可以帮助活动骨盆，改善骨盆倾斜度，有助于孕晚期胎头入盆。

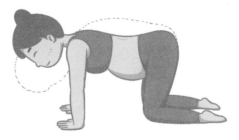

图14 膝胸式

以上几个简单的动作，孕妈妈每天做一做，再加上前面的快走、孕妈妈操、瑜伽或游泳等，基本能把与分娩有关的肌肉、韧带优化到良好状态。

盆底肌训练：缓解小便失禁的尴尬

盆底肌在哪里？盆底肌肉是指封闭骨盆底的肌肉群，这一肌肉群如同一张"吊网"，把尿道、膀胱、阴道、子宫、直肠等紧紧吊住，从而使这些组织器官保持在正常位置，行使正常功能。小便过程中，用力可使小便在中间停下来的就是盆底肌，可使肛门收缩、提紧的也是盆底肌。

怀孕以后，随着胎儿和子宫的不断长大，盆底受到的压力越来越重，盆底肌长期受压，会让肌肉和神经产生损伤、提肛肌活动力变弱。有的孕妈妈在孕中晚期，当腹部用力时，如咳嗽、打喷嚏、大笑时，就会出现漏尿的尴尬和麻烦，严重者还会出现阴道松弛、小腹坠胀，更甚者会有子宫脱垂、盆腔疼痛等问题。经过分娩的拉伸，这种现象会持续到产后且更加严重。

盆底肌训练就是盆底肌肉力量的训练、产道肌肉收缩的运动，可以收缩骨盆肌肉，增强阴道及会阴部肌肉弹性和力量，帮助分娩时有力推送胎儿，加强控尿肌肉的功能，减少漏尿、尿失禁的尴尬，还可以减少分娩时的产道撕裂伤，避免一些可能会出现的盆底结构下垂问题。

盆底肌训练的方法其实很简单，孕妈妈可以尝试小便的过程中间停止三四次，注意要用盆底肌肉，而不要用大腿和下腹部的肌肉帮忙，一开始可能会有点困难，但坚持锻炼会控制得越来越好。熟练之后不仅小便的时候能够练习，等红灯的时候、坐着看电视的时候、睡前躺着的时候，随时随地都可以进行训练。每天4次，每次10～50个收缩和放松回合（熟练之后50个回合），每次收紧的时间保持在5～15秒（熟练后收紧的时间可延长），有漏尿烦恼的孕妈妈几周后就会见到效果。

注意盆底肌训练是有收紧和放松两个阶段的，一收一放为一个回合，不要单强调收紧的阶段，过度收紧练习会紧绷盆底肌肉群，不利于分娩，分娩时需要放松这些紧张的会阴肌肉。

拉玛泽呼吸法：助力分娩

拉玛泽呼吸法是一种专门帮助孕妈妈顺利分娩的运动，传入我国后被许多产科医生重视并在孕产妇中推广，医生通常会建议孕妈妈在孕 7 月的时候开始练习。拉玛泽呼吸法共分为五个阶段，第三到第五阶段，孕妈妈熟知要领即可，不要深入练习，以免引起早产。分娩时，大喊大叫除了消耗体力，没有一点好处，如能有效运用拉玛泽呼吸法，可以分散产妇注意力，帮助产妇减轻分娩疼痛感，增加顺产推力。

第一阶段：胸部呼吸

子宫收缩产生阵痛时，先用鼻子深吸一口气，然后用嘴吐气，如此反复吸气、吐气直到阵痛停止，再恢复正常呼吸。胸部呼吸法是一种容易掌握、不费力且能有效减痛的呼吸方式。此法在子宫每 5 ~ 20 分钟收缩一次，每次收缩 30 ~ 60 秒的时候开始使用。

第二阶段："嘶嘶"轻浅呼吸

完全用嘴呼吸，用嘴吸入一小口空气再用嘴呼出，吸入及呼出的气量应该相等，保持这种轻浅呼吸。保持呼吸的部位是喉咙和嘴，发出"嘶嘶"的声音。此法在子宫每 2 ~ 4 分钟就收缩一次，每次持续 45 ~ 60 秒的时候开始使用。

第三阶段：喘息呼吸

产妇先大呼一口气，将肺部空气全部排出，然后深吸一口气，接着快速做 4 ~ 6 次的短呼气，呼气的时候比"嘶嘶"轻浅式呼吸还要更轻浅。此法在子宫每 60 ~ 90 秒就收缩一次的时候使用。

第四阶段：哈气呼吸

阵痛开始，产妇先深吸一大口气，紧接着短而有力地呼气，呼气时先吐 4 口短气再大大地吐出剩余所有的气，就像用力地吹气球一样。此法在进入第二产程的最后阶段时使用。注意，此阶段的产妇会想用力尽快将宝宝推出，但是要配合助产士的指令，助产士可能会要求产妇暂停用力，给宝宝和阴道一点时间互相适应，以免持续用力过度而撕裂阴道。

第五阶段：憋气用力推

宫颈全开后，产妇要吸满一口气后憋住，下巴前缩、低头，然后用力把肺部空气压向下腹部，完全放松骨盆肌肉。需要换气时，马上把气呼出，同时马上吸满一口气，再继续憋气，用力下推，反复如此直到宝宝娩出。应用此法时宫颈应该已经全开了，胎儿头部已经可见，助产士会要求产妇用力将宝宝娩出，产妇应尽量配合助产士的指令。

进入产房之前，丈夫最好能在一旁帮助孕妈妈进行呼吸运动，提醒孕妈妈宫缩时间和间隔，或提醒孕妈妈呼吸方式，因为有时候孕妈妈一疼起来会忘了怎么呼吸。进入产房之后，孕妈妈听医生或助产士的指令即可。

"孕动"随时随地

运动是一件充满乐趣的事

前面介绍了一些"严肃"的运动，也许对于一些孕妈妈不合适、有难度，现在我们换一个思路。运动应该是一件轻松、充满乐趣的事，千万不要进行有负担的运动，如果一种运动方式让孕妈妈觉得辛苦，就避开它，换一种运动方式。运动不只是枯燥的跑步、平板撑，不必拘泥于健身房。对于孕妈妈来说，跳跳舞、在大自然中漫步、逛逛花园、放风筝都是一种运动，甚至适当地做一些简单的家务，都是一种锻炼。

运动可以是一件随时随地的事

有些运动不必占用完整的、独立的时间。对于怀孕后坚持工作的孕妈妈，运动也不必非等到节假日或下班后。所有活动都可以看作一种运动，无数的零零碎碎的时间都可以用来做运动。

一边工作一边运动　工作时长期站立的孕妈妈可以时不时做几下下蹲的

动作，或者踮起脚尖、弯弯膝盖，有利于缓解腿部压力，改善小腿浮肿和血液循环。工作中需要久坐的孕妈妈，要每小时都站起来活动活动，坐着时可以随时勾勾脚趾，在脚下放一个小凳把脚抬高一点。其实，怀孕了还坚持上班就是一种非常了不起的运动，孕妈妈要注意不要太劳累。

边谈边走动 利用打电话的时间走动走动，不要总是坐着，一边处理商务电话一边来回走动还有利于头脑放松、转换思路、高效处理工作。注意，边打电话边走动的环境要是熟悉的、安全的，千万不要一边赶路一边接打电话。赶路时打电话很可能注意不到周围的交通情况和障碍物，容易出现意外。

等待时多活动 孕妈妈常常遇到的等待就是产检排队，孕妈妈产检的时候最好有人陪同，等待时间长的时候，准爸爸最好替孕妈妈排队，让孕妈妈可以在周围转转。乘公交排队的时候，孕妈妈也不要长时间一动不动地站着，可以一边等一边做一些原地活动，如踮脚尖、原地踏步等。

休闲时多活动 孕妈妈不要老是窝在沙发里一边看电视一边吃零食，看电视的时候可以站起来伸伸胳膊、踢踢腿。听音乐的时候，可以随着音乐舞动身体，不仅愉悦心情，还能活动四肢。

家务变成运动 家务本身就是一种劳动，如擦桌子、刷碗、洗菜等，孕妈妈适当做一些家务，可以顺势伸展关节、强健肌肉，一举两得。但是有些家务比较费体力，如搬运重物等，这种体力消耗大的家务孕妈妈不适合。此外，需要频繁弯腰、踮脚、上举手臂的家务，孕妈妈最好不做。

不要平躺着运动

怀孕4个月之后，变大的子宫会压迫腹腔静脉和主动脉，运动时不宜长时间采用平躺的姿势，否则会影响下腔静脉的回流，降低心排血量，减少脐带血的营养供应，导致子宫供血不良。此外，增大的子宫会压迫横膈，引起迷走神经兴奋和血压下降。

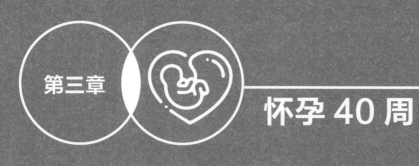

第三章

怀孕 40 周

孕1月

怀孕啦!

医学上将孕期分为40周,4周为1个妊娠月。孕周是从末次月经第1天开始计算,通常孕周比受精时间提前2周。孕1月大约是末次月经第1天到受精卵在子宫着床这段时间,但这个月,大多数孕妈妈不知道自己已经受孕了。

预产期的推算方法

末次月经开始第1天的日期的月份数减3或加9、日期数加7,最终得出的日期就是预产期。此方法是按照月经周期为28天左右计算的。

计算举例1:末次月经开始第1天的日期是2018年6月23日,月经规律且周期是28天,那么预产期的月份为3月(6 - 3 = 3),预产期具体日期是30号(23 + 7 = 30),那么预产期就是2019年3月30日。

计算举例2:末次月经开始第1天的日期是2018年1月30日,月经规律且周期是28天,那么预产期的月份为10月(1 + 9 = 10),预产期具体日期是6号(30 + 7 = 37,得数为28 ~ 31时,视月份规律减掉相应的天数,剩下的数即为日期,但是预产期月份要加1个月),最终算出的预产期为2018年11月6日。

如果月经很不规律,只能请医生算。而对月经稍微有点儿不规律的女性而言,比如,两次月经前后相差三五天的,还是可以按照这个方法估算预产期。因为预产期本身就不是一个准确的概念,只是一个范围。从医学上说,只有5%

左右的宝宝会在预产期这一天"踩点来",比预产期早 3 周或晚 2 周出生的宝宝,再正常不过了,37 ~ 42 周生下宝宝都是足月宝宝。

1 周: 卵子、精子各自安好

此时,称作宝宝真是太早了,卵子、精子还分别在妈妈和爸爸的体内各自发育,妈妈正在经历最后一次月经。备孕女性要记录好月经开始和结束的日期,最后一次月经的时间是推算预产期的依据。

保健要点: 别忘了补充叶酸

整个孕期都要坚持每天补充叶酸 400 微克,现在很多人会选择含有叶酸的复合维生素,会比单纯的叶酸营养更全面一些。叶酸的生理作用、来源、服用量和疗程在前文"饮食营养"部分讲了许多。这里特别提醒一个问题。

意外怀孕,怀孕前没有服用叶酸怎么办?

医生建议孕前服 3 个月叶酸,政府免费提供。那如果没吃叶酸就意外怀孕了,怎么办? 这个不用太紧张,但是,查出怀孕就应该立即吃上,每天按时按量服用,可最大限度地避免神经管发育缺陷。

2 周: 卵子和精子结合

卵子自卵巢排出后可存活 24 ~ 48 小时,找到排卵日并在排卵日前后同房,能有效提高受孕率。本周孕妈妈开始进入排卵期,两三天同房一次可以避免错过排卵。从本周开始,孕妈妈的子宫内膜逐渐开始增厚,为受精卵的着床做准备。

上班族妈妈在备孕期间应该调整工作强度,尤其应尽量避免加班熬夜,同房后避免剧烈运动。

保健要点: 预防贫血

有计划怀孕的女性,不应该存在贫血。女性整个备孕和孕期要注意补铁,有意识地多吃补铁食物，预防贫血。女性容易贫血，孕期更容易贫血，贫血对母婴的影响都很大。即使没有贫血，当孕妈妈血清铁蛋白 < 30 μg/L，医生也会建议补充铁元素。

3 周: 不断变化的受精卵

精子与卵子结合后形成受精卵，此时新生命才算真正萌发了。受精卵的直径只有 0.1 毫米多一点，重量不足 1 毫克。

精子和卵子的受精过程大概需要 24 小时。受精卵一旦形成，宝宝的性别就已经决定了，同时他就已经遗传了爸爸妈妈的基因，具备一些家族特点。受精卵形成后要从输卵管"游"回子宫，在这个过程中，受精卵迅速分裂细胞，形成一个细胞团，医学名称叫作"桑胚体"。

孕 3 周时，受精卵还在输卵管中，孕妈妈还不能感知或测出自己体内精子和卵子是否成功结合。有的孕妈妈会在这个时候就开始尝试各种方法检测是否怀孕，其实这样容易给自己造成心理负担。即使不知道是否受孕，孕妈妈不妨有意识地按照孕妇的标准去生活，比如，检查化妆包并收起可能有害的化妆品；比如，收起高跟鞋、慢慢走、不跑不跳。

保健要点: 注意饮食安全

少吃高糖、高油、高盐食品，不利于控制体重、血糖和血压。

食物做熟吃最安全，少吃生肉（包括半生不熟的肉）。吃没有熟透的肉有感染弓形虫风险。如果吃火锅涮肉，一定要把肉片煮透，蔬菜也要洗净并多煮一会；生食和熟食要使用不同的筷子；多人用餐要用公筷公勺。

冰箱不是保险箱，隔夜菜亚硝酸盐较多，容易滋生细菌，如"大名鼎鼎"的李斯特菌。刚从冰箱里取出的生冷水果和奶制品等，要加热或在常温下放置一会再吃，生冷食物可能会刺激子宫引起收缩，孕晚期尤其要注意。

长期储存、发芽、发绿的薯类，含有毒素——生物碱，孕妈妈要避免食用。豆类食材含有天然毒性成分，一定要熟透再吃。

4 周：受精卵入"宫"

本周的受精卵大小约 2.5 毫米，重量轻如 1 粒小芝麻。

受精卵被输卵管运送到子宫腔之后，会在子宫内膜寻找一个舒服的地方"着床"。受精卵在子宫着床后，孕妈妈才算是正式成功受孕了。子宫就是宝宝未来成长发育最舒适的家。

虽然这时的胎儿只是一个快速分裂的细胞团而已，但他已经可以向妈妈的身体"宣告自己的到来"了，让孕妈妈体内分泌很多 hCG，使子宫内膜更适合自己的发育。子宫内会快速形成一个由毛细血管织成的网，向宝宝输送营养、处理代谢废物。通过血液检测，孕妈妈可以得知：我怀孕啦！

人类的重要器官——大脑和心脏，是胎儿最先和最快发育的器官。心脏发育初期只是一条原始的心管，大脑的发育也是从一条管子开始，就是神经管。受精卵着床后这些变化和发育就开始迅速登场了，一个充满生机的生命开始了他的人生之旅。

孕早期的胎儿比较脆弱，着床也不是很牢固，容易受到外界因素的干扰，孕妈妈此时要照顾好自己，避免接触有毒有害物质，如放射线、高温、铅、汞、苯、砷、农药等，避免密切接触宠物，避免高强度工作、高噪音环境。

敏感的孕妈妈，这周可能会感受到一些变化，但千万别把怀孕的信号当成感冒、发热而随便用药。有的女性在胚胎着床时会有少量出血，可能会误认为是月经要来了。

保健要点：不要滥补维生素

维生素是孕妈妈和宝宝重要的不能缺少的营养，但摄入过量也会有害。在怀孕早期（12 周之前）胎儿尤其容易受到不良因素的影响。过量的维生素 C 有导致流产的风险；过量的维生素 E 可能会使胎儿大脑发育异常；过量的维生素 D 可能会导致宝宝大动脉和牙齿发育异常。孕妈妈食欲不差的话，最好还是从食物中摄取这些维生素。除非有医生的指导，自己不要滥服营养补充剂。

孕2月

"好孕"来了!

受精卵形成之后,孕妈妈体内各种维持孕期状态的激素陆续登场。在激素的作用下,孕妈妈会出现一系列孕期的表现。早期主要表现为晨起恶心干呕、疲惫贪睡、乳房胀痛等。这些变化会使孕妈妈更加意识到自己"真的怀孕了",宝宝在自己身体里孕育呢。

孕吐 恶心、呕吐是普遍的早孕反应,合理安排饮食可以缓解,一般孕吐到12周之后会逐渐减轻。正常的孕吐会影响胃口但不会造成进食困难,注意与妊娠剧吐区分。

嗜睡 时时刻刻打瞌睡,即使晚上睡得很好,孕妈妈还是感觉很困。研究发现等孕早期3个月过去、胎盘完全形成后,孕妇嗜睡的现象会有所减轻,这似乎是"身体为了胎盘的发育在休息"。

乳房胀痛 刚怀孕时,乳房只是类似月经来临前的轻微的胀痛,这个月末(孕7～8周),乳房明显地变大、发胀,乳晕颜色和范围也在加深、变大,乳头变大的同时还敏感易勃起。

情绪波动 怀孕之后,孕妇情绪会变得敏感,容易不安、焦虑和发脾气,这是由于生理和心理两方面原因造成的。生理上,孕妈妈的大脑皮质功能由于受孕期激素的影响会暂时失调。心理上,孕期女性要经历身体和生活上的巨大变化,会感到压力大、焦虑不安。

孕早期(0～11^{+6}周)孕妈妈身材不会有明显变化。因为宝宝还太小了,孕妈妈增重很少,而早孕反应严重的孕妈妈还有可能因为吃不下和呕吐而减重。

5 周：心脏、大脑发育

这个时期的宝宝，长约 4 毫米，重量如 1 粒苹果籽。宝宝的身形看上去像一粒中间内凹的芸豆。

孕 10 周（受精后 8 周）内的宝宝还不能算真正的胎儿，医学上叫作胚胎。胚胎期宝宝细胞的发育大致分为 3 个方向，不同的细胞朝着不同的目的努力生长：其中一组会发育成神经系统、头发和皮肤；另一组会发育成肺和消化系统；最后一组会分化成心血管系统、肾脏、肌肉和骨骼。胚胎期是人体各器官分化发育的时期，大多数先天畸形的胎儿是因为在这个时期的发育出现了问题。

本周细胞的准备工作已经完成，每个成员都在向着各自的目标前进：神经管开始突出形成头部隆起，大脑发育进入第一个阶段，5 ~ 8 周是胎宝宝脑部组织原型形成期；心脏由刚开始的一条管子变成一个球形，开始跳动；面部和肢体幼芽开始显现，肝肾等主要内脏开始生长。胎盘也在和它们一起成长并为它们提供营养。

保健要点：慎用药物

此阶段宝宝容易受药物影响，如果孕妈妈感冒或哪里不舒服，不要随意吃药，应该先咨询医生或药师，如在不知情的情况下服用了药物，为了消除担忧最好让医生综合评判后再决定是否继续妊娠，过度担心无益。

确认妊娠检查：抽血测 hCG 水平

医院确认怀孕的方式是检查血液中的 hCG 水平和孕酮（孕激素）水平，这两种激素在不同的孕周要达到一定水平才能维持妊娠状态。这两项检查需要抽取静脉血，检查结果不受进食的影响，孕妈妈不需要空腹。

孕5周虽然可以确认是否怀孕，但还不能确认受精卵着床的部位，即不能排除宫外孕，所以医生会要求孕妈妈在孕6～8周的时候，接受一次B超检查，确认是否为宫内妊娠，排除宫外孕等危险情况。

⏰ 周医生小贴士：尽早确定建档医院

确认怀孕，尤其在确认是宫内妊娠之后，孕妈妈和准爸爸就应该考虑在哪家医院做产检和分娩了。选择产检医院，除了评估医院的技术水平、床位和环境之外，应该离家近一些。整个孕期需要进行10次左右产检，高危妊娠还要酌情增加次数，医院离家近一些可以减轻孕妈妈路程辛苦，分娩后，家人照顾起来也方便。

建档（怀孕期间的体检档案）时间最好不要超过孕13周，太晚会影响产检的进行和信息的完整性。建档就是孕妈妈在这个医院开一个"户头"存储自己整个怀孕过程的信息。建档后的孕妈妈会领到一个小册子，上面有每次产检的时间、项目、孕期常识和注意事项等。

不同地区、不同医院建档的流程和所需的资料会有所不同，孕妈妈和准爸爸应该提前咨询医院，做到心中有数。一般建档所需的资料有：必要的检查结果单、夫妻双方的身份证、户口本、社区医院办理的"母子健康手册"等。

6周："海马"宝宝

宝宝约7毫米长，重量大概等同一颗蓝莓。

宝宝的身体轮廓成形了（图15），整个样子像"小海马"：胳膊、腿的主干长得有点像鱼鳍，手脚还没发育出来；细小的骨头形成脊柱，还带着"小尾巴"；头弯向胸部，头部重量占了很大比例，大脑在快速发育；心脏开始跳动，每分钟 110 ~ 160 次，约是成人的 2 倍。

宝宝的细节也开始慢慢萌发，面部器官的位置开始显现，鼻子和眼睛的雏形现在看就是一个"小黑点"。孕 5 ~ 6 周起，宝宝的乳牙胚开始发育。孕 6 ~ 10 周，是口腔腭部发育的关键时期。

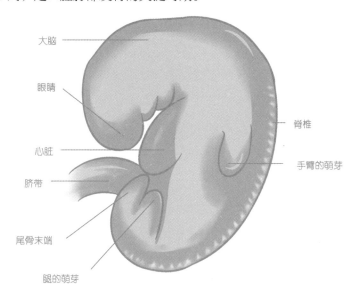

大脑

眼睛

心脏

脐带

尾骨末端

腿的萌芽

脊椎

手臂的萌芽

图 15　胎儿 6 周

保健要点：补碘

宝宝最先发育的就是大脑和心脏，孕早期是胎儿大脑发育比较关键的时期。碘和甲状腺激素对脑细胞的发育和增殖有决定性的作用，孕早期是宝宝一生中补碘的最佳、最有效时期。所以补碘要尽早进行，而且要维持至哺乳期结束。建议孕妈妈食用碘盐的同时还要每周吃一两次含碘丰富的食物，如海带、紫菜、海蜇、蛤蜊、海鱼等。

产检：B 超排除异位妊娠

B 超检查是产检非常重要、安全、有效的一种手段。在怀孕 6 ~ 8 周时，孕妈妈应该进行一次 B 超检查。此时行 B 超检查应该能看到胎囊、胎芽、胎心的影像。这次 B 超检查目的是排除异位妊娠，核定孕周以推算预产期，确认是否为活胎及胎儿的数目，查看子宫附件，评估是否存在孕期高危因素等。

为什么在孕6~8周检查?

因为胎囊形成在妊娠三四十天、胎芽形成在妊娠四五十天、胎心形成最晚在妊娠五六十天，太早检查可能查不到胎心，不利于判定是否为正常妊娠；而如果检查得太晚，没有及时发现宫外孕等问题，孕妈妈会有危险。

⏰ 周医生小贴士：产检安排概述

产检的频率会随着孕期的发展逐渐频繁，孕 28 周前（1 个妊娠月是 4 周），大约每 4 周产检 1 次，孕 28 ~ 36 周每 2 周产检 1 次，孕 36 ~ 40 周每周产检 1 次。一个健康的孕妈妈在整个孕期要接受大概 10 次左右连续的产检，发现异常的孕妈妈会视情况增加产检次数。

每次产检都是有意义的，对检测宝宝和孕妈妈健康非常重要，孕妈妈要重视，尤其是评估妊娠期高危因素、唐氏筛查、排畸检查、妊娠期糖尿病筛查和临近预产期的产检，孕妈妈不能错过。

B 超检查是产检非常重要、安全、有效的一种手段。整个孕期，健康的孕妈妈要进行 4 次针对胎儿的 B 超检查。除了这次确认宫内妊娠的 B 超，还有颈部透明层（NT）检查和 2 次排畸检查。

7周: 小娃娃头很大

本周宝宝大概长到 1 厘米左右；重量约 4 克，如 1 粒小樱桃。

宝宝发育得很快，本周心脏已经分为左右两个心室。宝宝的头很大，可能会占到整个胎体的一半。四肢又长大一些，上肢比下肢发育快一点，手指的小芽会先于脚丫出现。面部器官发育得越来越好，眼睛、鼻子、嘴、耳朵的"小黑点"非常明显，但仍然不那么立体，更像一个个的"小坑"。

此外，本周重要的进步还有：宝宝的呼吸道开始发育，脾、胃和食道等内脏器官也开始发育。

保健要点：每天摄入至少130克碳水化合物

孕吐严重的妈妈不要对进餐有心理压力，不要拒绝饮食，适当的饮食方法可以缓解孕吐。更重要的一点：即使孕吐，孕妈妈每天也要至少保证130克碳水化合物的摄入，否则有低血糖或者酮症酸中毒的危险，对母婴都非常不利。此外，孕吐后孕妈妈应该及时漱口，保持口腔卫生，以免引发或加重牙周问题。这个时期孕妈妈体重不增反降也是有可能的，不必过于担心。

8周：小人儿初具模样

宝宝身长约1.4厘米；重量约6克，差不多是一颗桂圆的重量。

孕8～20周，宝宝开始加速度发育，每分钟有百万个新细胞产生。心脏强有力、快速地跳动着。脚从腿的末端分化出来，显露出脚趾的嫩芽，胳膊和小手发育得更长、手指可辨，肘关节弯曲出现。

宝宝的五官更加精致和立体，小鼻尖从一个敞开的"小坑"上慢慢挺起来；耳朵也正在从内陷的"小坑"处慢慢凸出来；眼睑折痕逐渐发育，两眼之间的距离还有点大，但小眼睛已经包含了晶状体、虹膜、角膜和视网膜。

此时的宝宝大部分内脏的雏形已经发育完成，但还有待进一步成熟。身体的皮肤薄透如纸，血管清晰可见。宝宝头还是很大，接近身体的1/2，低垂着，脊椎弯着，像驼背的小老头儿。宝宝的"小尾巴"在本周消失得差不多了，小人儿越来越像模像样。

保健要点：预防湿疹

一些孕妈妈由于激素的变化和汗液的浸渍，在乳房下方或者腹股沟等皮肤褶皱处容易出现湿疹，湿疹最典型的症状是瘙痒，为了避免抓伤感染，可以用清水清洗皮肤后外用炉甘石洗剂止痒。在无医生或药师的指导下不建议随意服用抗过敏药。

孕3月

孕味初显

怀孕早期3个月是流产高发期，主要是因为这个时候胎盘尚未完全形成，发育不够完善，宝宝和妈妈的联系不牢固。这个月结束意味着胎盘发育已趋近完善，宝宝已经牢固地在子宫安家了。这个月后很多孕妈妈的早孕呕吐反应会逐渐减轻，疲劳嗜睡的现象也有所好转。

但由于子宫开始慢慢变大，可能会出现一些新的问题，比如，腹胀、腹部发紧、腹部抽痛以及尿频等。

9周："小尾巴"不见了

宝宝长2.4厘米左右；重量约10克，相当于1颗葡萄。

如果上周脊柱末端的"小尾巴"没有完全消失，那么本周应该已经无影无踪了（图16）；小小肾脏开始产生尿液并排尿了；脚趾形成，腕、肘和膝关节都出现了，四肢在不时游动，只是妈妈还要等上几个月才能感受到；面部五官正在细致地发育；大脑继续飞速发育，研究认为每分钟约有10万个神经细胞产生。

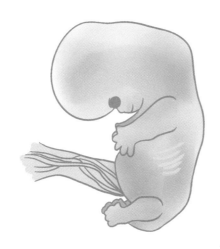

图 16　胎儿 9 周

10 周：宝宝抬头挺背

宝宝长约 4 厘米；重约 13 克，与 1 个小金橘的重量差不多。

宝宝之前垂向胸前的头抬起来一些、小了一些（图 17），前额现在高高地在头部上端凸出着，看上去比"寿星公"的额头还夸张，不过随后会慢慢缩回。

宝宝的身体变直了一些，体内器官基本都已成形，只是还没有足够成熟、功能还不完善，心脏已经分成完整的 4 个腔。

肩、肘、腕、膝、脚踝等关节都已清晰可见，宝宝四肢和躯干的运动越来越频繁，但妈妈还是感觉不到。

面部五官越发精致，可以分清鼻子和鼻孔、嘴和嘴唇，两只眼睛的距离不像之前分隔得那么远，正在逐渐向脸部中央靠近。

有的宝宝通过超声已经可以初辨性别，因为外生殖器官已初步显现了。如果是男宝宝，他的睾丸已经开始产生睾酮了，如果是女宝宝，她开始出现阴蒂、形成卵巢了。

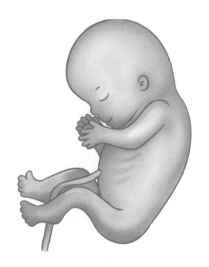

图 17　胎儿 10 周

11 周："胚胎" 到 "胎儿" 的飞跃

宝宝身长约 6 厘米，差不多是妈妈大拇指或小手指那么长，就像拇指姑娘一般；宝宝重约 15 克，相当于 1 颗小草莓。

自妊娠 11 周（受精第 9 周）开始，医学上把宝宝正式称为"胎儿"，宝宝进入生长、成熟时期。维持生命的器官如肝脏、肾脏、肠、大脑、呼吸系统、泌尿系统都已经开始运转、工作。

宝宝骨骼系统发育加快，骨骼慢慢变硬、肢体逐渐变长，他的小动作也更加有力和频繁，他开始会吸吮自己的拇指或脚趾了。

五官中发育较慢的耳朵正在努力发育、逐渐成形。

宝宝身体的"细枝末节"正在完善，手指甲和头发开始成长。

12 周: 胎盘发育完善

宝宝身长约 9 厘米，顶臀长约 6 ~ 7 厘米；宝宝重约 20 克，一个荸荠那么重。

最初一个针尖大小的受精卵，经过十多周的发育，变化是惊人的。此时，胎盘的发育相当完善，能够不断给宝宝提供营养、处理代谢废弃物，同时令宝宝和妈妈的联系越加牢固。流产高发期已经过去，宝宝和妈妈从此进入相对安全期。

宝宝的头部大小与身体的比例关系慢慢变得协调（图 18），头部在变小，身体其他部位的发展变化明显提速。

主要器官、组织、系统都在不断地精细化发展中，逐渐变得更成熟完善并陆续开始工作，如肝脏应该可以分泌胆汁和制造血细胞了。

未来几个月直到出生，宝宝的主要任务就是吸收营养、茁壮成长，所以妈妈一定要摄取充足的营养。

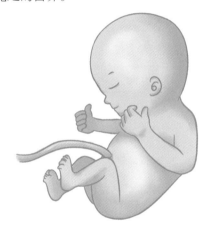

图 18　胎儿 12 周

产检：NT 超声检查

孕 11～14 周，要测量胎儿颈部透明层（NT）的厚度，孕妈妈要进行超声检查，结合孕妈妈年龄和实验室检查，评估胎儿染色体异常的风险。通过超声还要再次核定孕周，推算预产期。此外，本次产检会进行一次较全面的检查，评估孕妈妈的妊娠期高危因素。检查项目通常有：血常规、尿常规、空腹血糖、肝功能、肾功能、乙型肝炎病毒表面抗原、梅毒螺旋体、HIV 筛查、甲状腺功能、心电图等。这些检查能够帮助医生评估孕妈妈的妊娠状态和妊娠期高危因素。

绒毛活检

简称"绒穿"，此项检查针对高危人群，如果孕早期高度怀疑胎儿染色体异常，或者既往有与染色体异常有关的不良妊娠史，此时可以做绒毛活检。NT 检查异常者，也可以考虑做绒穿进一步诊断。绒毛活检（妊娠 10 ~ 14 周进行）就是在超生引导下进行穿刺术，取出胎盘内的绒毛组织进行细胞培养、分子遗传学或生化遗传学检查，以诊断染色体或基因是否携带遗传疾病，以早期确定是否要继续妊娠。需要提醒的是，此项检查属于侵入式检查，带有一定的风险。

> ### 🕐 周医生小贴士：空腹采血，携带小零食
>
> 产检时常要采血，有时孕妈妈需要空腹。建议产检前随身携带一些优质小零食，如牛奶、饼干、面包等，空腹项目检查完之后要及时补充能量。
>
> 产检时要穿方便穿脱的服装和鞋袜，衣物最好穿上下分体的。
>
> 孕妈妈如果有很多问题要问，可以列一个问题清单，避免见到医生时一紧张而忘了。

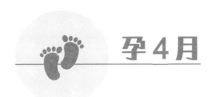

妈妈宝宝进入安全期

早孕反应慢慢消失后，孕妈妈身体会舒适很多，胃口会好很多，子宫内宝宝身体发育也变快。本月开始，孕妈妈和宝宝进入安全期，孕妈妈可以安排一些活动，如轻松的旅游，但是记得不要太累，孕期没有绝对的安全期，只是相对安全期。

子宫上升到脐耻之间 妊娠 16 周后，子宫会明显增大，进入腹腔，宫底大概上升到耻骨和肚脐中间的位置，没有衣服遮蔽的时候，孕妈妈的小腹隆起很明显。

体重明显增加 到孕 4 月末，孕妈妈体重大概会比孕前增加 2 千克，子宫约 250 克，羊水约 250 毫升。孕妈妈增加的体重里面，除了宝宝和子宫内容物的重量之外，还有乳房增大的重量。乳房的变化，除了增大、肿胀，乳晕会加深、乳头会变硬，乳头上可能长出白色小颗粒，这是乳腺管在为日后的泌乳做准备。

皮肤变化 怀孕期间，皮肤会在不知不觉中发生一些变化。孕期激素变化会使皮肤色素沉积，长出黄褐斑等，而孕期血容量的增加会使面部皮肤显得红润，所以有些孕妈妈可能会某一天忽然发现自己的皮肤好像变差了，而有些孕妈妈会觉得自己面色好像更有光泽了。

头发浓密 怀孕期间，由于生长期毛囊增多、皮脂分泌旺盛，孕妈妈会觉得自己的头发越来越浓密和变硬。这对头发稀少、干性发质的孕妈妈来说是一件好事，头发变多而且不那么干涩了。但油性发质的孕妈妈可能需要较频繁地洗头。至于"孕期一定要剪头发，头发会和胎儿抢营养"的言论，完全是没有科学依据的。头发不会抢胎儿的营养，要不要剪头发完全看孕妈妈心情。

13周：指纹等"小细节"在完善

宝宝身长可能有10厘米了。20颗乳牙的牙根开始在牙龈下面发育，声带开始发育，细小的指纹也开始形成。视觉功能在本周也已经开始萌发，但宝宝还不会睁开眼睛。虽然耳朵要到24周才可以发育好，但听觉在耳朵长好前已经在发育。

此时，宝宝的代谢能力已经基本形成，能够产生激素、吸收营养、过滤废物；骨髓可以制造白细胞了，白细胞具有抵抗感染的功能。

进入孕4月，胎儿越来越结实，对外界不良刺激的敏感度下降、抵抗力增强。

14周：男宝女宝都是小天使

宝宝头部在慢慢变小，头部和身材比例越发正常和协调了。不过宝宝还有点"大头儿子"的样子，脑的重量在不断增加。宝宝此时能够产生大脑冲动，会使用面部肌肉做许多表情了，会皱眉、做鬼脸，还能运动眼球。

宝宝的腹壁开始增厚，具备了一定的防御能力，可以保护内脏。肝脏的功能在不断成熟，脾脏开始产生血红细胞。

本周开始小家伙的生殖器会开始出现明显的区别，若是女宝宝，她的卵巢里面已经包含卵泡。无论男宝或女宝，他们都是爸爸妈妈的小天使。

保健要点：补水

由于这个月开始孕妈妈的子宫变大越来越快，加上肾脏代谢增加、血容量增加等因素，孕妈妈会明显感觉总想上厕所，提醒孕妈妈不要因此而减少饮水，反而要注意补水。同时为了减少夜间上厕所的次数，饮水安排要有章法，如白天多喝水，临睡前少喝水。

15 周：宝宝打嗝

本周宝宝可能有一个鸡蛋重了。这个阶段他最大的进步是会打嗝了，但孕妈妈感觉不到。宝宝的肺正在不断发育中，打嗝和吞咽羊水对宝宝来说是锻炼肺部呼吸的良好方式。大部分准妈妈会在孕 28 周后能感受到宝宝打嗝的反应，感觉可能会有点像心跳，但细心感觉，它和心跳是不一样的，和胎动也不一样。宝宝每次打嗝通常会持续 2 ~ 5 分钟，在此期间约两三秒嗝一下，比较有规律。

宝宝在持续对自己的细节进行精致地描画，本周他的眉毛等绒毛开始发育；腿长开始超过臂长，比例逐渐变得协调；品尝美味的味蕾也开始发育了。

保健要点：补钙

不管是哪种营养素，适量最好。我国《中国居民膳食指南·2016》推荐孕期女性钙的摄入量为：孕 1 ~ 3 个月每日 800 毫克，孕 4 ~ 6 个月每日 1000 毫克，孕 7 ~ 9 个月每日 1200 毫克。

通常这个需求量仅通过饮食是无法满足的，所以到了孕中期，医生会建议孕妈妈每天要额外补充 500 ~ 600 毫克钙剂。但是有些孕妈妈认为补钙多了会造成宝宝头骨过硬进而不能顺利通过产道，因而对补钙不够积极，甚至不听医嘱随意减量。

事实上，正确补钙不会造成胎儿头骨过硬，也不会因此导致不能顺产。胎儿的头骨是有缝隙的，顺产时产道的压力能够使宝宝相邻的头骨边缘部分重叠、"缩小"，以便顺利产出，与颅骨的软硬关系不大。

16周: 听觉萌发

宝宝身长约16厘米,顶臀长约12厘米,体重约110克,约1根香蕉的重量。

宝宝耳朵基本接近最终的位置和形状,听觉的发育越来越好,他能听到妈妈的心跳声、血液流动声及肠鸣声,甚至已经能听到子宫外爸爸妈妈对他的赞美和呼唤。

宝宝的头更加直立一些,手脚更灵活。腿变得更有力,不时踢动,闲不住的小手会抓玩脐带。

保健要点: 增加蛋白质摄入

孕中期,宝宝的发育加快,孕妈妈要记得适量增加蛋白质的摄入,每天增加15克。富含优质蛋白质的食物有禽畜瘦肉、鱼虾、大豆及其制品等。

产检: 唐氏综合征的筛查和诊断

孕15 ~ 20周的产检,除了基础项目检查之外,重要的是进行唐氏筛查。唐氏筛查全称是唐氏综合征筛查,唐氏综合征又叫作"21三体综合征""先天愚型"。唐氏儿是一种偶发性的严重的先天性疾病,发现唐氏患儿,通常医生会建议终止妊娠。唐氏儿具有严重的智力障碍,生活不能自理,并伴有复杂的心血管疾病。目前还没有有效的预防方法,只能是早期发现,尽可能减少唐氏儿的出生。

唐氏综合征的筛查方法很多,每一种方法都有它的适应证和禁忌证及优缺点。

唐氏综合征的筛查

胎儿非整倍体血清学筛查,简称"唐筛",通过抽取孕妈妈的外周血进行分析，是一种安全的普筛方式，没有创伤，价格低廉，能筛查 21 三体、18 三体、13 三体和部分性染色体异常及神经管缺陷。但是唐筛的准确率为 55% ~ 70%，筛查结果不等于确诊，如果筛查结果提示高风险，就需要进一步的检查，如无创 DNA 检查或羊膜腔穿刺；而结果提示低风险，也不代表胎儿 100% 正常。另外，唐筛对孕周有严格要求，一般在孕 15 ~ 20 周进行，如果错过了检测的最佳孕周，需要听取医生的建议选择其他筛查方法。唐筛对高龄孕产妇的意义不大，高龄孕产妇属于高危人群，不做唐筛，需要直接考虑其他方法。

无创 DNA 产前检测（non-invasive prenatal testing, NIPT）

通过采集、提取孕妈妈外周血液中游离的胎儿 DNA，分析胎儿患三倍体染色体疾病的风险率。该方法的优势是：与"羊膜腔穿刺"相比，NIPT 抽取静脉血即可；检测的孕周范围很大，在孕 12 ~ 23 周均可进行；对唐氏儿的检测准确性大于 99%，对 18 三体、13 三体检测的准确率也高达 95%。NIPT 是有介入性产前诊断禁忌证（先兆流产、感染、发热等）但"唐筛"结果临界高风险的孕妈妈的最佳选择。但是，除了针对三倍体的分析，NIPT 对其他染色体的数目异常及结构异常的诊断没有那么精准。同时，它也有一些禁忌证和适用范围，具体是否适合做 NIPT 还是应该听取产前诊断医生的建议。当该检查结果为阳性时，仍然要进行羊膜腔穿刺以确诊。

羊膜腔穿刺术

简称羊穿，通过羊膜腔行穿刺术获取胎儿细胞，对细胞进行培养和染色体核型分析。它是目前胎儿染色体疾病产前检查的"金标准"，能够检测出所有的染色体数目异常和大片段的染色体结构异常。唐氏儿发生概率会随着孕妈妈生育年龄的增加而增加，对于 35 岁及以上的孕产妇，医生通常会省略唐筛，建议直接进行羊穿。羊穿的主要风险是它属于介入性的检查，需要刺破羊膜、抽取羊水，有一定概率的风险，但发生风险的概率不足 1%；另外，受某些因素影响，羊穿不能确保 100% 成功。

⏰ 周医生小贴士：哪些孕妈妈要做羊穿？

除了唐筛结果提示高风险的孕妈妈需要进行羊穿外，高龄孕产妇通常要通过羊穿才能确诊"唐氏儿"。

有过不良孕产史的孕妈妈（分娩过染色体异常的孩子）、本身带有一些特殊疾病或家族中有过特殊病史的孕妈妈需要进行羊穿。

超声检查提示胎儿异常的情况下，如胎儿脑室增宽、胎儿肾盂增宽、胎儿心室的强回声点、胎儿的股骨长偏短等，如果出现其中两项到三项及以上，医生也会建议进行羊穿。

孕 5 月

舒适的孕中期

孕期过半，孕 5 月末，孕妈妈体重比非孕时大约增长 3.4 千克，子宫约上升到与肚脐平齐的高度，宫高 16 ~ 20 厘米，羊水约 400 克，乳房各增加 180 克左右。

胎动　大多数孕妈妈会在 18 周左右感受到胎动，不过这时胎儿的运动力度还不是很大，跟胀气、饿肚子的感觉也有点相似，可能会被忽略。其实孕 7 ~ 8 周时，胎宝宝就已经开始活动了，只是宝宝太小，孕妈妈感觉不到。一般来说，胎动会在早晨、晚上和进餐后比较活跃。胎动是孕晚期观察宝宝宫内健康状况的一个重要方面。但此时，孕妈妈还不必过于关注胎动的次数。

腰腹部的负担　怀孕中期，孕妈妈腹部凸出越来越明显，骨盆慢慢往前倾，重心慢慢前移，腰背部负担逐渐加重，腰腹部的不适比较明显。此时，孕妈妈偶尔还会出现半夜腿抽筋等情况。

享受孕中期　如果孕妈妈有什么旅游计划，放在孕 16 ~ 28 周是最合适的，因为这个阶段孕妈妈肚子还没有大到影响活动，而好的心情也是缓解和转移孕期不适的有效方法，享受孕中期吧。

17 周: 心跳, 你听到了吗?

令人惊喜的是，本周开始，借助听诊器，准爸爸和孕妈妈能够听到宝宝的心跳了。宝宝心跳每分钟 110 ~ 160 次，胎动的时候通常会快一些。如果在没有胎动的情况下，宝宝的胎心超过上述范围或跳动不规则，爸爸妈妈要注意观察、及时就医。

另一个重要的进步是，宝宝的骨骼硬度增加、关节更加灵活。虽然宝宝现在的骨骼还只是软骨，但保护骨骼的卵磷脂正在慢慢地覆盖骨骼，宝宝是有能力在妈妈肚子里站起来的。他的头可以上下左右调转方向。

宝宝从现在开始越来越调皮，喜欢做各种小动作，尤其喜欢把脐带当作玩具，一会紧握一会放松。紧握脐带时氧气输送会减少，但是不用担心宝宝会因此缺氧，宝宝不会"自虐"的，在感到不舒服时他会放手。

宝宝的眼睛和耳朵已经完全移到正常的位置了。宝宝的皮肤依然薄得透明，能看见皮下血管，但是皮下脂肪开始一点一点地堆积了。

18 周: 胎动, 你感受到了吗?

有很多妈妈以为出现胎动以前，宝宝都是老老实实在肚子里睡大觉的。其实，宝宝一直都很淘气，所有部位在发育到一定程度后，就会积极地开展运作、活动、锻炼，只是妈妈感觉不到而已。但是本周，宝宝可能会给爸爸妈妈一个天大的惊喜，大部分孕妈妈到了这周都能够感受到宝宝的胎动。

此外，本周宝宝脖子的轮廓分明，手指尖和脚趾尖的肉垫已长出，肠道功能越来越完善。女宝宝的阴道、子宫、输卵管都已经长成。

19 周: 宝宝的"新衣"和五感

宝宝此阶段的"体重"可能有半斤了吧，跟一个苹果差不多。

本周宝宝会自制"新衣"保护自己的皮肤，他的腺体会分泌一种黏稠的白色的油脂，这是"胎脂"，能够帮助他避免长期接触羊水的皮肤被腐蚀，油脂润滑还能帮助他减少经过妈妈产道时的阻力。

宝宝的感觉器官进入发育关键期，控制触觉、味觉、嗅觉、视觉和听觉的神经细胞正在分化，大脑的命令已经能够传达到部分感觉神经了，再过几周，宝宝的触觉、听觉、视觉会有很大的进步。

另外，此时宝宝身体各部分的比例基本形成，腿部与身体其他器官从此开始成比例地增长。

保健要点：预防便秘和痔疮

孕妈妈容易发生便秘和痔疮，应加强预防。饮食上要注意适量摄入膳食纤维，生活中要培养一个良好的如厕习惯。

20 周：脑细胞迅速增殖期

宝宝身长约 25 厘米，顶臀长约 16 厘米。宝宝重量约 320 克，相当于 1 个大橙子的重量。

宝宝身体的基本结构和比例都已经形成，本周之后，宝宝的生长速度趋于平稳。他的脸比较接近他出生时的样子了，眉毛已经成形，头发越来越多。

本周起，宝宝的大脑进入第二个发育阶段"脑细胞迅速增殖期"，脑细胞迅速增殖分化，体积开始增加，脑细胞树突分支增加，突触开始结合。宝宝的大脑皮层结构正在逐渐形成，沟回增多，宝宝会越来越聪明。

随着骨骼的不断成熟，此阶段宝宝的运动能力堪比新生儿，胎动频繁，在今后的 10 周左右，宝宝会享受翻滚、旋转、伸胳膊、踢腿的乐趣，不断冲击子宫壁，直到身体长大到撑满子宫。活动空间变得局促之时，他会相对安静一些，妈妈肚子里的小空间不够他玩耍了，他需要外界更宽广的世界，他开始为娩出努力发育。

保健要点：多摄入优质脂肪

胎儿大脑的 60% 是脂肪，孕妈妈要多摄入优质脂肪，多吃鱼，尤其是安全的深海鱼，是帮助宝宝大脑发育的聪明之举。海鱼中含有丰富的 Omega-3 脂肪酸，Omega-3 中的 DHA 和 EPA 对于大脑就如同钙对骨骼一样重要。

产检：超声第一次排畸

孕 20～24 周医生会给孕妈妈开出"胎儿系统超声筛查"的检查单，此时的超声检查非常重要，可排除胎儿先天畸形和可致死的结构异常。

第一次排畸检查为什么安排在20~24周？

孕妈妈在整个孕期会进行不止一次的排畸检查，第一次排畸检查之所以安排在此时，首先是因为这个阶段宝宝身体的基本结构都已经发育成形了；其次是因为此时宝宝大小适中而宫内羊水较多、胎儿容易变换姿势和体位，便于超声医生找到合适的角度进行观察。

第一次排畸检查最晚不能超过 28 周。我国母婴保护法规定，孕 28 周后胎儿为有生机儿，非充分理由不能轻易终止妊娠。另外，孕 28 周之后胎儿不好变换体位，不利于医生全面观察胎儿。超声排畸检查是尽早发现胎儿发育过程中的严重畸形（如单腔心、严重开放性脊柱裂、无脑儿、严重脑膨出等）的有效和重要检查。

二维超声是排畸检查的主要手段

排畸 B 超都是二维的，所谓的四维超声只是在超声基础上有个动态影像。不要以为四比二大，四维超声就比二维超声更精准，其实恰恰相反，医生不会把四维超声作为诊断依据，二维超声才是超声技术筛查畸形的主要技术手段、排畸检查的主要诊断依据。四维超声不是筛查胎儿畸形的常规、必要检查。而且，目前四维超声对胎儿的安全性和影响还存在争议。

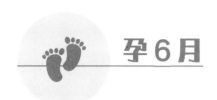

孕 6 月

频繁的胎动，幸福的感觉

到孕 6 月末，也就是妊娠第 24 周，孕妈妈体重要增加 5.1 千克左右，羊水约 500 毫升，差不多是一瓶普通装的矿泉水那么多，宫高达到肚脐上 1 ~ 2 横指，一些孕妈妈的肚脐由内陷慢慢变平或向外凸出。

孕妈妈要习惯慢动作 此时孕妈妈已经看不出哪里是腰、哪里是肚子了，体态看起来像个笨拙但可爱的企鹅，坐下或站立时有些吃力。子宫增大和上升会压迫肺部，使孕妈妈稍稍运动就气喘。孕妈妈所有动作都要慢慢的，类似电影里的慢动作。

孕期不适，甜蜜的负担 静脉曲张、腿抽筋，从孕中期开始会逐渐给孕妈妈造成不便和不适。子宫对膀胱的压迫会使孕妈妈偶尔发生少量尿液流到内裤上的小尴尬。妊娠高血压和妊娠糖尿病等话题也可能会让孕妈妈不时感到紧张。但是每次听到医生说"宝宝一切正常"时，每次感受到宝宝在身体内成长时，所有辛苦都值得了。

一家三口的乐趣——胎动 怀孕第 6 ~ 7 个月，妈妈会感到胎动越来越活跃，而且不仅自己能感受到，准爸爸也能看到、摸到。肚皮因宝宝的踢打和拳击一会这里鼓起、一会那里鼓起。夜晚，孕妈妈和准爸爸依偎在一起看宝宝胎动表演，是非常温馨幸福的时刻。

21 周: 触觉、听觉、视觉飞跃式进步

宝宝的手指甲基本长到指尖了，嘴唇也长好了，皮肤更厚实一些了，但还是能看见皮下的血管。现在宝宝的触感应该是滑溜溜的，因为白色的胎脂已经覆盖了他的全身。

宝宝的触觉进一步发育，宝宝的动作越来越细小和灵活，当妈妈抚摸腹部时，胎儿醒着的话就会有所感觉并做出回应。宝宝的听觉在不断进步，他中耳的听小骨及鼓室的发育初步完成。

这个阶段，宝宝的眼睛已经完全形成，不过虹膜可能还没有颜色（虹膜的颜色决定眼睛的颜色），视网膜还需要进一步成熟。视觉发育是个漫长的过程，妊娠 26 ~ 28 周开始，胎儿会对光出现反应，对形象及色彩的视觉出生后才逐渐形成。

保健要点: 多吃促视力食物

此时是视力发育重要阶段，可以多食用富含维生素 A、维生素 C、维生素 E 和维生素 B_6 的食物。动物肝脏、深海鱼、奶制品、鸡蛋、橙黄色和绿色蔬菜等富含维生素 A。蔬菜、水果中维生素 C 和维生素 E 的含量都很丰富。

22 周: 宝宝的乳牙和恒牙

宝宝身长约 27 厘米，顶臀长约 18 厘米。宝宝重量约 450 克，马上就要突破 1 斤了，有 1 个火龙果那么重。

宝宝的骨骼已经很结实，骨关节慢慢发育完善。宝宝乳牙牙尖基本形成，恒牙胚也开始在乳牙胚的深部开始发育。胎儿的乳牙胚在妊娠第 6 周左右就开始发育了，宝宝出生时，20 颗乳牙的牙冠几乎全部形成并钙化，出生后 6 个月左右，宝宝会萌出第一颗乳牙。

他的皮肤看上去还是皱巴巴的，像个小老头儿，因为皮下脂肪积累得还不够。产生激素的重要器官胰腺在逐渐发育完善中。

保健要点：加强妊娠期高血压综合征预防意识和措施

妊娠期高血压患者常发病于怀孕 20 周之后，尤其好发于孕 32 周左右，有五大症状表现：血压升高、水肿、蛋白尿、眼底发生变化、抽搐甚至昏迷。妊娠期高血压往往发病越早病情越重，所以更需要尽早发现，尽早治疗。孕妈妈日常饮食要少盐低脂，要对自己水肿、眼睛等方面的不适重视起来，定期自测血压，定期进行尿常规检测，遵医嘱认真产检。

23 周：忽闪忽闪的睫毛

宝宝忽闪忽闪的睫毛开始发育了，当然出生后，宝宝的睫毛还会进一步发展。宝宝眼部所有结构现在已经是该有的都有了，眼睑大约已经完全形成，视网膜进一步发育，对光的感受能力又有所加强。其他感官功能也在不断完善和成熟中。

宝宝的皮肤还是红红的、皱皱的、半透明的，但是越来越好看了。现在的宝宝看上去就是一个微型的新生儿的模样了。

在宝宝体内，肺部组织和血管继续不断发育，肺正常工作之前，输送氧气的任务由胎盘和脐带承担。

24 周：发育较晚的肺部

宝宝身长约 30 厘米，顶臀长约 21 厘米。宝宝重量约 630 克，相当于 1 个小椰子。

宝宝在努力长胖、长壮，努力更标致、更帅气、比例更匀称。宝宝体内，发育成熟较晚的肺器官正在努力发展，"呼吸树"和肺部细胞持续发育中。此时出生的宝宝可有呼吸，但生存能力极差。

虽然宝宝的听力已经发展到具备一定能力，但五官上耳朵也是成熟较晚的，孕 24 ~ 26 周内耳才发育成熟，内耳的形成会使听力更健全，在宫内能听到一些声音。宝宝有喜欢的声音，也有讨厌的声音，当听到他不喜欢的噪音时，如电钻声、汽车鸣笛声，他会躁动不安以示抗议。

保健要点：孕晚期心肺负荷大

宝宝在努力发育，孕妈妈的肺部和心脏也在努力工作。即将进入孕晚期，宝宝和妈妈都需要更多的血液提供氧气和养分。孕晚期，孕妈妈心血管系统的血量要比孕前增加 45%，心脏要更辛苦地泵血。孕妈妈的肺部像心脏一样，也在加班加点地吸入氧气，孕妈妈在为两个人呼吸，活动稍微过多就会觉得呼吸加快。

缓解心脏和肺部的压力，孕妈妈要注意休息，劳逸结合。动作要慢慢的，尤其改变姿势的时候动作不要太快。坐着的时候身体要直，不要低头含胸，这样可以帮助心肺舒展。

产检：妊娠期糖尿病筛查

孕 24 ~ 28 周，常规检查之外，要进行的重点项目是"糖筛"。此"糖筛"非彼"唐筛"，此糖筛即妊娠期糖尿病的筛查，即人们常说的 75 克葡萄糖耐量试验。

为什么在孕24~28周进行"糖筛"？

因为这个期间胎儿生长快、胎盘分泌功能进入旺盛状态，最容易暴露糖尿病的"迹象"。每项产检的时间安排都是有科学依据的，孕妈妈应该尽量遵照医生的嘱咐和产检手册的提示认真做产检，在相应的孕周做相应的检查，在建议的孕周范围内选择时间进行检查，不要错过"黄金时间"。因为一旦错过这个最佳时间、错过诊断，会耽误治疗时机。

75克葡萄糖耐量试验

该检查要查孕妈妈 3 个时间点血糖的水平。

第1管血　检查前孕妈妈要先空腹8小时，抽血查空腹血糖。

第2管血　5分钟内喝完1份葡萄糖水（75克葡萄糖溶于300毫升水中），从喝第一口开始计时，1小时时抽取第2管血。

第3管血　抽完第2管血后，不要吃喝，距喝完葡萄糖水的第2小时再抽一次静脉血。

检测3个不同时间的血糖值，血糖值空腹5.1 mmol/L、1小时10.0 mmol/L、2小时8.5 mmol/L，是区分正常人与妊娠期糖尿病患者的标准。如果孕妈妈任何一个时间点的血糖值达到或超过相应的值，即可确诊为妊娠期糖尿病。

注意：孕妈妈不能因为检测糖耐量而控制饮食，这样会影响检测结果，耽误治疗；检测时采血的时间要尽量把握准确，严格按照医护人员的嘱咐进行；三管血全部采集完成前不能吃东西也不能再喝水。

孕28周之后，孕妈妈进入孕晚期，产检频率会增加。孕28～36周，大约每2周产检1次。血糖、血压异常或者糖妈妈、妊娠期高血压的孕妈妈，在孕晚期可能会有一些额外的检查项目和更频繁的产检安排。

孕7月

享受带"球"跑的感觉

第7个月月底，也就是孕28周末，孕妈妈的体重要比孕前增加6.8千克左右；羊水大概有700毫升；子宫有足球那么大，甚至更大一些；宫高达到肚脐上3横指的位置，越来越接近肋骨边缘，胸闷气短的感觉会越来越明显。

7月幸福 大多数孕妈妈在怀孕第7个月的感觉都比较好、比较轻松。这种轻松当然不是说身体轻松，身体只会随着月份越来越重。这种轻松是说孕妈妈情感上的轻松和满足，孕妈妈现在已经习惯了怀孕的状态，能熟练应对孕期的小尴尬、小问题。相比之下，身体里宝宝不断传递出来的生命力令孕妈妈感到更加欣慰、幸福、愉悦和坚强。宝宝已经从偶尔的踢、打学会了伸展，从外面能看到他的小拳头在妈妈肚皮上画弧线。很多孕妈妈表示这个孕月会从心底里欣赏自己富有曲线美的身体，双手会不自觉地想触摸这个"半球"。

曲线美 孕7月到8月是拍摄孕妈妈照的好时机，这个时候，肚子够大、曲线够美，而身体也不至于太笨重。拍照时注意不要劳累，不要追求高难度动作和姿势。

控制孕晚期体重 怀孕第28周后孕妈妈开始进入孕晚期，医学上称为围产期。围产期是指怀孕满28周（胎儿体重达到或超过1160克）至产后1周这段时期。此期间有任何不适都要重视。孕晚期是胎儿生长最迅速、营养储存最多的阶段，也是孕妈妈代谢和组织增长的最高峰，孕妈妈要充足摄入营养，但也要控制好体重。

25 周：大脑进入另一个发育高峰期

宝宝全身皮肤逐渐覆盖上细细的绒毛，宝宝也越来越丰满有肉了，正在渐渐摆脱皱皱的样子。

本周宝宝可能会第一次尝试睁开眼睛，虽然子宫里黑乎乎的啥都看不见，但是他还是喜欢不时地睁开眼睛看看自己的这个小房子。

宝宝的味蕾这时已经基本形成，宝宝似乎天生喜欢甜的味道，妈妈吃甜品的时候，有的宝宝就会用胎动来告诉妈妈"我很喜欢，我很开心"。但是孕妈妈注意，饮食上不要过多摄入糖分。

保健要点：适量增加优质蛋白质摄入

孕晚期，孕妈妈对蛋白质的需求又有所增加，比非孕时每天增加 30 克，孕妈妈每天要保证摄入蛋白质 80 ~ 100 克，其中动物性蛋白质至少要占 1/3。

26 周：感受白天和黑夜

宝宝在努力囤积脂肪，头发越长越浓密。宝宝的脊髓更坚韧，弯曲身体、抓玩小脚等动作驾轻就熟。

宝宝的听力和视觉发育得愈加完善，对声音越来越敏感，26 ~ 28 孕周，宝宝的眼睛能够趋向光源，通过明暗分辨白天和黑夜了。宝宝对外界刺激的反应也越来越明显，胎动频繁。

宝宝的肺还在一点一点地发育、进步、完善，此时他在很努力地以吞咽和呼出羊水的方式完善他的呼吸功能。

这周，男宝宝的睾丸开始下降，进入阴囊。

保健要点：腕管综合征

有大约 1/4 的孕妈妈在怀孕中后期，会发生手部刺痛的体验，这种疼痛类似于针刺感或灼痛感，同时可能会伴随手腕疼痛或肩膀痛，这种情况被称为"腕管综合征"。它是由于孕期多余的液体积聚在手腕处的髓鞘里造成的，当手腕过度活动或用力时就会导致刺痛。适当按摩可以缓解腕管综合征。

27 周: 萌发嗅觉

一般新生儿的体重大约 3 ~ 3.5 千克（6 ~ 7 斤），大约是宝宝此时体重的 3 倍。本周开始，宝宝的身体已经长到差不多能触碰子宫壁，宝宝体重增长开始变快，出生前要完成现在体重 3 倍的增长。皮下脂肪会迅速累积，皮肤会慢慢被撑起来，不再发皱。脂肪的储备对宝宝有极其重要的意义，它是宝宝离开妈妈子宫后适应较低温度的必备组织，还为宝宝提供出生后头几天所需的部分能量。

研究认为，27 周左右胎儿的嗅觉会开始萌发，对母乳的寻找本能在此时已经具备。

此外，本周开始，胎儿基本有了原始的睡眠周期，是孕妈妈和宝宝一起培养良好睡眠习惯的好时机。

28 周: 胎宝宝会做梦

宝宝身长约 35 厘米，顶臀长约 25 厘米。宝宝重约 1000 克，有 1 个哈密瓜那么重。

宝宝越长越胖、越长越大，差不多填满子宫了。

此时宝宝的大脑结构已经相当复杂，脑活动十分活跃，已经开始会做梦，梦里可能会笑、会眨眼睛。

虽然宝宝的肺还没有完全发育成熟，但已经具备呼吸氧气供养自己的能力，以现在的医疗手段和技术，如果宝宝此时出生，存活率较高。

保健要点：“胎梦”不要紧张

宝宝会做梦了，妈妈也同样在孕期做着各种各样的梦。比起宝宝的美梦，妈妈的梦可能多是那种比较令她紧张和不安的梦。由于孕期不适和对宝宝健康的担忧，孕妈妈的梦里常常是一些“宝宝丢了”之类的情节，使孕妈妈原本不安的睡眠更加不安稳。对于孕期那些奇怪的“胎梦”，不管好的坏的，孕妈妈都不要太在意，那只是梦，只是说明孕妈妈精神太紧张了，应该尽可能放松。

孕8月

孕晚期需要休息

第8个月月底称重，孕妈妈要比非孕期增重8.5千克左右，宫底大约上升到肚脐和剑突连线中点处，羊水32周之后达到最高峰1000～1500毫升。此时孕妈妈的肚子高高隆起，孕妈妈低头时可能已经看不到脚尖了。

不远走、待在家　这个月开始，孕妈妈要把更多的心思放在宝宝身上，应该尽量不出远门，在家待着，这时更要关注自己的状态和周围环境的安全性。孕妈妈坐、立、走、躺都要小心，要找到舒服的姿势并不断变换姿势，不要久坐或长时间站立，休息时尽量不要平躺，孕妈妈适合左侧卧。孕妈妈应该把宝宝出生后的用品准备妥当，通常孕妈妈一得知怀孕就忍不住开始购买和准备宝宝用品了。建议孕妈妈不要准备太多小衣服，因为宝宝长得很快，往往一件衣服穿不了几次就不能穿了。

少食多餐　此时子宫底已经上升到横膈膜处，对胃的压迫越来越明显，孕妈妈吃点东西就会产生饱腹感，但是不一会就饿了，建议孕妈妈少食多餐，安排好膳食，保证营养均衡。

数胎动　28周后开始，宝宝的胎动会开始变少，但是会更有规律。进入孕晚期，孕妈妈要一直坚持数胎动，只要宝宝胎动正常，孕妈妈就安心等待宝宝出生就好，不必担忧，不要多想，其他事交给产检医生。

少量初乳　本月孕妈妈的身体比思维更知道宝宝的需求，孕妈妈的乳房在为宝宝出生后的哺乳积极准备，在催乳素的作用下有的孕妈妈会发现乳房开始分泌少量初乳了。

29 周: 宝宝 "偷懒", 胎动减少

多数孕妈妈在孕 16 ~ 18 周开始感受到胎动, 孕 26 周前后宝宝胎动最活跃。随着神经系统发育的不断完善, 胎动会变得有规律, 通常在孕 29 周前后胎动次数会有所减少, 同时会更加有规律和有力量。一般建议孕妈妈在孕 28 周以后, 要坚持规律数胎动, 以判断宝宝是否有异常情况。

当发现胎动过多时, 孕妈妈先不要慌, 休息一会儿后再数一下胎动, 如胎动仍然频繁应该去医院, 如休息后胎动恢复正常可在家暂时观察。

当宝宝开始规律性的胎动之后, 相比于胎动增多, 胎动异常减少更应该提高警惕。比如, 平时都会胎动的时刻, 某天突然不动了、动的特别少, 最好去医院检查一下。当然这种情况发生的概率很小, 孕妈妈千万不要自己吓自己。但一定要有这方面的警惕意识。

自从感觉到胎动开始, 很多孕妈妈就非常注意胎动, 虽说这有利于观察宝宝活动的习惯, 但是过早数胎动是没有意义的。首先, 胎动是随着神经系统发育的不断完善才规律的, 而孕中期时开始的胎动是不规律的, 过早数胎动没有意义, 还会影响孕妈妈的判断, 引起孕妈妈的焦虑不安。其次, 在我国孕 28 周后的胎儿称为有生机儿, 孕 28 周前, 即使胎儿胎动异常, 由于此时胎儿存活率低, 非特殊情况一般不做医疗干预。

保健要点: 数胎动

体位 孕妈妈应采取侧卧或半卧斜靠位, 这种体位时宝宝的胎动会更明显。

时间 通常孕 28 周后宝宝的胎动是有规律的, 孕妈妈在宝宝每天活动的规律时间数胎动就好, 每天 3 次, 早中晚各选一个时间进行。

正常的胎动次数 正常的胎动应该 ≥ 3 次 / 小时（或每 2 小时 6 次）。注意, 有时候宝宝能持续动很久, 这只能算作 1 次胎动, 孕妈妈不要误以为

是胎动过于频繁而纠结；停下来 5 分钟之后宝宝再动才视为另一次胎动。

30 周: 基本具备脱离母体生存的能力

孕 30 周，胎儿进入第三个脑发育阶段"脑细胞成长活跃期"，他的脑部神经系统正在飞速地发育，神经元形成更复杂的网状结构，宝宝的大脑能完成更加复杂的工作。

宝宝在子宫里多是头向下倒立的姿势，这是他在为出生做准备。但此时还没有形成固定的胎位，有时宝宝还会头朝上。

此时，宝宝已经具备了脱离母体的绝大部分生存能力，所有器官都在运转，但是马力不足。除非不得已需要提早离开妈妈，否则宝宝很有必要继续待在母体里，宝宝还需要两个月的时间来完善自己，满 37 周（足月）后出生的宝宝对外部环境的适应能力才会达到最佳。那时宝宝的皮下脂肪、骨骼、肌肉和肺部等组织和器官能够在母体外环境中顺利地继续发育直到完善。人体的骨骼直到出生后十八九岁都在不断地发育。

产检: 第二次超声排畸

30 周左右，孕妈妈将进行第二次超声排畸检查，此次 B 超的目的一个是再次筛查胎儿是否在生长发育过程中出现新的畸形，另一个是评价胎儿生长是否与孕周相符，如果发现明显的胎儿偏小需要进一步寻找原因。

B 超检查要关注宝宝头围、腹围、身长、腿长，还要关注羊水指数、胎盘位置、脐带血流指数等与宝宝相关的宫内情况。这些情况与孕晚期宝宝的发育密切相关，也会影响分娩的时机和结果。

检测数值与标准有些微偏差时，孕妈妈也不要过分紧张，宝宝的姿势、位置和检测仪器、医生的操作方式，都可能会引起一些测量的误差。

31 周: 视力发育过程

宝宝越来越接近新生儿的样子，身长增长减慢而体重增长变快，皮下脂肪更加丰富，消化系统发育得更好，躯体和四肢继续生长，与头部的比例越来越协调。

宝宝视力的发育是一个缓缓的过程，他在胎儿时期会形成视力的基础，然后出生后直到 18 岁左右，眼球及其视功能都在不断地发育和完善。初生宝宝的视力发育是不完善的，宝宝的眼睛是看不清东西的，只能感受物体的轮廓，对色彩也不敏感，最初只能分辨黑白色，而且只能看见 20 ~ 30 厘米处的人和物。

保健要点: 别因水肿而拒绝喝水

孕晚期孕妈妈身体浮肿情况越来越严重，但不要因此限制水分的摄入，妈妈和宝宝都需要充足的水分。孕期水肿的知识将在第四章的"水肿"部分详细阐述。

32 周: 芝麻变西瓜

宝宝身长约 40 厘米，顶臀长约 28 厘米。重量约 1700 克，有 1 个小西瓜那么重。

宝宝从之前芝麻大小的细胞团变成一个西瓜啦!

宝宝头部骨骼发育得更硬一点了，能够更好地保护脑内部组织，同时内部组织每时每刻都在不断发育，此时胎儿 90% ~ 95% 的时间在睡觉。

体内各个脏器和组织在妈妈体内每度过一天就离完美、完善更进一步，他的胃肠功能和发育最迟的肺功能也渐渐发育成熟，胃肠能分泌消化液、产生胎粪了，肺已具备较好的呼吸能力。

本周胎儿的生殖器官完全发育成熟，大部分男宝宝的睾丸已经从腹腔下降到阴囊，但有的宝宝的睾丸可能在出生后才会进入阴囊;女宝宝的大小阴唇明显，左右紧贴。

孕9月

分娩准备

第9个月底，孕妈妈大概增重10.1千克。宫高到达顶峰，子宫底大约在剑突下2横指的位置。羊水量在32～36周时最多，有1000～1500毫升，随后会逐渐减少。

胎头下降　在孕9月，宝宝也在积极为脱离子宫做准备，除了努力发育，宝宝会不断调整自己的姿势和位置。虽然不是百分之百，但这个月末，大多数宝宝是头向下的姿势并逐渐下沉。胎头下降后准妈妈会感觉肋骨和内脏器官压力有所减轻，呼吸和胃部变得轻松一些，但是压力下沉会使孕妈妈腹股沟和腿部感到沉重或疼痛，膀胱受到压迫会加重尿意。

身体沉重　孕妈妈身体也在为分娩做积极的准备，全身关节和韧带更加松弛，不规则宫缩可能会出现。孕妈妈的负担越来越重，也希望和宝宝快点见面，但是孕妈妈应该尽量让宝宝在子宫内待到足月。最好的分娩时机是孕37～41周，由宝宝自己发起。

体重增长快　出生前七八周往往是宝宝猛增体重的时候，统计数据显示，这七八周增长的体重大约是出生时体重的30%～50%。本阶段孕妈妈大约以每周0.5千克的速度增加体重，增加重量的一半会长在胎儿身上。但胎儿体重太大不利于分娩，孕妈妈还需要继续控制体重在适宜的范围内，进而保持胎儿体重在合理的范围内。

33 周: 胎头向下

大部分宝宝此时胎头是向下的。头位不仅是出生的最佳姿势，同时这个姿势有利于血液更多地滋养宝宝正在发育的脑部。

胎儿的头部骨骼一直在不断发育，但一直到出生后较长一段时间，宝宝的头骨还是比较软的，并且每块头骨之间都有空隙，没有完全闭合。这种结构有伸缩性，有利于他顺利通过狭窄的产道。

34 周: 肚皮上出现"小脚丫"

本周宝宝重量可能达到 4 斤了。

最理想的情况是宝宝在妈妈肚子里足月（37 周）后再出生，但是有些宝宝会着急出来看世界。不过，在 34 周后出生的早产儿（37 周前出生的胎儿属于早产儿），通常存活概率很高。也就是说，剩下几周的发育任务也可以在妈妈体外借助某些医疗手段完成。

孕妈妈此时的子宫壁和腹壁已经变得非常薄，胎儿胎动时，妈妈的肚皮上能够明显看到凸起，那是宝宝的小手或者小脚丫。本阶段宝宝每小时胎动 3 ～ 5 次。

产检: 高危孕妈妈密切产检

孕 34 ～ 36 周，孕妈妈需要再次复查血常规、凝血常规、肝肾功能、梅毒、HIV 等检测。

进入孕晚期后的每一次产检都很重要，孕 28 ～ 36 周，通常医生会要求孕妈妈每 2 周到医院进行一次常规检查，严密监测孕妈妈和宝宝的健康状态，以便及时发现异常、及时应对异常，确保宝宝在宫内的安全。

对于一些高危孕妈妈，孕晚期会增加一些检查或提前进行一些检查，如心脏情况异常的孕妈妈需要做心电图复查以评估其心脏负荷情况；有的孕妈妈孕 32 ～ 34 周后就开始电子胎心监护；妊娠期肝内胆汁淤积症高发病率地区的孕妈妈，在孕 32 ～ 34 周要进行肝功能、血清胆汁酸检测。

孕妈妈心脏负担情况检查

孕晚期孕妈妈血容量增加明显，孕 32 ～ 34 周孕妈妈心脏的负荷达到最大，有的孕妈妈在分娩时可能会诱发心脏功能不全或衰竭。了解孕妈妈心脏负担情况要进行心电图检查。如果孕妈妈被告知"窦性心律不齐"时，不必担心，这是最常见的一个心脏"小失误"，可视其为一种正常生理现象，不必治疗。其他情况及应对方法，相信你的产检医生都会告诉你，孕妈妈尽量放轻松，配合就好。

35 周: 宝宝越来越漂亮

覆盖胎儿全身的绒毛和胎脂开始逐渐脱落，宝宝的皮肤越来越漂亮，孕妈妈和准爸爸完全可以按照一个新生儿的样子去想象宝宝。

孕晚期最后这两个月孕妈妈要耐心、安心地待在家，准爸爸也尽量不要出远门或出差。这个阶段，应该把待产包早早准备好，做到能拎包就走，随时应对突发分娩。待产包的物品准备可参考第六章的"随时准备送老婆去医院分娩"。

36 周: 从头到脚武装好

宝宝身长约 45 厘米，顶臀长约 32 厘米。重量约 2500 克。

从头发到脚趾甲，宝宝已经把自己装备的相当有战斗力，虽然神经系统和免疫系统还不够成熟，但宝宝身体的绝大部分器官已发育完成且发挥功能。

在妈妈肚子里仅剩下 4 周左右的时间，宝宝还会继续积累脂肪和增长体重。本周结束，宝宝就是足月儿了。

保健要点：预防胎膜早破

正常情况下，胎膜破裂发生在分娩过程中，大多在宫口开全时。如果在进入产程前胎膜破裂，就是胎膜早破。外力因素之外，导致胎膜早破的原因通常主要有压力过大（羊水过多、多胎妊娠等）、胎膜发育不良、宫颈内口松弛等。建议有高危风险的孕妈妈在孕晚期要积极听取医生的建议，预防胎膜早破。

产检：胎心监护

健康的孕妈妈，在孕 36 周后开始每周进行胎心监护。

胎心监护

其实每次产检都会用多普勒测试胎心率，进入孕晚期后医生会尤其重视监测胎心的情况和宝宝的胎动情况。健康宝宝的胎心应该是每分钟110 ~ 160 次、胎动有规律。如果一切正常，通常是从 36 周起，每周做一次胎心监护。如果是"糖妈妈"或者有高血压的孕妈妈，胎心监护会更早列入常规检查项目。胎心监护是有效评估宝宝在宫内安危的重要监测方法，此方法简单、无痛。

阴道B族链球菌检查

孕 36 ~ 37 周，合并有糖尿病，或者前次妊娠出生的新生儿有 B 族链球菌（GBS）感染的孕妈妈，有必要进行阴道 B 族链球菌的检查，这是引发新生儿败血症、脑膜炎等严重感染性疾病的一个重要病原菌。

孕10月

迎接宝宝到来

最后一个月，孕妈妈理想的增重范围是 11.5 ~ 16 千克。由于胎头下降，子宫底位置比孕 9 月略有下降，其高度与孕 8 月末时差不多。

兴奋与期待　本周孕妈妈应该是既兴奋、激动又紧张、害怕的，但是大部分孕妈妈还是兴奋、期待的情绪占主导，对宝宝的期待和爱战胜了对分娩痛的恐惧。紧张的孕妈妈要尽量放松，吃好、睡好、适量活动，其他的交给医生。准爸爸在最后的一个月，一定要多陪在孕妈妈身边，准备应对随时会到来的分娩，安排好陪护人员。

真假宫缩　了解宫缩（假宫缩和真宫缩）和分娩过程，可以帮助孕妈妈准确判断自己的分娩情况，减少对分娩的恐惧。孕晚期会发生较频繁的假宫缩且越来越频繁，误导孕妈妈以为自己要生了。规律宫缩是判断临产的一个重要信号，但假宫缩不是，它并不规律。临近预产期，孕妈妈的子宫和阴道会变得更加柔软，阴道分泌物较多。当发生有规律的宫缩、分泌物成茶色或红色时，很可能就是要分娩了，要尽快去医院。

🕐 周医生小贴士：假宫缩

宫缩竟然有真假之分？是的！

真宫缩（正式临产的宫缩）刚开始时大约每隔 10 分钟一次，然后逐渐频繁，间隔时间变短而每次持续时间变长，很有规律。

　　孕晚期，尤其是最后一个月，由于子宫下段受到宝宝胎头下降的牵拉刺激，会频繁产生一种假性宫缩。这种假宫缩不规律（间隔时间和持续时间长短不一）、无痛或有轻微疼痛（有时强有时弱）、腹部紧绷发硬，随着预产期的临近越发趋向频繁，会让孕妈妈觉得自己发生宫缩了，误以为自己要生了。但其实，之所以称之为假性宫缩是因为它不会促使分娩，不是分娩的信号。

　　假宫缩有点像是子宫真正宫缩前的热身运动和彩排，孕妈妈应该对真假宫缩有所了解，学习怎么分辨假宫缩和真正的宫缩，以免火急火燎赶到医院后却被医生告知回家再等等。

　　假宫缩和真正的宫缩最典型的区别就是前者没有规律，后者很规律；前者力量弱或者没有疼痛感，通过休息可以缓解，而后者持续时间越来越长且疼痛感强烈。

37 周：宝宝足月啦！

　　本周开始，宝宝已经是足月儿。此时出生，也许比预产期的日子早了些，但不会被贴上早产儿的标签。预产期并不是宝宝是否足月的判断标准，预产期本来就不是一个十分准确的概念，它只是对分娩日期的预估。医学上认为37 周以后出生的宝宝都是足月儿，而真正在预产期这一天出生的宝宝很少，大约只有 5%。

　　宝宝的皮肤更加光滑，因为胎儿身上的绒毛和胎脂已基本消失不见，它们和其他一些分泌物会被胎儿随着羊水吞进肚里，变成黑绿色、墨绿色的胎便。胎便在宝宝出生后一两天内会排出体外。

　　本周根据胎儿的胎位和孕妈妈的状态，医生会进行分娩方式的初步评估。

保健要点：待产室里多活动

重力是分娩的最佳帮手，在医生准许的条件下，在待产室内适当的活动，如站起来走走，可加速产程进展。分娩时产妇体力消耗大，会很累，不能坚持走动或宫缩疼痛时，应该在陪产人员的帮助下尝试更多不同的体位或姿势，如蹲姿、跪姿、坐姿、侧躺等。多走走、不断变换姿势会比一直仰面躺着更有助于宫口扩张和缓解疼痛。

> ### 🕐 周医生小贴士：顺产还是剖宫产
>
> 临近预产期，顺产还是剖宫产是孕妈妈很关注的问题，也是产科医生经常被问的问题。条件合适的时候，医生会鼓励孕妈妈顺产。影响孕妈妈分娩方式的因素是多方面的，医生主要考虑的因素有两方面：一方面要看孕妈妈的产力、产道、精神状态，以及是否合并妊娠并发症；另一方面要看宝宝的胎位、重量等。当孕妈妈妊娠37周前后，产科医生会对孕妈妈孕期的整个过程和分娩方式做一次全面评估。
>
> **产力** 是指把胎儿推出子宫的那股力量，最主要的就是子宫收缩的力量。此外，腹肌和盆底肌肉的力量也参与其中。
>
> **产道** 就是胎儿娩出时通过的通道，包括孕妈妈骨产道和由子宫下段、宫颈、阴道、骨盆底软组织构成的软产道，评估的时候医生更看重骨盆情况。若无明显的骨盆狭窄或头盆不称（即胎头比骨盆大，胎头无法顺利下降到骨盆）以及阴道试产的禁忌条件，原则上医生都会充分鼓励产妇阴道试产。
>
> **精神状况** 孕妈妈的精神因素也很重要，孕妈妈对分娩是充满信心还是忧虑害怕，会影响产力。有些时候产前各项评估都很理想，但由于产妇精神状态不佳、宫缩乏力，就是生不出来，阴道试产后不得不转为剖宫产。
>
> **孕期并发症** 如果孕妈妈本身有一些不利于分娩的疾病或者合并有妊娠并发症，有可能需要剖宫产。
>
> **胎儿** 主要考虑胎儿胎位和体重大小。头位之外的胎位，都有需要剖宫产的可能，尤其是臀位。孕期医生会一再对孕妈妈强调控制好自身和胎

儿的体重，因为胎儿太大不利于顺产。如果头盆不称，需要剖宫产。

顺转剖二茬罪，值不值得？

没有明显剖宫产指征时，医生会鼓励产妇尝试顺产。正常情况下 80% ~ 90% 的孕妈妈都具备阴道分娩的能力，关键是要有信心、有耐心，顺产转剖宫产发生的概率还是比较低的。但分娩如同闯关，顺产过程中任何一个因素出现状况，就有要转为剖宫产的风险，这就是大家担心的"顺转剖"，受二茬罪。

整个产程中，医生都会严密监测产妇的生命体征、一般情况、胎心、宫缩、宫口扩张及先露位置的变化，如出现危及母胎安全的异常因素（产程停滞、子宫收缩乏力且经干预后无效、脐带脱垂、胎盘早剥、胎心异常等），为确保母儿安全，往往需要立刻转剖宫产。

有些妈妈经历顺转剖的过程后，后悔当初没有直接行剖宫产，而受了"二茬罪"。其实，即便是经阴道试产没有成功，但在经阴道试产过程中，宫缩的挤压对于宝宝的神经系统发育和肺部发育是非常有好处的，这个罪不白受。

第一胎剖宫产，第二胎能顺产吗？

以前，第一胎剖宫产，第二胎也只能继续剖宫产。但是以现在的医疗技术和个人身体素质，即使第一胎剖宫产，第二胎也有顺产的可能！剖宫产史不是再次剖宫产的绝对指征。经历剖宫产的妈妈们不必过于担心这个问题。当然，个体情况需要医生对产妇进行评估。

产检：监测胎儿宫内情况，评估分娩条件

从孕 37 周开始，孕期已经进入最后一个月，孕妈妈每周要到医院检查，以便医生了解胎儿的宫内情况，检测、评估孕妈妈的分娩状态和分娩方式，为随时可能到来的分娩做好准备。孕 37 ~ 41 周每次的重点检查项目是：每

周 1 次的胎心监护和超声检查。

超声检查主要是评估胎儿的生长发育情况、羊水情况、胎盘成熟度、胎位、脐动脉收缩期峰值和舒张末期流速之比（S/D 比值）等。

对孕妈妈分娩状态的评估，除了考虑胎儿的因素之外，医生会重点关注以下几个方面。

子宫颈检查

通过宫颈软硬度、宫颈管长度、子宫口的位置、宫颈容受度、先露的位置等几项评分来判断宫颈成熟度，只有宫颈成熟了才能顺利顺产。孕 37 周，宝宝足月后，通常会做这项检查，这是临产前重要的检查项目之一，有利于了解和预测临产时间，有利于选择更合适的分娩方式。常用的方法是腹部 B 超和内诊检查法。内诊检查，医生会用手指探查孕妈妈的宫颈，可能会有一些不适，也可能会引起轻微出血，不过不用太过担心，不会影响到胎儿，孕妈妈只需尽量放松。

骨盆内诊

产道由子宫、子宫颈、阴道等软产道和骨盆骨产道组成。其中骨盆是产道的重要部分，是顺产宝宝出生时的必经之路，骨盆的情况是判断孕妈妈能否自然分娩的依据之一，分娩是否顺利与骨盆的大小和形态关系紧密。骨盆有两个口，一个是入口，一个是出口。入口过小，宝宝胎头无法下降，通常需要剖宫产。出口过小，虽然宝宝胎头能正常下降，但也有无法顺利娩出的危险。医生会结合情况，如胎儿大小、宫缩力度等，选择合适的分娩方式。骨盆内诊通常在孕 37 周进行，方法是医生用手进入阴道或肛门触摸骨盆，孕妈妈会有轻微的不舒服或疼痛感。

胎盘成熟度

胎盘的生命也是有周期的，有从萌发到成熟、从成熟到老化的过程。按照成熟度，胎盘可分成 0、1、2、3 级。进入孕晚期后，有的医院会在 B 超报告单上标明胎盘分级，有的医院则不会。因为这项检测的准确性与操作医生的技术水平和经验有很大关系，不准确的提示会给孕妈妈造成不必要的焦虑，而检测结果也不能作为提早进行医疗干预的依据。正常情况下，胎盘的发育程度会与胎儿的发育成熟度一致。通常，28 周前胎盘多为 0 级或 1 级，37 周前后胎盘多为 1 级或 2 级，40 周时胎盘多为 2 级或 3 级。2 级表示胎盘已经成熟，3 级表示胎盘成熟有点过头了，有老化倾向。老化胎盘主要是指胎盘上血管的老化，对宝宝输送营养的功能会下降。通常在宝宝足月出生时胎盘为 2 级或 3 级是比较理想的状态，但是有的孕妈妈可能在胎儿未足月时就被检查出胎盘已达 3 级，而有的孕妈妈即使过期妊娠胎盘功能还未老化。对于胎盘过早（未足月）出现老化倾向的情况，应加强胎儿宫内监测，主要是孕妈妈自己记录胎动是否异常，增加胎心监护的频次，预防胎儿宫内缺氧的发生。其实，即便是 3 级胎盘，通常也还能维持功能一段时间，孕妈妈应该听取医生的应对意见，选择合适的分娩时机和方式，不要过于焦虑。

脐带绕颈

脐带绕颈是否发生无法控制，通常也没法干预。医生不会仅凭脐带绕颈就建议孕妈妈剖宫产。所以孕妈妈过度关注脐带绕颈这个事儿，有点儿徒增烦恼的意思。孕妈妈看到 B 超单上提示脐带绕颈也不必惊慌，脐带绕颈最终对分娩方式是否有影响相信医生的判断即可。本书第四章的"脐带绕颈"部分详细阐述了关于脐带绕颈的发生原因和处理方法。如果 B 超提示有脐带绕颈，孕妈妈需要做的就是认真数胎动，通过数胎动了解脐带绕颈是否造成胎儿宫内缺氧，发现胎动异常时及时就医。

38 周："高配版"宝宝

如果 34 ～ 37 周胎儿的身体功能用"标准配置"来形容，那么，这周及以后的胎儿可以用"高配版"形容。高配版宝宝看上去更精神、更硬朗。

宝宝的头发发育好的话约有 1 ～ 3 厘米，又黑又长，但也可能稀稀拉拉，有些发黄，这跟遗传和营养素的摄入都有关。

> **⏱ 周医生小贴士：脐带血要不要留存？**
>
> **脐带血的治疗作用** 脐带血是指"胎儿娩出、脐带结扎并离断后残留在胎盘和脐带中的血液"。一些研究认为，脐带血可用于造血干细胞移植。干细胞是机体的起源细胞，可以治疗白血病、再生障碍性贫血、恶性血液系统疾病、重症免疫缺陷病。
>
> **脐带血的储存** 脐带血必须在宝宝出生后的几分钟内迅速收集、处理、储存，否则就没有意义了，每个人一生只能采集一次。脐带血的储存需要严格的环境，目前我国有7家脐带血库，每家通常都有两种储存方式：公共库和自体库。公共库存放无偿捐献的脐带血。自体库需要付费存放，使用权归属个人。
>
> **付费储存脐带血的争议** 有些观点不支持付费储存脐带血，原因大概有二：第一，脐带血目前只适用于10岁以下儿童移植的治疗，不足以用于成人的移植需要；第二，储存的费用高，而需要使用脐带血救治的疾病的发生概率很低。

分娩的四个信号

有一个词叫作"神经质体质"，形容人易紧张、好激动、多愁善感、敏感多疑、容易沮丧。这个词用来形容怀孕期间的孕妈妈很是恰当。有些女性对待怀孕这件事的心理状态就是这样的，她们备孕时担心自己不孕，怀孕早期3个月担心流产，中期3个月担心产检出胎儿畸形，到了孕晚期3个月就开始焦虑自己什么时候生、能不能顺产。真的是担惊受怕10个月。其实越是这样紧张兮兮，越是不容易怀孕，怀孕后也不利于安胎。

至于什么时候生这个问题，除了医生告诉你的预产期之外，孕妈妈在孕晚期自己可以通过一些分娩信号进行初步的判断。

子宫底下降

通常在生产前两周，孕妈妈会感觉肚子下坠，盆骨受到某种压迫，膀胱也受压变得更加尿频；而上腹部同时变得轻松起来，呼吸较之前顺畅，胃部压力和不适减轻，饭量多了、胃口好了。这些变化是因为子宫底下降了，也就是俗称的"胎头入盆"，是宝宝为分娩所做的第一步准备。

宫缩

临产时的宫缩很有规律，大约每 3 ~ 5 分钟会有一次，每次宫缩持续30 ~ 60 秒，产妇要及时到医院待产。在此之前，大约会每隔 10 分钟有一次宫缩，宫缩的强度不高，这个时候，即使有些孕妈妈感觉很疼、快要生了，医生还是会叫你等等。之后宫缩的间隔时间会越来越短、强度会越来越强，每次宫缩持续时间也越来越长。

见红

临近分娩前，子宫颈口附近的胎膜与子宫壁分离会造成少量出血，这种出血与宫颈管内黏液混合排出，就是所谓的"见红"，是分娩即将开始的比较可靠的一个信号，通常预示 24 ~ 48 小时就会进入分娩阶段。但也有少数人见红一周才进入分娩阶段。见红时，孕妈妈不要紧张，可以观察一下，等到同时出现规律性宫缩的时候前往医院一般都来得及。注意，如果出血量大于平时的月经量，就应当考虑是否有异常情况，应该立即到医院就医。

破水

分娩的另一个可靠信号就是"破水"，而且发生破水后应该尽快赶到医院，不管是大量排出还是少量渗出，因为羊膜破裂时间久了有感染的风险。破水就是在没有任何先兆的情况下，突然感到阴道有液体流出，没有疼痛感。有些孕妈妈孕晚期可能会发生尿失禁的尴尬情况，把尿液误以为羊水紧张得不得了，而到了真正发生破水时却大意地以为是漏尿了。在此特别提醒，孕妈妈要掌握分辨羊水和尿液的方法。羊水是从阴道流出，无法控制，而且气味比较自然，与尿液不同。破水后孕妈妈要保持冷静，不要过分慌张，不必担心羊水会流干，如果破水前胎头已经下降到骨盆，通常羊水不会流失很多。但是孕妈妈应该尽快去医院，即使没有宫缩发生。孕妈妈就医途中应尽量平躺或侧卧以减少羊水流失。

🕐 **周医生小贴士：足跟血采集**

宝宝出生 72 小时后，充分哺乳后（哺乳 6 次以上），医生会给宝宝做足跟血检查。特殊宝宝，如早产儿、低出生体重儿等，采血最迟也不宜超过出生后 20 天。

这项检查主要是对新生儿进行先天性甲状腺功能减低症（简称先天性甲低）和苯丙酮尿症两种疾病的筛查，是免缴费项目。这两种疾病可造成宝宝智力严重低下和体格发育异常，同时没有有效的预防措施，早发现、早治疗、长期坚持治疗，具有重要意义。

一般采集足跟血后大约 1 个月以内出结果，如果化验为阳性，则怀疑相关疾病，需要复查，那就得再次采血。

---

39 周：即将结束带"球"跑的日子

孕妈妈可能已经等不及和宝宝见面了，方方面面已经准备好，就看小宝宝的"外出"心情啦。有的宝宝急于看看外面美妙的世界，早早发出分娩的信号，有的宝宝舍不得离开妈妈，还会在妈妈肚子里待上一两周。如果没出生，只要宝宝待在子宫里就会继续储备脂肪，孕妈妈要通过饮食帮助宝宝控制体重。

孕 39 周，通常宝宝的头部应该已经下降到骨盆中。宝宝的活动越来越受限于子宫空间的大小，可能会比较安静，但该有的胎动不会少的，孕妈妈要坚持细心数胎动。

宝宝最后一个发育成熟的器官是肺，现在肺部已经相当成熟，一旦宝宝出生，接触到空气就会啼哭，开始自我呼吸。

保健要点：临产前补充能量、定时排尿

在临产前，宫缩不是特别频繁时，宫缩间隙孕妈妈要尽量吃些东西，补充能量，分娩时才能有力气。此时准爸爸应该给孕妈妈准备一些流质的、好消化的食物，如面条、粥等。产妇还要多喝水，生产时会大量出汗。同时，孕妈妈每2～3小时要排一次尿，以免膀胱充盈影响胎头下降。

分娩的四个产程

终于迎来了人生重要时刻——分娩，要升级做妈妈了。孕妈妈应该对分娩的过程有所了解，学习一些分娩知识，能让孕妈妈比较沉着冷静、正确地对待分娩。

从医学上讲，分娩的全过程可分为四个阶段（图19）。

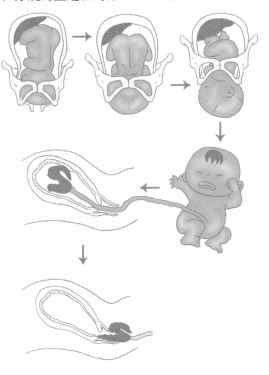

图19 分娩过程

第一产程：宫颈扩张期

第一产程指临产开始直至宫口完全扩张这个阶段。宫口开全时宫口能达到10厘米，这个过程又分为两个时期：潜伏期和活跃期。通常情况，初产妇在第一产程需要11～12小时，经产妇需要6～8小时。这是整个分娩过程中时间最长的一个阶段。

潜伏期是指从开始出现规律宫缩至宫口扩张至3厘米这个阶段，此阶段扩张速度较慢。活跃期指宫口扩张3～10厘米这个阶段，宫口扩张较快。潜伏期准妈妈们要坚持、要有耐心，给宝宝充足的时间。目前，如果潜伏期时间延长（初产妇大于20小时、经产妇超过14小时）但没有其他异常，医生也并不主张剖宫产，会密切关注产妇各种情况和指标。

第二产程：胎儿娩出期

第二产程指宫口开全到胎儿娩出的全过程。一般来说初产妇需要1～2小时，经产妇常常数分钟就能完成。但根据新产程理念，如行分娩镇痛，初产妇不宜超过4小时，经产妇不宜超过3小时；如未行分娩镇痛，初产妇不宜超过3小时，经产妇不宜超过2小时。

宫口开全后，产妇往往会感觉大便感强烈，这时不能害羞、不能憋着，要使劲用力了。用力不是瞎用力，是有要点的：双足蹬在产床上，两手握住产床上的把手，宫缩开始时深吸气屏住，宫缩强烈时如解大便样向下用力。在多次宫缩和用力之后，妈妈终于在某一次用力时一鼓作气将宝宝推出来。

宝宝娩出镜头分解

胎头娩出 每次宫缩胎头会向前移动一点，宫缩消失时可能又会稍向后滑进一点，但前进的幅度会比后退的幅度大。胎头娩出时，孕妈妈要听助产士或医生的节奏用力，用力间隙要喘两口气缓和一下，如果一直用蛮力，胎头娩出太快，会阴缺少适应的时间就会造成撕裂。头部娩出的一瞬间，婴儿的面部朝下，随后会快速转头向侧面。助产士此时会先快速地检查一下脐带是否绕颈并迅速地清洁宝宝的眼睛、鼻腔及口腔。

身体娩出　正常情况下，胎头是胎儿直径最大的部分，胎头娩出后，如同已经演练了一遍的演出，身体娩出就比较轻松了，伴随着随后的几次宫缩和用力，宝宝的身体就会滑出母体。这时的宝宝还连着脐带，肤色可能有点发青，皮肤上可能覆盖着一些胎脂，还有血液。接下来就是剪脐带和给宝宝做清洁了。

会阴侧切之谜

有人说，女人生孩子总要挨一刀，有的人是上面一刀（剖宫产），有的人是下面一刀（会阴侧切）。事情真是这样吗？

事实并不是妈妈担心的那样：顺产都会来一刀"会阴侧切"。在医学上，不管上面的"大刀动作"还是下面的"小刀动作"，都是手术，既然是手术，无论大小，都有它的适应证、禁忌证和并发症，并不是随随便便动刀的。在分娩过程中，经过评估如果需要会阴侧切，那就得切，那是对会阴的一种保护措施，目的是防止会阴更大的撕裂及其带来的风险。

平时芸豆大小的阴道口此时要通过一个西瓜大的宝宝，疼痛在所难免，而且常常会对阴道造成伤害。文献报道，大约 95% 的分娩（顺产）伴随着会阴裂伤，就是说，会阴不裂伤才是小概率事件。但是，虽然都是裂伤，却有裂伤程度的区别。会阴裂伤分为四度，一度、二度裂伤是所谓的常发生的大概率事件，但这种裂伤经适当处理后不影响日后正常生活；而三度、四度裂伤比较严重，会导致大便失禁，即使治疗之后也会影响日后生活。会阴侧切就是为了防止三度、四度裂伤。

不过，近些年，有些专家对会阴侧切的意义提出了一些质疑。但是，作为孕妈妈能做的就是相信专业的医生评估和判断，到底需不需要会阴侧切这种专业性问题，还是交给医生吧。

第三产程：胎盘娩出期

第三产程指胎儿娩出后到胎盘胎膜娩出，即胎盘剥离和娩出的全过程，一般需 5 ～ 15 分钟，不应超过 30 分钟。

宝宝娩出后，产妇略感轻松，宫缩暂停数分钟后会再度出现，不过此时的宫缩与前两个产程相比，疼痛强度轻多了，有的妈妈甚至感觉不到疼痛，但是宫缩的幅度明显更大。宫缩使子宫内部面积不断缩小，不再适合胎盘存在，胎盘便随着宫缩与子宫壁分离、娩出，会伴有阴道少量流血。当胎盘娩出后，医生会检查胎盘、胎膜是否完整。胎盘组织残留宫内会引起产后出血，甚至感染，如胎盘不完整需要探查宫腔。胎儿娩出30分钟后胎盘仍未娩出者，助产士会帮助产妇娩出胎盘。最后，医生会检查产妇是否有会阴裂伤、是否需要缝合，替产妇收拾整洁。

第四产程：产后观察

近年来，产后的2小时纳入产程，称之为"第四产程"。此阶段主要是观察产妇是否有产后出血及血压、呼吸等生命体征异常。平稳度过这2小时的产妇就会被移送到普通病房了。

分娩是一个正常的生理过程，妈妈们要自信能够顺利渡过。尤其在第一产程时，时间较长，建议妈妈们不要过度紧张、不要大声喊叫。这样容易耗损体力和精力，导致接下来的产程中体力不支。宫缩间隙应该多活动、吃东西补充能量。宫缩疼痛时可以做深呼吸，深呼吸能够缓解疼痛，比大喊大叫有用多了。腰骶部胀痛的话，手握拳压迫腰骶部也能在一定程度上减轻不适感。宫口开大到2~3厘米以后，如果孕妈妈觉得疼痛难忍，传说中的分娩镇痛就可以登场了，分娩镇痛能有效缓解宫缩痛，当然产妇适不适合打镇痛针，最终还要看医生的判断。

孕妈妈要尽量放松，相信自己，精神因素也是成功分娩的重要因素。然后相信医生，配合医生，医生或助产士会定时监测产妇的生命体征和产程进展，帮助你分娩并预防意外状况。在孕妈妈和产科医护人员的共同协作下，相信绝大部分孕妈妈都能顺利地渡过这个人生重要时刻。

40 周: hello 宝贝!

宝宝身长约 50 厘米，顶臀长约 36 厘米。重量约 3400 克。

孕妈妈、准爸爸们，本书中给出的数据是普遍的平均值，宝宝们的个体差异很大，出生实际身长和体重会与所给的数据有偏差，跟医生评估的数据也可能不一致，这都不要紧。只要宝宝足月出生、体重超过 2.5 千克，发育通常就没有问题。产检过程中，还会测量胎儿双顶径、腹围、肱骨长、股骨长等数据（图 20），它们都只是一个参考范围，只要宝宝的发育数据在范围内或没有偏离范围太多，就是正常的。宝宝的健康是首位要考虑的方面，爸爸妈妈们不必过于纠结数值的大小。

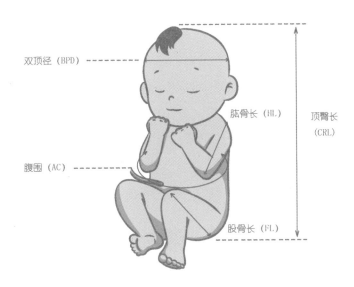

图 20　胎儿发育指标

在妈妈的房子里待到 40 周的小宝宝，脑细胞的发育非常成熟，内脏和神经系统功能相当健全，四肢骨骼有力、肌肉发达，此时的宝宝急需突破妈妈肚子狭小空间的束缚，寻求更自由的成长空间。本周之后，胎盘的功能会开始逐渐退化，原本清澈透明的羊水也会慢慢开始变得浑浊，不适合宝宝待太久。

准妈妈、准爸爸在初见宝宝的时候，宝宝的小脸可能还有点皱巴巴的。

顺产宝宝在分娩时头部受到挤压可能会有点长、看着有点怪，这都是正常的，爸爸妈妈不要失望，也不要担心，宝贝会越来越可爱。宝宝每一天都会有进步，几天就会有惊人的变化，变得粉粉嫩嫩，让人爱不释手！

保健要点：过期妊娠

超过预产期2周以上，孕期大于294天（42周）而未能临产，称为过期妊娠。数据统计，仅有5%的孕妈妈正好在预产期（40周）分娩，而85%的孕妈妈在预产期前后两周分娩，这两种情形是正常分娩；大约10%的孕妈妈会发生过期妊娠。

过期妊娠是一种高危情况，对孕妈妈来说意味着难产概率增加、产程时间比正常分娩延长、顺产概率较小而手术或器械助产的概率增加。对宝宝而言，发生宫内慢性缺氧、生长受限、羊水粪染或羊水减少、新生儿并发症的危险增加。

过了预产期还没有分娩的孕妈妈应该每3天到医院检查一次。如果到了41周还没有分娩先兆，安全起见，孕妈妈应该住院待产，在医生的监测和专业判断下，等待或主动选择分娩时机。必要时医生会根据情况选择适当的方法进行催产，如注射催产素。

是否要无痛分娩

分娩镇痛方法大致上可以分为非药物性镇痛和药物性镇痛两种方法。非药物性镇痛方法包括心理、运动、呼吸、按摩等方面的身心调节及水中分娩等。药物性镇痛方法包括笑气吸入法、肌注镇痛药物法、椎管内分娩镇痛法。目前比较常用的方法是椎管内阻滞麻醉，常说的无痛分娩主要就是指这种方式。

非药物性镇痛方式

心理调节——忘掉恐惧　其实每个人对分娩疼痛的感受力和忍耐力是不同的。对于很多觉得生孩子"痛不欲生"的人，这很可能是与产前负面的心理因素有关。恐惧会使身体产生更多的应激激素，不利于推进产程；恐惧会降低血液流动，使氧气供应减少、肌肉疲劳；恐惧还会让该放松的肌肉过分紧张，不利于分娩。孕妈妈应该尽量不听不看分娩相关的负面描述和字眼，加强心理建设和分娩信心。

身体训练——产前运动　孕妈妈要有分娩信心，身体在分娩时会自然分泌能帮助提高疼痛耐受力的激素——内啡肽、儿茶酚胺等；同时，怀孕期间积极的运动，比如，打开骨盆产道的训练、关于盆底肌的运动，都会帮助促进产程、提高身体对疼痛的耐受力。

分娩时正确的呼吸　分娩时孕妈妈如果大喊大叫、又哭又闹，不仅浪费力气还会延长分娩时间，增加疼痛。而正确的呼吸有助于孕妈妈使劲、用力推出宝宝，正确的呼吸也能分散孕妈妈的注意力，减轻痛感，提升痛阈。

药物性镇痛方式（无痛分娩）

椎管内阻滞麻醉是迄今为止所有分娩镇痛方法中镇痛效果最确切的方法，操作由有经验的麻醉师进行。

麻醉镇痛的风险　麻醉镇痛会有一些使用前不可预测的身体和心理不良反应：如头昏脑涨，会让有些孕妈妈感觉比疼痛更糟糕；如依然疼痛，有的产妇使用药物镇痛的效果不明显，只是稍微好一点而已；如短暂的下肢知觉缺失，可能是有的产妇对某种麻醉药物特别敏感，使用后会出现下肢短暂失去知觉，活动不便，如果这种情况持续到第二产程，产妇可能会不知如何配合宫缩用力，不过助产士会提醒产妇何时用力的，这个影响不是很大；另外，血压下降也是比较常见的不良反应，产妇的血压和心跳都需要监护。凡是药物都有一定的使用风险。但是，无痛分娩是一种局部麻醉术，药物剂量小、浓度低，其可能的风险和影响有限、可控，近年来，使用技术的进步也使麻醉镇痛对分娩的不良风险越来越低。

麻醉镇痛的效果　大部分孕妈妈使用无痛分娩后的感受是——能迅速有效缓解宫缩痛。无痛分娩的产妇，不需要消耗过多的体力去抵抗疼痛，在第一产程（规律宫缩到宫口全开）能够得到充分的休息，积攒体力。第二产程（宫口全开到胎儿娩出）能够保持清醒，更好地配合分娩过程。多项数据分析表明，选择无痛分娩的孕妇，剖宫产率、产钳率、侧切率都是下降的；同时分娩镇痛减少了产妇对疼痛的恐惧和焦虑，降低了产伤及剖宫产相关并发症的概率，从而也降低了产后抑郁的发生率。

但是无痛分娩会因为药物不同以及产妇个体对药物的耐受力不同，而产生不同的镇痛效果。是否能够使用无痛分娩、使用哪种麻醉药物、何时使用，麻醉医生和产科医生会对孕妈妈和胎儿的情况进行综合评估。如果孕妈妈凝血功能异常、低血压、脊椎病变或脊椎畸形、对麻醉药过敏、颅内压增高、患有神经系统疾病等，一般不符合无痛分娩的使用条件。

寻找非药物性镇痛和药物性镇痛的平衡

有的孕妈妈非常排斥用药，横下一条心拒绝药物性镇痛，而有的孕妈妈会要求医生尽可能使用药物性镇痛方法以达到"无痛"分娩。而明智的孕妈妈应该在两种方法之间找到平衡，孕前积极学习非药物性镇痛的方法和技巧，了解药物性镇痛的优点和不良反应，了解自己的可选择范围，进入分娩时根据具体情况随时应对。

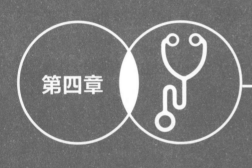

第四章

孕期保健

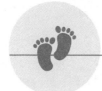

孕期不适如何缓解？

腹部不适

如前所述，怀孕期间子宫会像吹气球一样发生极大的变化，出现腹部不适在所难免，而且有些不适可能在"显怀"之前就会出现，如骨盆发胀感。

排除疾病可能引起的腹痛，怀孕引发的腹部不适症状有腹胀、腹痛、腹部发紧、腹部两侧突然抽痛等情况，孕中期开始可能还会出现假性宫缩造成的不适。随着孕期的发展，孕妈妈可能会先后或交叉出现这些症状，不过孕妈妈不必过于担心，这些是孕期正常的生理现象，不会特别疼。孕期肚脐会逐渐从内陷变得向外凸出，这也是正常的。

但如果发生严重的腹部疼痛，伴有下坠感，则要提高警惕，应该及时就医以排除危险情况。严重腹痛是先兆流产的典型症状。早期发生严重腹痛还有宫外孕的可能。

孕期腹部不适的原因

子宫变大 不断变大、上升的子宫压迫胃、肠器官并使其移位、牵拉韧带（图21），会导致腹胀、腹部牵拉和抽痛。这种痛感不会很剧烈，通过休息能得到缓解。不断变大的子宫还会使固定子宫位置的韧带随之发生适应性改变，产生适应性抽痛，表现为腹部左侧或右侧突然抽痛一下又很快消失。

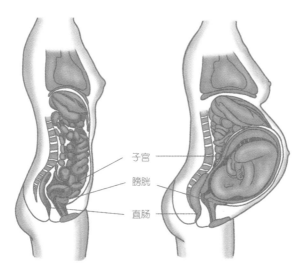

子宫
膀胱
直肠

图21 子宫对内脏的挤压

孕妈妈血流量增加 怀孕时，母体在很多方面都是以宝宝需要为先，孕期血液会大量流向子宫，以确保胎儿发育所需的养分，这会给妈妈造成一些腹部不适。这就好比饭后血液大量流向胃部，胃会充血而发胀一样。

孕激素作用 孕激素使胃肠道的蠕动变慢，排空时间变慢，胃肠动力不足，容易引起腹部不适，造成便秘。

子宫紧缩 孕中期，韧带适应性抽痛的情况明显缓解，但是子宫生理性紧缩却来了，这是很正常的。子宫紧缩其实出现得很早，但孕妈妈通常在孕中期才感觉到，这种紧缩感是随着孕周数渐渐明显起来的。子宫紧缩不会伴随明显的疼痛和下坠感，发生的频率和强度也不大。

胎动 胎动是一种难以言说的幸福感，但也有的妈妈觉得胎动会造成一定程度的腹部不适，有点类似胃肠胀气的感觉。孕晚期，胎动多的时候，还会影响孕妈妈的睡眠。

腹部不适缓解方法

充分休息 孕妈妈要注意休息、避免劳累，这是最基本的孕期保健。

少吃多餐 孕妈妈"少量多餐"，可以减轻胃胀、腹胀、腹痛。

精神放松 孕妈妈应该保持放松和愉悦，不紧张、不焦虑。这些生理现象多是不可避免的，但是通过休息和饮食，一般都可以得到缓解。

胃部不适

通常孕妈妈会出现的胃部不适有三种：胃胀气、反酸、胃灼热。

为什么孕妈妈的肠胃在孕期变得如此娇气和脆弱呢？怀孕期间，孕激素水平的持续升高会使肠胃的蠕动能力和排泄功能变弱，容易出现胀气。孕期体内激素变化、胃肠蠕动功能减弱，以及子宫渐渐增大对胃部的压迫，会造成反酸。而胃反酸就容易使孕妈妈产生胃部灼热、灼烧感。

胀气缓解建议

适当活动 多数孕妈妈可以通过日常多活动的方式来改善胃胀气的不适，活动可以减轻肠道压迫时间，有利于气体排出。

选择合适的食物 在饮食上，孕妈妈应该少喝碳酸饮料、苏打饮料，少吃容易产气的食物。常见的容易产气的食物有萝卜、洋葱、卷心菜、豆类、白薯等。

讲究进食的方法 吃东西的时候要细嚼慢咽，既可以帮助消化，又能够减少空气进入肠胃。

少生气 孕妈妈要保持好心情，尤其是吃饭的时候不要生气，能够减少胀气发生。

反酸缓解建议

反酸就是胃里面没有完全消化的食物又从食管反流回口咽部，又酸又苦。预防和缓解胃酸可以尝试以下方法。

少吃产酸的食物 辛辣、酸凉等食物要少吃，这类食物反酸时，不适感加重。容易产酸的食物如红薯和土豆等淀粉类食物要少吃。此外，孕妈妈还要少喝咖啡、浓茶、可乐等饮品。

吃碱性食物中和胃酸 发生反酸时，吃些碱性食物可以中和胃酸，缓解不适。碱性食物如馒头、面包片、苏打饼干等。有些人觉得吃几粒生花生米，也可以减轻不适。

喝小米粥、牛奶养胃 小米粥养胃、保护胃黏膜，适合孕妈妈。早饭或晚饭后喝杯热牛奶，也能有效保护胃黏膜。

少吃多餐 孕妈妈的餐次安排应该是少量多餐，每餐 7 分饱刚刚好，而且吃饭应该细嚼慢咽，食物应该做得软一些。餐后应该散散步，至少半小时内不要平躺或弯腰。

不穿紧身内衣 孕妈妈不要穿勒得过紧的内衣和上衣，睡觉时要垫枕头使头部抬高一些。

预防感冒和便秘 咳嗽或便秘时，腹内压会升高，也会加重反酸。所以，预防感冒和便秘，有利于缓解反酸。

如果以上方法都不能缓解反酸，或症状越来越重，为了避免引发反流性食管炎、慢性胃炎等疾病，孕妈妈应该就医。

胃灼热缓解建议

预防反酸 胃灼热的缓解方法之一就是要防止反酸。

合理饮食 养胃最重要的一点就是合理饮食，孕期更是如此。孕期饮食应以清淡为主，少吃多餐，少吃生冷、刺激性的食物。

合理摄入膳食维生素 增加富含维生素的食物的摄入，有利于保护胃黏膜，提高胃肠的防御能力和促进局部损伤的修复。

胸闷气短，心跳加速

排除心脏疾病的因素，孕期胸闷气短、心跳加快的情况是正常的，这种情况一般从孕中晚期开始出现。因为子宫向上顶压膈肌，会影响呼吸肌的呼吸运动，出现胸闷气短；同时，孕妈妈的心脏负担加重了，孕妈妈的心脏一边受到子宫的压迫，一边还要更勤奋地工作以满足宝宝的血液供应，所以会跳得更快，而且每次收缩的心排血量要比孕前更多，大约会比孕前增加1/3。

缓解方法

注意休息，避免劳累　孕妈妈千万不要过度劳累、不要进行剧烈运动，以免加重胸闷气短、心跳心慌的现象。

呼吸新鲜空气　生活空间和工作环境应该常通风，孕妈妈应该多去外面走走，多呼吸新鲜空气，不要门窗紧闭，容易产生窒息感。

保持平静　遇到令自己不愉快的事情，要努力平复自己的情绪，不要过于激动或紧张。情绪波动会导致体内血液流动过快、心跳加速。孕期不要焦虑，要相信自己和宝宝能够应付怀孕期间的各种问题。孕妈妈应该根据自己的兴趣找到让自己舒服的方法以抒发和宣泄不良情绪。

控制体重　体重超标，会加重孕妈妈身体和心脏的负担，比体重正常的孕妈妈更容易胸闷气短、心跳加快。故孕期在保证营养的同时，也要控制体重。

纠正贫血　贫血的孕妈妈在心供血不足时，容易发生心慌、心跳加快，所以通过纠正贫血能有效改善贫血孕妈妈心跳加快、胸闷气短的问题。

大部分孕妈妈可能会感觉胸闷气短的现象在分娩前有所缓解，这是因为胎儿头部入盆后，子宫对心、肺、胃等器官的挤压有所减缓，孕妈妈的呼吸和胃口都会相对好起来。

警惕疾病性的心跳过速和呼吸急促

孕妈妈心跳比平常要快，但应该是有节奏的快，而不是频繁的快，一般每分钟心跳不会超出 60 ~ 100 下。如果孕期心跳超出这个范围而且持续时间长，经过休息无法改善，同时伴有呼吸急促，一定要及时到医院就医。

乳房胀痛

怀孕后，孕妈妈的乳房会再次发育，发生一些明显的生理性变化，这是在为分泌乳汁、喂哺宝宝做准备。

乳房变化

变大 怀孕后，由于雌激素和孕激素的作用，乳腺开始又一次发育。怀孕第 8 周左右乳房增大明显，到孕晚期乳腺发育到达顶峰，怀孕期间乳腺发育的程度是决定乳汁分泌多与少的关键因素之一。根据统计，孕期巅峰时，乳房的重量大约是孕前重量的 2 ～ 3 倍。若孕前一对乳房是 400 克（据说一对 B 罩杯乳房差不多有 400 克），乳房发育巅峰时重量可达 800 ～ 1200 克，是孕期增加体重不可忽视的一部分。

乳头、乳晕颜色变深 乳房在不断变大的同时，乳头、乳晕的颜色会不断加深，越到晚期越明显。

胀痛和刺痛感 乳房胀痛是怀孕最早的征兆之一，这个感觉可能在孕晚期慢慢消失，也可能会持续整个孕期，还可能会同时出现轻微刺痛的感觉。这些都是正常的。适当地按摩乳房或者用毛巾热敷一会，能缓解胀痛，一般不需要就医。

分泌物多 怀孕到第 4 个月时，乳头、乳晕处可能会分泌少许白色分泌物，这是乳腺发育及荷尔蒙分泌增加的缘故。分泌物堆积会刺激皮肤而且容易造成细菌繁殖，孕妈妈应该每日用温热水擦洗乳房。有些妈妈孕晚期时还会有少量乳汁分泌出来。

乳房护理

选择合适的胸罩 胸罩应该随着乳房的增大适时地更换。孕期胸罩，首先，要大小合适，能完全包住乳房而且不挤压乳头；其次，材质应该选择棉质的，透气又舒适；最后，要选承重功能好的，要选择能有效支撑乳房底部及侧边的全罩式胸罩。

按摩乳房 清洁之后做一些简单的按摩，能够保证乳腺管通畅，产后顺利出奶。按摩的时候手上涂一些润肤乳液，可以顺便滋润乳房肌肤。按摩手法，拇指和其他四指分开，握住乳房，从根部向上轻推，从乳房上下左右方向各做一遍，最后轻轻挤压乳晕和乳头。注意，手法一定要轻。

纠正乳头凹陷　如果孕期发现乳头不是凸出的而是向内凹陷的，需要请教医生，适时纠正。通常的手法是，一手托住乳房，另一手手指（拇指、食指和中指）抓住乳头，向外牵拉，每日早晚各1次，每次牵拉10～20下。乳头上或手指上应该先擦一点护乳霜。

预防乳房疾病　孕期激素水平变化有可能引发一些疾病，建议孕妈妈在怀孕前或怀孕期间做一次乳腺检查，排除一些疾病因素（常见的如乳腺炎）导致的乳房不适，以免把疾病状态的症状与孕期生理性的变化和不适混淆而耽误治疗。

皮肤暗淡、长斑、过敏

孕妈妈的皮肤会变得跟平时不一样，有的孕妈妈的皮肤会由于血流量的增加而变得红润、有光泽；有的孕妈妈的皮肤则会变得有点糟，可能会长斑、长痘痘，可能会变得干燥、瘙痒、异常敏感。通常，皮肤这些变化在产后都会逐渐恢复到孕前状态。

皮肤问题

干燥、粗糙、敏感　怀孕后由于孕激素水平的变化，皮肤会变得干燥，略显粗糙，甚至可能会有脱皮现象。干性肤质孕妈妈的皮肤还常常出现敏感的反应，平时用着好好的护肤品可能突然变得不合适了。

出油、出汗　孕期，油脂腺会产出更多的油脂，汗腺会分泌更多的汗液，孕妈妈的皮肤很可能会看上去油腻腻的，有的孕妈妈会长痘痘、粉刺。另一方面，油脂分泌旺盛也可能会改善干性肤质孕妈妈的皮肤。

色素沉淀长斑　孕期会分泌更多的色素，同时大量分泌的雌激素会促使黑色素细胞的活动力增强，因此，孕妈妈容易发生色素沉着。脸部、乳头、腋下、腹股沟等处皮肤的颜色都可能会变得比之前暗沉。脸上原有的斑点会变得更深、更明显，同时还会渐渐长出一些新的黑斑和黄褐斑，还可能会长痣。

腹部还会长出妊娠线。

发量增多及体毛浓密 孕期女性的毛发生长期会延长，孕妈妈会发现自己不怎么掉头发了，发量有所增多，还会发现自己身上的体毛更黑、更浓密了。这同样是由于孕期体内激素变化导致的正常现象。

皮肤瘙痒 孕期由于激素和血流量变化，容易造成瘙痒，尤其是肚子、大腿等皮肤拉伸严重的部位。此外，怀孕期间，即使皮肤表面看起来没有什么变化，孕妈妈可能也会莫名其妙地出现皮肤瘙痒，严重时影响休息。如果是严重瘙痒，而且伴有手脚湿疹有可能是妊娠痒疹或妊娠期胆汁淤积症，孕妈妈需要就医。

青春痘、粉刺 孕期会造成或加重孕妈妈长痘痘和粉刺的因素有几个：首先是孕妈妈脸部皮肤的油脂分泌增加却没有做好皮肤清洁；其次是孕期焦虑、紧张、睡眠不好而导致的内分泌不调；第三是由于饮食过于油腻，"大补"过头，营养过剩。

改善孕期皮肤问题的建议

照顾好自己孕期高度敏感的皮肤，对孕妈妈将来照顾宝宝娇嫩的肌肤是一种提前练习，孕妈妈可以按照下面的建议试试解决皮肤问题。

面部清洁和保湿 孕妈妈要做好孕期皮肤的清洁和保湿，尤其是干性肤质的孕妈妈。一般干性肤质同时会有一点敏感，洗脸要使用温和的清洁用品，最好不用香皂；每天早晚清洁皮肤就够了，不要频繁地洗脸；早晨洗脸不需要使用洗面奶，清水即可，因为晚上洗漱后基本就睡觉了，皮肤没有接触外界脏东西，顶多是夜间分泌的一些油脂和汗水，油脂对于干性皮肤的人有保护的作用；洗脸之后一定不要使用含有酒精的护肤品，会刺激皮肤使皮肤更加干燥。对于油性肤质的孕妈妈，主要是做好皮肤清洁，否则油脂沉积会有长痘痘的隐患。可能的话，每天最好多洗几遍脸，然后同样要加强补水保湿的护理。

护肤品选择 不论干性肌肤还是油性肌肤，都应该选用主打保湿功能的孕妈妈专用护肤品，或者使用婴儿润肤膏或润肤露。一般婴儿护肤品较温和，不会刺激皮肤，主要功效就是保湿、润泽。孕期皮肤敏感，之前一直在用的护肤品可能会变得刺激，所以使用任何护肤品之前都应该在耳后或前臂内侧先试用一下，等待 20 分钟，观察是否有发红、发痒或肿胀现象。

减少化妆　非必要场合最好少化妆。有些场合必须要化妆的话，或者孕妈妈深受脸上斑点困扰的话，最好使用水性化妆品和孕妈妈专用化妆品，稍稍化点淡妆。晚上一点要认真卸妆，让皮肤好好呼吸，别偷懒。

皮肤防晒　色素沉积是孕期的正常现象，不建议使用药物治疗，多数会在产后自行消退。减轻和预防色素沉着最有效的方法就是防晒，外出可以戴宽檐帽、打伞，或者出门前涂抹防晒品，防晒品低倍系数（SPF30、PA++）即可。

温水洗澡　沐浴产品也要选择滋润保湿、不含皂质成分的。水温不要过热，稍微高于体温不觉冷即可，否则容易造成皮肤脱水、干燥、产生皮屑，不利于缓解瘙痒症状。洗浴后要全身涂抹润肤露。

饮食调理　足够饮水能从内而外地缓解皮肤的干燥状态。注意饮食营养平衡，增加富含维生素食物的摄入，如绿色蔬菜、水果等，能够调节体内水油平衡、降低色素沉积、增强皮肤弹性。干性皮肤还适合多吃一些富含脂肪酸的食物，如坚果、牛奶、豆类等。避免吃辛辣刺激性食品、不喝浓茶和咖啡，这类食物容易出汗和脱水，容易刺激皮肤。

缓解瘙痒　其实瘙痒在孕期是正常生理现象，若只是单纯的能够忍受的瘙痒，没有伴发其他的皮肤疾病，不需要特别的治疗。但如果瘙痒难耐，给孕妈妈造成很大的压力和烦恼，严重影响休息，应该就医。

孕吐

孕吐通常从怀孕第 4 周开始，孕 12 周左右逐渐减轻，但有的妈妈会整个孕期都伴随孕吐的烦恼。通常，早晨和晚上，是孕妈妈最容易恶心、呕吐的时候，没有任何刺激就会发生。另外，孕妈妈对气味的敏感度提高，孕妈妈很远就能闻到某些气味并立即引起恶心反应。

孕吐是妊娠期正常的现象，是宝宝在肚子里健康发育的一个信号，孕妈妈尽量放松，让自己舒服即可，不要有压力，不需要特别治疗，大多数孕妈妈度过孕早期3个月就会舒服多了。但是，如果孕妈妈呕吐特别严重、频繁，喝水都吐，不能进食，呕吐物里有血丝或胆汁，而且孕妈妈伴有神经系统症状的话，必须要警惕，这种情况属于妊娠剧吐，应该就医。

孕吐主要是孕妈妈体内人绒毛膜促性腺激素水平的迅速升高所致。同时，雌激素和其他激素水平的变化也会造成孕吐，有的研究者怀疑，孕妈妈对气味的高度敏感可能就是雌激素水平升高的结果。此外，怀孕时孕妈妈肠胃变得敏感脆弱，消化功能变差，也会产生恶心感，引发呕吐。还有研究认为，孕妈妈对孕育的心理压力过大也容易导致孕吐，而经常恶心、呕吐也会增加孕妈妈的心理压力，这是一个不良循环。

怎样缓解孕吐？

第一，为了保障宝宝发育所需营养和孕妈妈自身的健康，即使恶心、呕吐，孕妈妈也要努力保证每天至少130克碳水化合物的摄入，这一点对孕妈妈很重要。富含碳水化合物的食物有米、面、薯类、面包、饼干等，早上吃一些干的烤面包、烤馒头、饼干等食物能缓解恶心和呕吐反应。

第二，孕妈妈应该少吃多餐。少吃多餐有利于食物消化，对胃肠的负担小。另外，孕妈妈吃东西的时间可以灵活一点，避开孕吐严重的时间。吃饭的时候少喝水，胃里满胀更容易引发孕吐。

第三，避免进食油腻、油炸的食物，甚至不要让孕妈妈闻到这类食物的气味。孕妈妈可以随身带一个柠檬，恶心时闻一闻，有助于抑制恶心感。

第四，正确补铁。孕妈妈容易缺铁，可以预防性地补铁，但不要盲目补铁。孕妈妈是否需要补铁，最好先咨询产检医生或营养科医生，补铁制剂会让胃不舒服，引发呕吐。没有贫血迹象时建议孕妈妈尽量通过膳食补铁。如果服用补铁剂，应该在餐后服用，空腹服用容易引发恶心和呕吐。

第五，适当增加富含维生素 B_1、维生素 B_2、维生素 B_6 和维生素 C 食物的摄入，有利于减轻孕吐反应。

第六，保持精神放松，心情愉悦。孕妈妈不要紧张，不要担心和过分关注孕吐这个事情，可以多想想肚子里的小宝宝，分散一下注意力，要充分明白孕吐不是疾病，是孕期正常的一个生理反应。

提醒孕妈妈们，孕吐会导致胃酸反流，损伤口腔和食管黏膜，孕妈妈呕吐后应该及时漱口，保持口腔卫生。

孕吐导致体重下降，会影响宝宝健康吗？

由于孕吐影响进食，有些孕妈妈在孕早期体重可能下降，很多孕妈妈因此而担心宝宝发育会受影响。其实轻微的孕吐和少量的体重下降，孕妈妈不必担心。一般情况下，健康的孕妈妈体内存储的营养，即使是在体重下降的情况下，也能满足孕早期胚胎的营养需求，保证其正常的发育。

但是，如果孕吐非常严重，会影响母体的代谢，甚至可能出现严重的酮症酸中毒表现，需要到医院治疗。如果孕妈妈孕早期体重下降特别急速和剧烈，一周内体重下降 5 斤或孕 12 周前体重下降 10 斤以上，伴有严重的头晕、脱水等症状，也要就医。

体温升高，体感忽冷忽热

孕早期，体温会较高，这是体内激素变化造成的。过了孕早期，通常孕妈妈的体温又会回降到孕前的平常状态。但是，孕妈妈在孕中晚期，由于子宫上升压迫体内器官，会使孕妈妈觉得呼吸不畅、怕热、怕闷，有时候会感觉身体一阵阵潮热出汗和呼吸急促。

虽然怀孕后体温和平时的体温稍有不同，但相差不大，不会偏离正常体温的范围。就是说，健康孕妇的体温测量结果，不会超出正常范围，不影响体温的测量结果，即不影响医生对其发热与否的判断。

通常女性孕前体温多在 36 ~ 37℃（腋下体温），孕期体温稍高但通常只有37℃左右，不会太高。如果怀孕期间体温达到37.5℃以上且长时间持续，孕妈妈才要警惕是不是真的生病了、感冒了，要去看医生。

门诊时常有些孕妈妈说"觉得身体发热，特别怕热"，不过还有一些孕妈妈会"浑身发冷，手脚凉"。这种情况通常是个人体质不同导致的孕期感受的不同，与体温无关。现在提倡精准医疗，就是因为每个人都是一个独立的与众不同的个体，就像人的性格一样，一百个人一百种性格。所以，对于孕期的问题、反应和感受，不同的孕妈妈肯定也会有不同，有人怕热，有人怕冷。

孕期预防感冒

对于孕期怕热爱出汗或怕冷的孕妈妈，尤其要预防感冒，日常需要注意以下几个方面。

第一，比平常多穿一两层衣服。多穿一两层衣服可以在热的时候随时脱掉一件，能够避免着凉。身体流汗时最好用干毛巾或温水毛巾及时擦干，保持皮肤清洁。

第二，衣服质地最好选择棉质宽松的、前开扣式的。棉质衣物呼吸透气性好，前开扣式方便穿脱，不用向上举胳膊。

第三，多喝水，饮水能够补充出汗损失的液体。即使没有出汗、不热的情况下，孕妈妈也要每天足量饮水，不要怕上厕所。

第四，室内温度保持在24～26℃，这是最适宜、人体最舒服的温度。空调不要开得太低，长时间待在低温空调房里对孕妈妈不利，夏天室内外温差太大也容易使人感冒。此外，要避免空调出风口和风扇直吹。

骨盆区疼痛

到了孕中晚期，由于肚子越来越大，对骨盆的压力越来越大，加上孕期激素的变化，尤其是骨松弛素的分泌，有的孕妈妈会出现骨盆区疼痛，如尾骨疼和耻骨疼等。有的孕妈妈这种情况可能发生得更早，孕早期就会出现。不过这些都是孕期正常的现象，虽然无法绝对避免，但都有缓解的方法，而且这些不适都会在分娩之后逐渐消失，孕妈妈不必紧张。

尾骨疼痛

尾骨疼可能出现的最早，孕早期就有疼痛感，尤其在孕妈妈坐久了之后，疼痛感会增强。这是因为人体的尾骨周围有很多血管，久坐会使血液循环不畅，进而导致尾骨疼，而孕期身体的特殊情况，会使这种疼痛更明显。不过，造成孕妈妈尾骨疼最主要的原因是骨松弛素的分泌，骨松弛素是一种能使骨关节变松弛的物质，有助于身体适应变大的子宫和分娩，同时会造成骨盆区多处骨关节出现疼痛，尾骨疼就是其中之一。松弛素的分泌随着孕期逐步增加，尾骨疼痛程度也会随着孕期发展越发明显。

坐骨神经痛

孕妈妈如果背痛的同时感觉到大腿后侧也疼，很可能是坐骨神经痛的表现。坐骨神经从人体下背部开始，经由腿部后侧，到达脚部，其功能如果受到影响，腿部后侧会有发麻、刺痛感。

孕妈妈孕期体重增加会对腰部造成压力，而松弛素会使关节和韧带放松，进而降低腰部的稳定性，最终会导致坐骨神经受到压迫，产生疼痛。

耻骨疼痛

耻骨是指大腿根部和小腹交界的骨位，肚脐往下、私密处上方那个硬骨就是耻骨。有些孕妈妈从孕中期开始会感到耻骨疼，孕晚期尤其明显，孕妈妈们通常描述这种疼痛感为牵拉性疼痛，不管是站立、坐着、走着都疼，爬楼梯时疼痛感会增强，睡觉翻身也会疼。

耻骨不是一块整骨，而是两块相接的骨头，中间是纤维软骨，有一定的可移动性。子宫对耻骨的持久压力和松弛素的松动作用，会造成耻骨疼痛。随着子宫越来越重，孕晚期甚至会发生两块耻骨分离的现象（图22），痛感会更明显。如果胎儿过大或者胎位不正、孕妈妈太瘦或者高龄受孕的话，耻骨疼痛可能会更加严重。

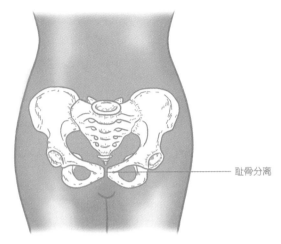

图 22　怀孕造成的耻骨分离

缓解骨盆区疼痛的方法

不要长时间坐着或站着　站久了休息一会儿，坐一会儿就站起来活动活动，有助于周身血液循环通畅，能够一定程度上缓解骨盆区的疼痛。

按摩或热敷　尾骨疼就热敷尾骨处，耻骨疼就热敷耻骨处（孕晚期不适合此法），注意毛巾不要太热，敷 15 分钟即可。尾骨疼的孕妈妈还可以洗澡的时候用热水多冲一会儿尾骨部位，水温也不能太热。顺着脊椎往下轻轻按摩也能缓解尾骨疼。

舒适的睡姿　睡觉的时候正确的睡姿非常重要，左侧卧位并在两腿之间放一个小枕头是最佳睡姿，平躺时双膝下面最好放一个小枕头，翻身的时候动作要慢、身体尽量保持平衡。睡得好、睡得舒服是预防和缓解尾骨疼痛的有效方法。

避免拎重物　孕妈妈不能过于劳累，不能提重物，不要穿高跟鞋。耻骨疼痛的孕妈妈要尽量避免手拿重物，出门物品较多时可以使用双肩包，相对会好一些。

适度运动　孕期瑜伽是比较适合的一种运动，骨盆底肌肉运动和小腹运动，不仅能帮助缓解骨盆的压力，还有利于分娩。孕妈妈练习瑜伽的话，最好在专业人员的帮助下进行，以免运动失误发生意外。游泳对孕妈妈来说是很好的运动。

使用肩式托腹带　说实话，对于耻骨分离造成的耻骨疼，只能一定程度上缓解，没有特别好的治疗办法。它是骨盆被撑大所致，但是为了不影响胎儿发育和入盆，通常不建议使用骨盆束带。孕晚期时也不建议冷敷或热敷，因为宝宝头正好在那。使用跨肩式托腹带，可稍微减轻疼痛感，缓解腹部对耻骨联合处的压力。

适当补钙　有研究认为，缺钙也是造成孕期骨盆区疼痛的因素之一，再次建议孕妈妈们，在孕期要积极补钙。除了预防孕期骨盆区疼痛，也符合胎儿骨骼发育的需要。

腰酸背痛

孕期发生腰酸背痛是再正常不过的情况了，虽然无法根治，但有方法可以适当缓解，孕妈妈应该轻松、乐观地面对这个甜蜜的小负担。

腰酸背痛产生的原因

宝宝的重力　大家搬运重物的时候，时间长了，都会腰酸背疼吧。试想一下，孕妈妈在 10 个月里，体重要增加 20 多斤，肚子就是一个日夜不能离身的重物，到了孕中晚期，哪个孕妈妈腰背一点不疼、不累，那真是令人羡慕的事。

雌激素和松弛素的影响　孕期雌激素水平升高会导致孕妈妈韧带松弛，引起关节松动，进而导致腰背疼痛。松弛素，顾名思义，会使骨关节放松，会使肌肉和韧带松弛，进而会导致脊椎弯度加大，压迫盆腔神经和血管，容易腰酸背痛。

姿势不对，难免遭罪　很多时候孕妈妈感到腰酸背疼是睡姿或坐姿、行走姿势不对造成的。如果一大早起来就后背疼、腰酸，那肯定是夜里睡觉姿势不对的原因。现代女性，很多都是怀孕后继续工作的，工作过于劳累、久站、久坐、坐姿和行走姿势不正确的话，都会造成腰酸背痛。

体质差、缺钙　宝宝发育需要充足的钙质，孕妈妈的身体这时候会自动以满足宝宝需求为先，如果孕妈妈摄入钙质不足，就会造成自身骨质软化、脱钙，也会导致腰酸背疼。体质差、瘦弱的孕妈妈，比健壮的孕妈妈更容易腰酸背痛。

腰酸背痛的缓解方法

安排好工作　好好休息，孕妈妈当前最主要的任务是孕育一个健康的宝宝，要休息好，不能过于劳累，适当减少工作量。

正确的睡姿　孕妈妈最佳的睡姿是左侧卧，肚子下面放一个软垫，双腿稍向前弯曲，两腿之间也夹一个垫子或枕头，会使孕妈妈的腰背部肌肉得到放松。还可以借助专门为孕妈妈设计的抱枕来减轻腰酸背痛的症状。

按摩腰部　局部按摩和热敷疼痛处，是短时间内就可以见效的方法。准爸爸是孕妈妈最好的按摩师，一边温柔地帮老婆按摩，一边跟宝宝和老婆说说话，是一个非常温馨和幸福的时刻。注意，准爸爸要温柔，不要过度用力，把两手搓热后重叠放于孕妈妈脊背上，由上而下慢慢推搓，每天睡前30～50次，孕妈妈感觉背部轻微发热即可，可以减轻腰部不适。按摩时孕妈妈要注意姿势，不要压到宝宝，可采取坐姿，将身子伏在桌子上。准爸爸不在、无法实施按摩的时候，毛巾热敷背部也会有效。

控制体重　孕妈妈体重增加、腰部负荷重是孕妈妈腰酸背痛的重要原因，但这也是不可避免的一个因素，为了保证胎儿发育生长，孕妈妈日常饮食上必须足量摄取营养。但是，孕妈妈不要补得太过，要合理膳食，把体重控制在合理的范围内，吃得多、增重快与胎儿发育好之间并不是等号关系。孕妈妈增重过快、过多，除了给腰部增加压力外，还不利于分娩。

护腰小细节　孕妈妈日常生活和工作中尽量不要提重物或者上举重物；系鞋带或捡东西时，应该慢慢下蹲，而不是弯腰。已经出现腰疼的孕妈妈，打喷嚏前要扶稳站好。孕期不要长时间站立或坐着，应该经常变换体位，还要注意行走、坐和睡觉的姿势。孕妈妈不适合穿高跟鞋，穿高跟鞋需要腰部用力，腰部肌肉得不到放松，而且肚子大起来之后，容易失去重心而摔倒。

积极补钙，强健骨骼 缺钙的孕妈妈要积极补钙，补钙的同时要适量补充维生素 D，维生素 D 可促进钙吸收，适当晒太阳也有利于体内维生素 D 和钙的生成。

水肿

大部分孕妈妈在怀孕期间会出现水肿，这种现象通常在孕 28 周以后出现或明显，随着孕周的增加而加重。下肢脚掌、脚踝、小腿是最常出现水肿的部位，有时候脸部和手指也会出现轻微的肿胀，尤其是经过一整天的活动后，晚上睡觉前水肿症状明显。

怀孕期间，孕妈妈雌激素和醛固酮分泌增多，会造成体内的钠和水分滞留。另外，怀孕过程中，孕妈妈的体液会增加，血管内的液体成分渗出血管，积聚在组织间隙中就会造成孕期水肿。孕晚期，子宫对静脉的压迫增大，下肢静脉血液回流受阻，所以更容易出现下肢水肿。这些因素导致的水肿属于孕期生理性水肿，孕妈妈通过充分的休息、适量的运动以及合理的饮食能够缓解症状，不会对胎儿造成不良影响，并且会在产后自愈。

如果孕妈妈水肿严重，按压水肿部位后出现凹陷且凹陷不易恢复，皮肤没有弹性、肤色泛蓝，很可能是病理性水肿，无法通过休息等方式缓解症状，需要及时就医诊治，这种情况常见于妊娠期高血压、下肢静脉血栓和心脏、肝脏、肾脏疾病患者。

缓解孕期水肿的建议

要保证充足的休息和睡眠时间 孕妈妈每天应该保证 9 ~ 10 小时的睡眠时间，每天下午最好能休息一会儿，尤其是上班的孕妈妈。孕妈妈一定不能过于紧张和劳累，如果上班环境不能躺下休息，可以采取半坐卧位，将腿抬高放在椅子上休息，腿部和脚踝的水肿会减轻。

下肢抬高 伏案工作的孕妈妈要把腿抬高一点，可以在脚下垫个矮凳。有意识地在工作期间休息一会，四处走动走动，或者伸伸腿、勾勾脚趾、转转脚踝关节，以促进下肢血流循环。若健康情况允许，孕妈妈应该进行适当的体育锻炼，游泳对缓解孕期水肿、骨盆区疼痛都有效。

鞋子和袜子要松 不要穿过紧的、袜口勒的袜子，以免影响血液回流。裤子和鞋子都要选宽松、透气的。

低盐饮食，足量饮水 饮食上注意要少吃盐和糖，钠会使体内水分潴留。食物口味应清淡，加工食品、腌渍的食物或罐头，一般盐分很高，要尽量少吃。不要因为担心水肿而不敢喝水，孕期水肿与正常饮水的关系不大，孕妈妈还是应该适量、足量地饮水。不过喝水的时间要注意一下，傍晚或晚饭以后尽量少喝水，可以减轻第二天的水肿，也可以避免夜里频繁起夜。

蛋白质和蔬果 每天保证优质蛋白质的摄入，有利于缓解水肿。蔬菜和水果中富含人体必需的多种维生素和微量元素，具有加强新陈代谢和利尿等作用，还有利于防止便秘。

鼻出血

孕期流鼻血也是一种比较常见的现象，孕妈妈不必惊慌。

人的鼻腔黏膜血管比较丰富，血管壁比较薄，孕妈妈怀孕时血容量增加，同时体内大量分泌的孕激素使血管扩张和充血，所以鼻腔非常容易血管破裂出血，尤其在孕妈妈早上起来体位发生变化的时候，或者是擤鼻涕的时候。

此外，孕妈妈体内维生素K缺乏时，会使血液中凝血酶原减少，易引起凝血障碍，也容易鼻出血，还会影响胎儿发育。

缓解鼻出血的方法
第一，孕妈妈早上起床动作不要太快，擤鼻涕不要太用力。

第二，尽量保持鼻腔湿润，保持室内湿度在 40% ~ 50%。

第三，适当补充富含维生素 K 的食物，如菜花、白菜、菠菜等。

第四，鼻出血的正确处理方法是压迫止血，就是先在鼻孔里塞上干净的棉花或纸巾，然后轻轻捏住鼻子几分钟。孕期鼻出血一般不会很多，多数时候只是有一些血丝。如果流血较多时，注意不要仰头，这是很多人容易犯的错误止血方法。

口腔问题

孕妈妈发生口腔疾病的概率要比平时、比其他人都高，最容易发生的口腔疾病是妊娠性龈炎和龋病。孕期口腔问题一般在怀孕第 2 个月开始出现，在第 8 个月时随激素分泌浓度达到高峰而变得严重。

孕期容易出现牙周疾病的原因

孕期激素的影响 怀孕期间激素水平改变，会使牙龈对炎症的易感性增加，容易发生牙龈炎或加重已有的牙龈炎症。雌激素的增加会使动脉血管扩张，牙龈容易充血肿胀，牙周组织对局部刺激的反应加重，容易发生刷牙时出血等现象。有吸烟嗜好的孕妈妈，牙龈炎会比较重，还容易出现牙齿松动。

口腔卫生意识不强 孕期口腔卫生做得不够是导致或加重口腔问题的更主要原因。其一，怀孕期间，孕妈妈为了保证宝宝营养，进餐次数增多，这种用餐行为更需要加强口腔卫生；如果孕妈妈偷懒的话，食物残渣堆积在牙齿之间，龋齿发生概率明显增加。其二，孕吐、胃反酸、爱吃酸甜食物等因素会使唾液量减少，口腔酸度增加，容易腐蚀牙面、滋生细菌、造成牙齿脱钙，使龋齿的发生概率增加。

缓解口腔问题的建议

预防在前 牙口好才能吃得好，营养吸收利用才会好，孕妈妈才会更健康，胎儿才会发育得更好。建议有计划怀孕的女性，在怀孕前 6 个月看一次牙医，全面处理口腔问题，消除隐患，不让牙周病在孕期有机可乘。有条件的话，怀孕后应该每隔1～2个月进行一次口腔检查，做到早发现、早治疗。母亲产前做好口腔保健，对婴幼儿龋齿早期防治也有非常重要的作用。

加强口腔卫生　孕期要注意口腔卫生，孕妈妈可选用小头软毛的牙刷、含氟牙膏，早晚和餐后认真刷牙。如做不到每餐后都刷牙，至少要漱漱口。呕吐后，也要及时刷牙或漱口。睡前如果吃了东西更不能偷懒。

补钙　孕期补钙不能松懈，缺钙会影响胎儿骨骼发育，也会使孕妈妈发生牙齿松动、缺损的风险增加。

抓住孕中期的治疗时机　如果真的到了迫不得已的时候，发生了非治不可的牙科问题，最好在孕中期这个相对"安全期"进行。如何判断"迫不得已"的状况，交给专科医生。

打呼噜

孕期还有一个变化，原本睡觉安安静静的人竟然开始打呼噜了。难免让孕妈妈感到难为情，尤其是上班的孕妈妈，在办公室午休时被同事叫醒那一刻真是尴尬至极。研究数据显示，健康女性孕期打呼噜的概率会比孕前提高1倍，约30%的孕妈妈会打呼噜。

孕期"爱"打呼噜的原因

孕期打呼噜的原因有三：其一，体重增加，肥胖容易使人打呼噜；其二，不断增大的子宫抬高了膈肌，呼吸道比以前变得狭窄；其三，激素变化导致呼吸道黏膜充血水肿。这三个方面的变化都会导致呼吸道变窄，让人打呼噜。

打鼾的影响

大部分孕后开始打呼噜的孕妈妈都是良性打鼾，入睡后呼噜声较轻且均匀，过度疲劳的时候打呼噜有所加重。如果孕妈妈入睡后呼噜声很大、不均匀，有呼吸暂停、被憋醒等情况，是恶性打鼾的表现。良性打鼾对孕妈妈和胎儿都没有什么影响，但恶性打鼾对孕妈妈和胎儿都不好，会影响孕妈妈睡眠质量，可能会使胎儿缺氧。经常恶性打鼾且经过纠正但效果不佳时，应该寻求医生的帮助。

缓解打鼾的方法

控制体重 肥胖容易引起打呼噜，因为肥胖的人鼻咽部比较狭窄，睡觉时容易打呼噜。

采用侧卧睡姿 仰卧睡姿容易造成喉部肌肉和舌根后坠而堵住气道，进而导致打呼噜。

戒烟酒 吸烟容易刺激咽喉发炎，进而导致咽部水肿、狭窄；酒精会抑制中枢神经系统，使肌肉松弛，舌根后坠，导致上气道狭窄，诱发或加重打呼噜。

眼睑发炎、视力下降

孕期是一个多事之秋，从头到脚都在冒险。怀孕初期，有的孕妈妈会眼睑发炎，觉得眼睛疲劳、干涩、发红、有异物感，尤其戴隐形眼镜的孕妈妈会感觉非常不舒服；而到了孕晚期，有的孕妈妈会出现视力下降，视物模糊，感觉原来佩戴的眼镜度数不够用了。这些眼部问题是由于孕期眼角膜敏感度降低、角膜水肿和角膜增厚所致，而归根结底还是孕期体内激素变化造成的。但是，孕期这些眼部问题通常都会在产后6周左右恢复到怀孕前的状态，所以，孕妈妈不必担心，不必急着配换眼镜，应该让眼睛多休息。

孕期眼睛保健方法

暂时不戴隐形眼镜 怀孕后孕妈妈最好别戴隐形眼镜了，换副框架眼镜吧，一是因为继续戴隐形眼镜不舒服；二是因为此时眼睛比较敏感，如果隐形眼镜卫生护理不到位，容易发炎。

让眼睛充分休息 不论看书还是看电脑，要有意识地多眨眼，而且不要长时间用眼，尤其是上班的孕妈妈，尽量避免长时间盯着电脑屏幕，每工作30～40分钟就应该休息5分钟，以免眼睛疲劳干涩。休息时也不要老是看手机，应该闭上眼放松一下或者远眺。

正确使用眼药水 眼药水能够湿润角膜，消除眼疲劳，但孕妈妈不能乱用眼药水。通常怀孕时不能用氯霉素眼药水，如有炎症可以用红霉素、洁霉素眼药水，但最好在使用前先征求产科医生意见。眼药水应该点在靠近眼睛内侧的泪点处，有助于减少药物的吸收。

补充维生素 A 和维生素 C 维生素 A 和维生素 C 对眼睛有益，饮食上可以适当增加富含这类营养素的食物，如豆制品、鱼、牛奶、青菜、大白菜、空心菜、西红柿及新鲜水果等。另外，多补充水分也有助于保护眼睛。

通常孕期近视在宝宝出生后会恢复的，但是，如果孕妈妈孕期及产后一个月不注意眼睛保护，眼睛得不到充分休息，假近视有可能会变成真近视。

另外，如果孕妈妈的视力下降得很严重，经以上方法都不能缓解，有可能是糖尿病或高血压造成的，孕妈妈此时应该到医院进行详细的检查，排查原因。

分泌物异常

阴道分泌物是女性生殖系统健康状况的信号灯，分泌物的量、气味和颜色能反映出当下的身体状态。不管是否怀孕，健康女性阴道分泌物应该是透明无色或乳白色的，同时具有一定的黏性。

怀孕期间，受激素分泌水平变化的影响，孕妈妈阴道黏膜有充血、水肿现象，孕妈妈的私处会分泌比平时多的分泌物。这是正常现象，一般不需要特殊的治疗。但孕妈妈要加强卫生护理，否则一不小心，分泌物可能就不正常了。如有分泌物异常，应及时向医生反映。不要私自用药，更不能凭借平时的经验选药，因为孕期用药考虑的不仅是疗效，还有对胎儿的影响。

从瘙痒到外阴炎

怀孕期间分泌物增多，私处总是潮湿的，容易刺激皮肤进而引发外阴瘙痒，再严重一点会发展成外阴炎。

外阴炎主要是因为分泌物刺激而导致的外阴皮肤感染，如果私处被大小便污染或者长期被透气性差的紧身衣物裹着，也会导致外阴炎症。外阴炎典型表现就是外阴瘙痒、灼热、疼痛，排尿后加重，局部充血肿胀明显，还可能伴有湿疹。

孕妈妈如果患有外阴瘙痒或外阴炎，治疗比较简单也容易治愈，不用过于担心。但是不能自己乱用药，也不能坐视不管，应该到正规医院就诊。

阴道炎

怀孕期间，由于激素水平变化，阴道的酸碱度环境也相应发生改变，阴道的生态平衡被打破了，致病菌就容易乘虚而入。另外，怀孕期间女性的免疫力有所下降，外界的轻微感染就可能引发阴道炎。

阴道炎与外阴炎是两种不同的炎症，外阴炎只是外阴发炎，而阴道炎是阴道内部出现了细菌感染。但这两种疾病有互为因果的影响，二者也可能同时存在。阴道炎的治疗比较复杂。

异常分泌物的性状

孕妈妈要留心观察分泌物的颜色和气味是否有如下变化。

黄绿色　当发现分泌物为黄绿色、稀薄脓性、泡沫状并且伴有外阴瘙痒，可能是滴虫性阴道炎感染，这对宝宝健康很不利，会造成胎膜早破、流产、早产等。

灰白色　如果分泌物呈灰白色，有腥臭异味，伴轻微的外阴瘙痒，细菌性阴道炎的可能性较大，不及时治疗有引发胎膜早破、早产、产褥感染的危险。

豆腐渣样分泌物　当出现豆腐渣样、类似奶酪的分泌物，而且外阴异常瘙痒，还尿频、尿痛的话，可能是霉菌性阴道炎。孕期由于雌激素水平过高、自身免疫力下降，霉菌性阴道炎常会反复发作。

带有少量出血　如果孕妈妈分泌物的量异常增多、带有少量出血，并伴有下腹部疼痛感，是宫颈炎的典型症状。

孕期私处护理

清水清洗　每天用晾凉的温开水清洗私处，每天换洗内裤，内裤要经常高温烫洗或日晒。伴侣也要注意私处卫生，以防传染。

选用棉质宽松内裤　棉质布料透气性好，宽松内裤不会太紧，可避免私处长时间处于潮湿闷热状态。

及时更换护垫　如果孕妈妈使用护垫的话要及时更换，另外，要选择合适自己的护垫，有的护垫本身就会刺激皮肤。

注意臀部清洁方法　擦拭清洁臀部时，应该是从前向后，即从尿道口向肛门的方向，能够减少阴道被细菌感染的概率。反方向擦拭容易把肛门细菌带到阴道口或尿道口。

阴道出血

孕期，任何形式的出血都挺吓人，会给孕妈妈带来不小的惊吓。但事实上，即使孕期，也不必看到血就怀疑宝宝出问题了。怀孕期间有些情形下的出血是正常的，不需要担心。

不需要担心的出血

着床出血　受精卵形成后的 6～12 天，胚胎宝宝会在妈妈的子宫内膜着床，此时，有些孕妈妈会有点滴性的出血。点滴性出血可能只是一过性的，也可能持续一两天，出血量很少，不会有腹痛，血的颜色可能是红色的，也可能只是深褐色的。着床出血并不是所有孕妈妈都必然发生的现象，但是如果发生，孕妈妈不要惊慌。

性交后少量出血　怀孕期间，在激素作用下，孕妈妈子宫内血管扩张，宫颈表面有所改变，更加柔软和脆弱，所以轻微的刺激或运动都可能引发出血。出现此种情况时，要注意观察出血量和持续时间。如果只有一点点出血，很快消失的话，以后需要注意减少性生活的频率和强度。如果出血较多、持续时间长，建议到医院就医。

有研究数据显示，20%～30%的孕妈妈在早孕期间有不同程度的原因不明的阴道出血，其中大部分都是没有危险的少量出血或者点滴性出血，充分休息即可消失。

需要提高警惕的出血

出血时伴有腹痛　上述出血情况都不伴有腹痛的症状，如果孕妈妈出血的同时，腹部伴有痉挛性疼痛，要及时就医。

出血量很大　如果孕妈妈出血量足以浸湿一块卫生巾，或者有大量深棕色血液或血块流出，要及时就医。

出血持续不止　如果孕妈妈出血越来越多、流血不止，感觉眩晕无力，要及时就医。

出现这三种情形的出血，很可能是流产、宫外孕或葡萄胎引起的。其中葡萄胎引起的出血比较少见，而发生流产和宫外孕的概率比较大，要及时就医。大部分自然流产是胎儿自身发育不良所致，是自然淘汰的结果，一味盲目地保胎没有意义。宫外孕如救治不及时会导致输卵管破裂，失血性休克，后果比较严重，曾经有过宫外孕史、患过子宫附件炎症的孕妈妈妊娠时要首先排除宫外孕，以免发生危险。

孕妈妈应该学会观察出血的性质，孕期出血难免会令人担忧，如果对这些知识一无所知，孕妈妈会产生过大的心理压力和紧张情绪，甚至是恐慌，不利于保胎。哪些出血只是孕期的一个小插曲，哪些出血需要及时就医，孕妈妈应该心中大致有数，冷静应对。如果去医院最好带着染血的衣物和清血、止血的用品，尽量详尽地告诉医生出血的时间、出血量、持续时间、颜色及其他症状。有助于医生快速判断病情。

尿频

子宫位于盆腔中央，在膀胱和直肠中间，未孕时，膀胱和直肠的充盈度会影响子宫的位置。怀孕后，子宫掌握了主动权，不断变大的子宫会压迫膀胱，使膀胱容量变小。所以，孕妈妈上厕所的频率会增加，越到后期越严重。

而在孕早期，虽然子宫大小还没有多大的变化，但此时身体比平时制造更多的血液，血液流经肾脏时也会产生更多的尿液。雌激素增多会使盆腔充血，同样会对膀胱造成一定的压迫，使孕妈妈产生尿意。

孕期尿频、漏尿小尴尬

整个孕期，孕妈妈尿频趋势的大概变化是：孕早期尿频开始，小便"着急"；孕中期，尿频症状"还好"，基本能控制；孕晚期，尿频症状加重，偶尔漏尿。孕晚期尿频最严重，一是因为子宫体积已经达到一定程度了；二是因为临近预产期时胎儿头部下降到盆腔再度压迫膀胱；三是由于越来越大、越重的子宫对盆底肌组织造成了损伤，出现压力性尿失禁，咳嗽、打喷嚏或者大笑，都可能因腹压升高而导致漏尿。压力性尿失禁通过产后盆底肌康复会慢慢好转。

正常情况下，当膀胱贮尿达 400 毫升左右时，人会有尿意，约 4 小时排尿 1 次。但是孕妈妈可能每 2 小时就要排尿 1 次，而胎头下降、临近产期时，可能每 1 ~ 2 小时上 1 次厕所。据调查统计，怀孕初期可能有一半的孕妈妈尿频，而到孕晚期，近 80% 的孕妈妈都免不了尿频的困扰。尿频、漏尿，除了有些尴尬外，比较严重的影响是打扰孕妈妈睡觉休息。

但是，孕妈妈千万不要因此而憋尿。由于子宫的增大，膀胱不能过度充盈，孕妈妈应该及时排小便，过度憋尿会导致膀胱平滑肌麻痹、溢尿，还容易出现尿路感染。孕妈妈也不要因此限制饮水，否则容易导致或加重便秘等其他问题。

尿频缓解建议

晚饭后减少喝水、睡前排尿 每天的饮水量不能缩减，一定要足量饮水，但是在饮水时间安排上要减少晚饭后的饮水量，睡前尽量排空膀胱里的尿液，这样可以缓解夜间尿频。

使用护垫或卫生巾　使用护垫或卫生巾可减少漏尿的麻烦，但是要注意及时更换护垫、卫生巾等卫生用品。

盆底肌训练　盆底肌张力是能够通过专门的练习来加强的，有助于预防压力性尿失禁和产后盆底肌无力而引起的尿失禁。

尽量少吃利尿食物　有些食物有利尿的作用，如西瓜、冬瓜、海带等，在尿频的阶段，这类食物的摄入不要过多。

注意：孕期一定要加强卫生，勤换内裤、每天清洗私处，避免细菌感染。孕妈妈如果尿频的同时伴有尿急、尿痛或尿液浑浊、血尿、发热、腰痛等症状，可能是尿路感染，应该及时就医。

便秘、痔疮

便秘是孕期最常见的烦恼之一，同时，也是孕期比较容易忽视的。如果怀孕前孕妈妈就有便秘的困扰，那怀孕后情况很可能加重。之前没有便秘的孕妈妈，在怀孕后发生便秘的可能性也会增加。

便秘烦恼

hCG 是孕期便秘麻烦的头号制造者，它使胃酸分泌减少、胃和肠道蠕动能力减弱，吃进去的食物排空慢，粪便长时间滞留，水分被肠壁吸收，粪便就会变得干硬；而孕妈妈此时腹部肌肉力量比较弱，使不上力，所以排便变成一项有难度的工作。

怀孕后，如果孕妈妈运动和活动太少，日常饮食摄入蔬菜不够，大鱼大肉"恶补"过头，也会加重消化负担，增加腹胀和便秘发生的风险。

老话说"十孕九痔"，如果孕妈妈同时患有痔疮的话，排便这件事就会更加使孕妈妈感到头疼。

改善便秘的建议

便秘是可以通过调整生活习惯和饮食习惯而改善的，不到非常时刻、没有医生的指导，孕妈妈千万不要乱用泻药或开塞露（小型灌肠剂）。

起床后饮水 补充水分有利于软化粪便。此外，每天早上起床后，先空腹喝一杯淡盐水或蜂蜜水，有刺激肠蠕动、润肠通便的作用。

多吃蔬菜水果 增加富含膳食纤维的蔬菜和水果以及薯类的摄入，深色蔬菜、奇异果、火龙果、香蕉（熟透的）、梨、苹果、玉米、红薯等，这些食物可以促进肠道肌肉蠕动，软化粪便，从而可以帮助孕妈妈排便。薯类可作为主食食用，但尽量不要安排在晚餐，容易胀气。

适当活动 怀孕了，日常活动也不需要特别限制，不要总是躺着、坐着，孕妈妈应该培养适当的运动习惯，除了防止便秘，更有利于体重控制和顺利分娩。

尴尬的痔疮

孕妈妈发生痔疮的话，常常是在孕晚期。因为逐渐增大的子宫会压迫静脉，阻碍静脉血液回流，而孕妈妈盆腔内血液供应增加、盆腔组织松弛，会促使痔疮的加重和发生。

子宫在膀胱和直肠中间，增大的子宫不仅压迫膀胱，还会压迫直肠肛门部而使其血行淤滞，导致痔疮发生。

此外，"拉屎不专注"也是导致现在年轻人痔疮发病高的一个原因。什么是"拉屎不专注"？典型的就是"带着手机上厕所"，一边上厕所一边玩手机，正常五分钟能完的事儿，常常要十几分钟或半小时才结束。孕期痔疮和便秘像两个形影不离干坏事的好朋友，两者容易形成恶性循环，越来越严重，非常影响孕妈妈的健康和心情。

预防和改善痔疮的建议

少吃辛辣刺激性食物 过于辛辣的食物是容易诱发痔疮的因素之一。

做一做提肛动作 每天坚持做10～30次提肛动作，即有意识地收缩肛门，能够改善局部血液循环，减少痔疮发生。同时，孕妈妈不宜久坐，应该适当运动。

上厕所"速战速决" 如厕时不要看书或看手机，每次大便时间最好不要超过 10 分钟。孕妈妈排便困难时，可以在医生的指导下用些润肠通便的药物。注意，一定要先咨询医生，不要自己乱用药。

腿抽筋

数据显示，约一半的孕妈妈从孕 4 月开始，会睡着睡着突然腿肚子抽筋，被痛醒，搅散了睡意。

孕期小腿肚容易抽筋，一是因为疲劳，孕妈妈体重增加，双腿肌肉易疲劳；二是因为缺钙，孕妈妈钙需求量增大而补钙不足会导致缺钙；三是因为受凉，孕妈妈子宫增大且血液大部分流向子宫会导致下肢血液循环不良、下肢寒冷，踢被子也会导致腿部受凉。

孕妈妈常常夜间发生腿抽筋，是因为晚上人体血钙水平相对较低。也可能是因为睡眠姿势不对，如长时间仰卧，也会引发腿抽筋。

缓解腿抽筋的方法

偶尔腿抽筋并不会影响胎儿健康发育，孕妈妈通过服用钙片能够有效缓解。但是，如果孕妈妈频繁抽筋、抽筋严重就说明体内缺钙严重，不仅要及时补钙，生活中还要注意以下几个方面。

补钙补镁 日常饮食应该多摄入含钙高的食物，如牛奶。同时要适量补充镁元素，有研究显示镁元素可以预防抽筋，富含镁元素的食物如全谷物、干果、坚果等。食物补充营养素需要长期坚持才有效果，补充钙剂和镁剂应该效果更快，选择哪种方式孕妈妈应该咨询医生。

运动前后热身 孕妈妈身体条件允许的话，规律运动绝对是预防抽筋的好办法。但如果运动剧烈、腿部的肌肉收缩过快、运动前热身不够、运动后放松时间太短，或者运动后出汗多而没有及时补充钠，都会引起腿部肌肉的收缩与放松难以协调，小腿肌肉痉挛。所以，孕妈妈运动量要适当，运动前后要热身，放松肌肉，出汗多时要饮用运动功能饮料。

睡前拉伸　睡前专门拉伸一下小腿肌肉，能够减少睡觉时腿抽筋的发生。

下肢保暖　无论是夏天还是冬天，晚上的气温都比白天低很多，冷气偷袭孕妈妈的下肢肌肉，就会引起肌肉"热胀冷缩"，腿就会抽筋。所以，孕妈妈晚上睡觉一定要注意下肢保暖。

按摩或热敷　按摩或热敷抽筋部位，可以消除症状；伸直腿部拉长抽筋部位的肌肉，慢慢活动抽筋的脚踝和脚趾，能够慢慢缓解抽筋。

静脉曲张

许多孕妈妈会在孕期患上静脉曲张，而原本就有静脉曲张的孕妈妈在怀孕后会更加严重。

研究数据显示，约有1/3的孕妈妈会患有程度不同的下肢静脉曲张或微血管扩张。静脉曲张是指静脉肿胀、迂曲，在皮肤表面凸出来，呈紫色或蓝色，最常发生在腿部，但也可见于外阴部或其他部位。严格来说，痔疮就是一种静脉曲张。

静脉曲张的影响和原因

静脉曲张除了看起来像蜘蛛网不美观，还会产生瘙痒感和疼痛感，通常这种瘙痒和疼痛是可以忍受的，短期内一般影响不大，可以等到生完宝宝后再治疗。但是，如果肿胀或疼痛厉害，伴有肤色改变和发热、发冷症状，需要就医。

健康女性在孕期发生静脉曲张主要是因为子宫逐渐增大，增加了腿部静脉的压力。下肢静脉是负责把血液运送回心脏的，怀孕时孕妈妈体内血量增加，静脉承受的负担随之增大；但孕期激素使血管壁扩张和松弛，会导致孕期静脉收缩力减弱，下肢血液淤积。这些因素交织在一起容易导致或加重静脉曲张。

孕妈妈怎么缓解静脉曲张？

避免提重物 孕妈妈体重增加本身就会对下肢造成压力，如果身负重物，更加不利于静脉曲张症状的缓解。

增加下肢活动 下肢活动锻炼少、肌肉无力，不利于下肢静脉收缩和血液回流。反之，增加下肢肌肉的锻炼，增强下肢肌肉和静脉收缩、舒张功能，能促进下肢血液的回流。

睡觉时左侧卧 左侧卧有利于下腔静脉的血液循环，减轻静脉曲张的症状。睡觉时可在脚下垫上毛巾或被子，可减少腿部压力，帮助血液回流。

穿宽松舒适的衣物 腰带、鞋带不要勒得过紧，裤子、鞋子应该选择略宽松的。

远离酒精，避免高温 尽量避免食用含有酒精的饮品和食物，酒精会加剧静脉曲张的程度。高温易使血管扩张，加重病情。

穿静脉曲张弹性袜 静脉曲张严重的孕妈妈，可以穿专为孕妈妈设计的静脉曲张弹性袜，这种袜子也称医用循序减压弹力袜，能够帮助患者减轻腿部受到的压力，效果很好。

控制体重 孕妈妈应该把体重控制在合理的范围内，超重会增加身体的负担，使静脉曲张更加严重。

睡眠困难

孕妈妈需要充足的睡眠，良好的孕期睡眠对孕妈妈和宝宝的健康都非常重要。睡眠期间身体会发生一些对孕妈妈和宝宝健康都十分有益的变化，比如，促进身体组织生长和愈合；心跳慢下来，心脏得以休息；应激激素减少而生长激素增加；孕妈妈的新陈代谢系统每天都在加班加点工作，睡觉有利于新陈代谢系统休息。

睡眠不足可能引发的不良情况是多方面的。对于孕妈妈而言，睡眠不足会让抑郁情绪恶化，提高患 II 型糖尿病和妊娠期糖尿病的风险。对于宝宝而言，孕妈妈睡眠不好，宝宝的睡眠质量和生长发育也会受影响，孕妈妈的不良情绪也会传递给胎儿，让胎儿在发育过程中也"不开心"。

睡眠不好的原因——都是激素惹的祸

孕期激素的变化，尤其是孕激素的升高，会让孕妈妈情绪起伏不定，好像所有感受都加倍地放大了，尤其是坏情绪的破坏力非常大。原本很小的事，在孕妈妈看来可能就是天大的麻烦。孕妈妈的精神和心理在孕期都会变得比较敏感，对于压力的承受能力也会降低，常会有紧张、焦虑、忧郁等情绪问题或心理疾病。这些问题的常见表现和症状就是睡眠障碍、失眠。

另外，尿频、皮肤瘙痒、半夜腿抽筋、腰酸背痛、胸闷气短等不适，也会影响睡眠质量。这些孕期不适，究其原因，都是激素在其中直接或间接参与造成的，是激素在为胎宝宝保驾护航过程中不可避免的一点"副作用"。

促进良好睡眠的建议

采取正确的睡姿——左侧卧　孕期子宫会不同程度地向右旋转，子宫右旋会影响胎儿的血氧供给。孕妈妈采取左侧睡姿，就可以减轻子宫的右旋转，进而可缓解子宫供血、供氧不足。当然强迫自己一晚上保持一个睡姿会很累，孕妈妈有意识地尽量多些左侧卧睡姿就好了。

安置大肚子　孕中晚期，肚子越来越大，孕妈妈的大肚子常常无处安放，怎么睡都不舒服，侧躺时在肚子下、腰后和两腿之间分别放一个枕头或垫子，孕妈妈会舒服很多。

调整生物钟　孕妈妈现在是一人吃喝，两人补，一人睡觉，两人休息，责任重大，任何事都没有此刻肚子里宝宝的成长更重要，孕妈妈没有任何理由应该熬夜。入夜之后孕妈妈可以做一些安静的事，如读书、泡脚或洗个温水澡，然后到点了就安安静静地上床睡觉。每天早晚应该在同一时间上床睡觉和起床，把生物钟调整好。记住，任何事情都不应该成为拖延孕妈妈上床睡觉的理由。

重新布置卧室 花点儿时间和精力营造一个有利于帮助孕妈妈入睡的卧室环境是绝对值得的。孕妈妈的卧室应该换一个遮光更好的窗帘，做一些隔音、消音措施，尽可能降低灯光和噪音的影响。孕妈妈的卧室还要保持良好的通风和室温。

换个枕头 如果睡不安稳，试一下换个枕头。目前市场上有各种类型的枕头，孕妈妈可以选择高低适中、软硬可调、亲肤吸汗材质的枕头。从经验上来看，选一个舒适的新枕头，可以有效提高睡眠质量。

睡前头脑放空 睡前不要看会引起情绪紧张或波动的影视作品、书籍。睡前不要想太多，如有一直盘旋在脑子里或心里放不下的事，可以列一个"待办事"清单，等到第二天再去处理。最好能够在吃晚饭前把所有的杂事都处理完，确保睡前一身轻松。

适量运动 只要身体条件允许，白天适量运动能够帮助孕妈妈晚上睡个好觉。睡前可以按摩小腿肌肉或做做小腿肌肉的拉伸动作，使小腿肌肉放松，不仅能预防腿抽筋，还能舒缓紧张的肌肉，促进睡眠。注意，睡前不宜进行过多的身体锻炼。

睡前吃点小零食 子宫挤压到胃时，会让孕妈妈吃一点就觉得饱了，而晚上随着食物的胃排空经常容易被饿醒。如果有这样的情况发生，建议睡前吃一些零食，如杂粮面包、全麦饼干、杂粮糊或者是燕麦片，这些富含粗纤维的食物能够增加饱腹感。

睡前不喝水 孕妈妈需要足够的饮水，但是饮水时间安排要合理，上午应该多喝水，下午傍晚时分之后就要少喝水，尤其是临睡前1小时内尽量不要喝水，这有利于减少夜间起夜次数。孕妈妈临睡前应该上一次厕所，尽可能睡前排空膀胱。排尿时身体往前倾有利于膀胱排空。

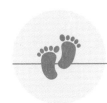

孕期并发症如何预防?

妊娠剧吐

妊娠剧吐是指妊娠早期孕妈妈出现严重持续的恶心、呕吐，引起脱水、酮症，甚至酸中毒，需要住院治疗。大多数妊娠剧吐是良性的，经过积极正确的治疗，病情会很快得以改善并随着妊娠进展而自然消退。

一般来讲，妊娠早期约 50% 的孕妈妈会出现恶心、呕吐，25% 仅有恶心而无呕吐，25% 无症状。恶心、呕吐症状多始于孕 4 周，孕 8 ~ 9 周时最为严重，60% 的孕妈妈孕 12 周后症状自行缓解，91% 的孕妈妈孕 20 周后缓解，还有大约 10% 的孕妈妈在整个妊娠期持续恶心、呕吐。有恶心、呕吐的孕妈妈中通常只有 0.3% ~ 1.0% 发展为妊娠剧吐。

妊娠剧吐的影响

妊娠剧吐虽然看起来很严重，但是总体上，经过治疗后，其对妊娠结果和更长期的母儿健康没有明显的不良影响。它不会增加后代畸形风险，基本看不到关于怀孕期并发妊娠剧吐而引起孩子和妈妈长期健康问题的专业权威报道。因此，我们认为，妊娠剧吐经过治疗，最后常预示良好妊娠结局，孕妈妈不必担心。但是，妊娠剧吐患者如果延误就诊或者治疗不足，会导致严重的营养不良，进而引发更严重的不良后果。

对孕妈妈 未经治疗的妊娠剧吐会导致脱水、血容量不足、电解质平衡失调；由于脱水缺氧，对肝功能会产生影响，严重者可出现黄疸；机体严重脱水，血液浓缩，尿量减少，会对肾脏产生继发性损害；重症妊娠剧吐患者常因病程长达数周以上，导致严重营养缺乏，如维生素 C 缺乏可致血管脆性增加，引发视网膜出血等血管问题；妊娠剧吐持续 3 周后，可引起维生素 B_1 严重缺乏，可致 Wernicke 脑病（韦尼克脑病），约 10% 的妊娠剧吐孕妈妈会并发该病，表现为眼球震颤、视力障碍、步态和站立姿势受影响，个别可发生木僵或昏迷。

对宝宝 未经治疗或治疗不足的妊娠剧吐，会使低出生体重儿发生率升高。此外，最近一项大样本量研究报道，孕早期发生妊娠剧吐的孕妈妈发生子痫前期的风险轻微升高；在孕中期因妊娠剧吐入院者，孕 37 周前发生子痫前期的风险上升 2 倍，胎盘早剥风险增高 3 倍，小于胎龄儿风险增高 39%。

发生妊娠剧吐的原因

目前来讲，妊娠期恶心呕吐的病因并不完全明了，对其原因的研究有人提出包括心理倾向、进化适应和激素刺激等多种学说。

激素刺激学说是比较被认可的主要原因。由于 hCG 浓度的峰值与妊娠恶心症状出现的时间峰值存在密切的时间关系，hCG 已被认为是一种产自胎盘的致吐刺激物。已知的另一种影响妊娠恶心呕吐的激素是雌激素。妊娠恶心呕吐在雌二醇水平升高时常见，在雌二醇水平降低时较少见。

精神和心理因素对妊娠剧吐的发生有着较大的关系，孕妈妈对妊娠本身有恐惧心理、厌烦情绪，或者受到民间封建迷信思想影响的话均可导致呕吐加剧。

此外，在妊娠中期仍然持续剧吐可能与胎盘功能异常有关。

什么样的孕妈妈容易妊娠剧吐？

晚期葡萄胎、多胎妊娠的女性有妊娠剧吐的风险，有家族史（遗传学）或者以前妊娠有妊娠剧吐病史的孕妈妈也容易出现妊娠剧吐。一项研究发现，大约 2/3 描述前次妊娠严重呕吐的女性，在本次妊娠出现类似症状。妊娠剧吐女性的女儿或姐妹也容易出现相同问题。另外，有晕动症或偏头痛、严重痛经史女性，发生妊娠剧吐的概率较高。

妊娠剧吐的治疗

妊娠剧吐者需住院治疗，如果呕吐十分频繁，完全不能进食，呕吐物中有绿色的胆汁或咖啡色物质，并且体重较孕前减轻 5%，同时出现面色苍白、皮肤干燥、尿量减少等现象时，孕妈妈一定要到医院就诊，明确失水量和电解质的紊乱程度，输液以补充水分并增加营养、纠正脱水和酸中毒，一般治疗后两三天病情就会好转。至于恶心呕吐反应是否能完全消除，还要看孕妈妈个人的情况，与正常的早孕呕吐一样，60% 的孕妈妈在孕 12 周后症状缓解，91% 的孕妈妈在孕 20 周后缓解，约 10% 的孕妈妈会持续整个妊娠期。经治疗后的妊娠剧吐一般不影响妊娠结局，孕妈妈仍然可以完成孕育，而且孩子也通常都很健康。

妊娠剧吐的日常保健

妊娠剧吐的孕妈妈在日常生活中要特别注意生活方式调整和饮食调节。

心理战胜　心情要保持轻松愉快。自学一些保健知识，以充分认识早孕反应，解除心理上的负担。孕吐只不过是机体自我保护的一种本能反应，如果处理得当，是可以尽可能减轻的，对胎儿不会产生不利影响。女性在怀孕期间，尤其需要丈夫和家人的关心，丈夫的体贴，亲属、医务人员的关心能解除孕妈妈的心理顾虑，增强孕妈妈战胜妊娠剧吐的信心。但是，在拨打妊娠恶心呕吐援助热线的女性中，85% 的人表示缺乏配偶的支持和关心。在此呼吁准爸爸在妻子怀孕期间能够多了解孕期知识，关注孕妈妈的心理，帮助孕妈妈战胜剧烈的早孕反应，有需要时及时咨询医生。

身心放松　孕妈妈要休息好，每天规律作息，休息时不要老是躺在床上玩手机等电子产品，可以去室外环境好的地方散步，听听音乐等。孕妈妈应该戒掉烟酒等不良嗜好。

适量活动　不能因为恶心、呕吐就整日卧床休息，否则只能加重早孕反应。其实，如果活动太少，恶心、食欲不佳、倦怠等症状会更为严重，并易形成恶性循环。适当参加一些轻缓的活动，如室外散步、做孕妈妈保健操等，都可改善心情，强健身体，减轻恶心、呕吐症状。

注意补充维生素 B₆ 补充维生素 B_6 有助于减轻恶心。建议每天分 3 次摄入 75 毫克的维生素 B_6。维生素 B_6 非常便宜，而且安全，对于大多数孕妈妈都有效。

防止便秘 孕妈妈应该养成每天排便的习惯，以免便秘后加重早孕反应的症状。

适当加餐 空腹更易引起恶心，在能吃的时候，尽可能吃想吃的东西，避免接触引起恶心的食物及气味。每次的进食量要少，少食多餐，最好每2～3小时及睡前进食少量零食。适当改善就餐环境，有助于孕妈妈转换情绪，激起食欲，如进食时听轻音乐，餐桌上放一些鲜花。

选择易消化的食物 易消化的食物易吸收，有助于减轻呕吐，如粥类，不仅易消化且能补充因呕吐失去的水分。另外，稍干燥的食品也能减轻恶心、呕吐症状。所以，建议恶心时吃干的，不恶心时喝稀的。早期时易恶心，可以吃些苏打饼干、面包干，用餐时应尽量不喝水，可减轻胃部满胀感。日常可多选择一些酸味食物以刺激食欲，少吃豆类、洋葱等产气的食物。

选择鲜艳的食物 食物形态要能吸引人的视觉感官，同时还要清淡爽口，富有营养。番茄、黄瓜、辣椒、鲜香菇、新鲜平菇、新鲜山楂果、苹果等食物色彩鲜艳，营养丰富，易诱发人的食欲。食物要多样化，烹调要多样化，并应尽量减少营养素的损失。可根据孕妈妈的不同情况和嗜好，选择不同的原料和烹调方法来加工食物。

专心吃饭 吃饭的时候注意力应该放在食物上，不要多想其他的，包括生活琐事和工作，更不要担心进餐后会不会吐，只要能吃下去就尽量吃一些。总之在进食过程中，应该尽量保持精神愉快。

适当吃一点姜 姜能缓解早起的恶心，孕妈妈可以适量吃一些姜片或者喝一点姜茶。

> ⏱ 周医生小贴士："吐得厉害，怀的就是女孩"是真的吗?
>
> 生男生女由染色体决定，与妊娠剧吐无关。
>
> 不过有趣的是，从一些数据上看，二者似乎有一些不明确的关联，比如，有妊娠剧吐的孕妈妈所生的宝宝，女婴居多。目前科学家们并不支持这种观点，也不清楚其中的原因，只是推测这可能也是与她们体内的 hCG 水平升高有关，因为在普通妊娠中，生下女婴的母亲 hCG 水平似乎更高一些。
>
> 孕妈妈只当这是一个有趣小奇闻吧，不能以此判断宝宝性别。

贫血

我国育龄女性的贫血情况是比较突出的，孕期和哺乳期女性由于一些生理因素的影响，贫血情况更为严重。统计数据显示，我国约 1/3 的未孕、未哺乳女性贫血，而孕期和哺乳期女性中约 1/2 患有贫血。

贫血有三种类型：缺铁性贫血、巨幼细胞性贫血和再生障碍性贫血。再生障碍性贫血是由于骨髓造血功能异常而导致的。大部分贫血患者都是缺铁性贫血和巨幼细胞性贫血。

为什么孕期更容易发生贫血?

孕期最常见的贫血是缺铁性贫血。顾名思义，这种贫血就是体内铁不足造成的。怀孕期间，人体对铁的需求量大约是平常的 2 倍，因为孕妈妈除了要满足自己对铁的需求，还要满足小宝宝的铁需求。我国育龄女性贫血的问题本就比较突出，孕前如果体内铁存储量不足并且怀孕后不注意补铁的话，贫血的情况就会更加严重。

孕期另一个比较常见的贫血类型是巨幼细胞性贫血。这种贫血主要是由于孕妈妈体内缺乏叶酸导致的。孕妈妈缺少维生素 B_{12} 也会导致巨幼细胞性贫血，但发生的较少。叶酸是怀孕期间很重要的一种营养素，不仅能够预防巨幼细胞性贫血，对预防胎儿神经管畸形具有重要作用。孕妈妈应该在备孕时开始有意识地补充叶酸，每天 400 微克。日常饮食一般达不到孕期的叶酸需求量。

此外，如果孕妈妈孕吐严重、怀有双胎或多胎、日常饮食缺铁，两次怀孕间隔时间短、孕前月经失血量大，会导致铁、叶酸、维生素 B_{12} 等营养物质的摄入量和吸收量都有所减少，进而会影响血红蛋白合成，导致贫血。

贫血的影响

在怀孕期间，孕妈妈要为应对分娩出血而储存足够的铁，也要为宝宝宫内发育和出生后至吃辅食前这一段时间的成长提供一定量的铁。宝宝出生后大约 4 ~ 6 个月的时间里无法从食物中摄取铁，因此宝宝在出生前会从妈妈那里取得约 300 毫克的铁，贮存在自己的体内。孕妈妈是伟大的，当体内的铁无法满足宝宝这些需要的时候，孕妈妈的身体会主动先满足宝宝的需求。所以，孕妈妈身体贫血发生时首先影响的是自己，对胎儿没有什么影响；如果贫血一直得不到有效纠正，才会影响到宝宝的健康。

对孕妈妈　贫血会导致头晕、乏力等症状，还可能出现头疼、耳鸣、目眩、疲倦、心悸、注意力不集中、记忆力减退、食欲差及消化不良等症状。在分娩过程中，由于出血较多，会加重贫血的程度，从而导致产后恢复困难。如果是剖宫产，则会出现伤口不易愈合、抵抗力下降、易感染疾病等情况。还可能导致乳汁分泌障碍，不能进行母乳喂养。贫血严重时可引起贫血性心脏病，甚至心力衰竭。

对宝宝　孕妈妈如果长期贫血对宝宝的身体健康和智力发育也将会产生影响。含有血红蛋白的红细胞是氧气的载体和搬运工，如果孕妈妈贫血，胎儿在生长发育的过程中得不到充足的氧气，可造成胎宝宝细胞氧含量不足，轻者使胎宝宝发育缓慢，重者可发生早产、胎儿宫内窘迫等。此外，血氧供应不足，胎儿大脑发育会受到影响，将会影响孩子终身的智力发育。

贫血怎么判断

孕妈妈应该在备孕期间就积极纠正贫血状态，注意补充铁、叶酸和维生素等营养。怀孕期间，要随时关注是否有贫血指征和症状。进行规范产检的孕妈妈，通常每4周复查1次血常规，可检测是否贫血。

贫血最早出现的症状是疲惫、困乏、全身无力，然后会出现脸色、嘴唇、皮肤黏膜苍白等情况。有的孕妈妈还会出现头痛头晕、注意力无法集中、消化功能异常等症状。但是轻度贫血的孕妈妈可能仅仅表现为化验指标的异常，这些症状可能没有。贫血症状往往容易被孕妈妈忽视，误以为是怀孕的正常反应。所以定期产检是了解自己是否贫血的可靠方法。血红蛋白低于110克/升时，就是贫血；如果低于60克/升，就是重度贫血。重度贫血时会出现一些心脏和呼吸的问题，如心悸、心动过速、呼吸困难等，这时应该及时就诊，接受治疗，以免对孕妈妈和胎儿产生不可逆的影响。

很多人觉得"瘦妈妈一定会贫血，而胖妈妈不用担心贫血"，这是错误的认知，贫血与孕妈妈的身形胖或瘦没有必然的因果关系。

孕期贫血的发生与孕周关系密切，通常是从怀孕4个月左右开始发生，因为胎儿早期发育对于铁的需求不大。研究资料显示，城市孕妈妈孕13周前贫血患病率为16.4%，孕28～37周，贫血患病率41.4%，孕37周贫血患病率下降为32%。这与临床状况是相符的。建议孕妈妈从孕早期甚至备孕期开始关注贫血的问题，注意自己是否贫血并积极进行纠正。

日常生活中如何纠正贫血？

膳食补铁　怀孕期间积极补铁是预防和纠正缺铁性贫血的关键。除非重度贫血需要治疗和服用补铁剂，一般的贫血可以通过饮食来纠正和预防。常见的富含铁的食物是动物肝脏，如鸡肝、鸭肝、猪肝等，孕妈妈应该每周吃一两次。红肉（瘦的）类食物铁的含量也比较丰富，平时应该多摄入一些。

补铁要搭配维生素C　维生素C对铁的吸收有促进作用，补铁要摄入量和吸收量都给力，才能有效改善贫血。所以，孕妈妈日常还要多吃一些富含维生素C的蔬果，能更好地促进铁吸收。橙子和西红柿是补充维生素C的佳品，它们所含的大量维生素C可与铁形成可溶性螯合物，有利于肠胃对铁的吸收。

补充叶酸和维生素 B$_{12}$ 因叶酸或维生素 B$_{12}$ 缺乏而导致的贫血，应咨询医生服用叶酸和维生素片，同时饮食上应该多吃富含叶酸的绿色蔬菜。

适量增加高蛋白食物摄入 蛋白质是生命的基础，我们身体的各个部位都是由蛋白质组成。几乎所有类型的贫血都需要保证足够的蛋白质摄入。一方面，蛋白质是构成血红蛋白的重要部分；另一方面，蛋白质与铁在体内的代谢有关，铁离子通过血清转运蛋白运载至骨髓参与造血，多余的铁离子则以铁蛋白的形式储存起来。

妊娠期高血压疾病

妊娠期高血压疾病，简称妊高征，是女性在怀孕期间特有的、常见的疾病。妊娠期高血压疾病不是一种疾病，而是一组疾病，包括妊娠期高血压、子痫前期、子痫、慢性高血压并发子痫前期、慢性高血压等，发生率为 5% ~ 12%，一般发生在怀孕 20 周以后至产后两周。

妊高征虽说是孕期的一种特有疾病，但并不是一生完宝宝，血压就立即会变回正常，可能需要一段时间来恢复。一般来说，轻度妊高征的孕妈妈（收缩压 160 mmHg 以下）产后 3 个月之内会慢慢恢复，而情况比较严重的孕妈妈（收缩压高于 160 mmHg）通常要经过治疗后才能恢复。

什么样的孕妈妈容易患妊高征？

妊高征的病因目前还没有完全明了，但是根据研究、调查，已经明确了可能引发该病的一些高危因素。

第一胎时患妊高征的孕妈妈，再次怀孕时，并非一定会再次发生妊高征，但风险比普通孕妈妈要高。这种情况下，建议孕妈妈至少间隔 2 年以上再考虑要第二个孩子。

孕妈妈患有慢性高血压、妊娠期糖尿病、慢性肾炎、抗磷脂综合征或高血压家族史的话，会增加妊高征的发病风险。

多胎妊娠、年龄低于 18 岁或高于 40 岁、羊水过多、贫血、营养不良、体重超重、精神高度紧张的孕妈妈，比没有这些情况的孕妈妈，患妊高征的概率要高。

经常有些孕妈妈问我，"孕前血压一直都正常，应该不会得妊高征吧？"答案是否定的。孕期血压正常，甚至孕前血压偏低，在孕期也并不是与它彻底绝缘，仍然可能会患妊娠期高血压疾病。

妊高征的表现

妊高征主要表现为高血压（血压 ≥ 140/90 mmHg）、蛋白尿（尿蛋白＋）、水肿（体重突然异常增加，足踝部凹陷性水肿）；当血压升高引起脏器功能受损时，容易发展成子痫前期，甚至子痫，界时孕妈妈会出现头痛、抽搐、视觉障碍、血小板减少、肺水肿，甚至昏迷等症状，严重影响母儿健康，是孕产妇和围产儿患病和死亡的主要原因之一。

预防和缓解妊高征的建议

临床资料表明，经过认真的生活调理，绝大多数轻度妊高征患者的病情都能得到缓解。

认真产检，检测血压　产检必须认真，不能想检就检，不想检就不检。有些产检项目不仅要检查，还要严格按照医嘱在规定的时间内去检查。认真产检是及时发现孕妈妈和宝宝问题的保障措施。自我检测血压也要认真。现在测量血压的仪器使用起来非常方便，有高危风险的孕妈妈应该在家每天定时测量血压，最好每天早、中、晚都测量一次。

饮食调理　饮食调理是防治妊高征的重要措施。明确诊断为妊高征的孕妈妈在饮食上尤其应该注意。首先，控制热量，防止吃得过多、过饱，避免引起肥胖。其次，应该低盐饮食，有高血压症状时一定要饮食清淡。再次，限制脂肪摄入。控制烹调油的用量，少吃肥肉和胆固醇含量多的食物。奶油饼干、奶油面包、方便面、汉堡包、油炸零食、糕点、油条、油饼等食物都要尽量避免。最后，适当摄入蛋白质、维生素和矿物质，营养全面有利于预防高血压，蛋白质的摄入每日应该达到80～100克，其中动物蛋白和植物蛋白最好各占1/2，动物蛋白是优质蛋白，至少应占到1/3。

适当休息 适当休息是指劳逸结合，保证充分睡眠，防止疲劳，适度运动，休息时孕妈妈并不是一定要卧床。晚上睡觉时孕妈妈应尽量采取左侧卧睡姿，有利于维持正常的子宫胎盘血液循环，防止血压升高。

保持精神愉悦 放松情绪、保持精神愉悦是容易被忽视的重要环节。孕妈妈要学会保持乐观的情绪，控制自己的不良情绪，不生闷气，不发脾气，不为小事斤斤计较，有利于血压稳定。

适当饮水，积极利尿 有水肿的孕妈妈每日的饮水量要适当，不能过多但也不能太少，同时应该进食一些具有利尿功能的食物，如红豆、黄瓜、薏米、冬瓜、西红柿、西瓜、芹菜等。发生重度子痫前期的孕妈妈需要住院治疗，医生通常会严密监测每日体重的增长变化，以及摄入量和排出量，排出量大于摄入量或保持平衡有利于缓解病情。

发展到子痫前期和子痫的妊高征比较危险，不过好在多数妊高征孕妈妈都是轻度的。轻度妊高征患者坚持正规产检，及时发现危险征象，及时干预和治疗，一般都能够有效控制病情。

子痫、子痫前期

妊高征是一组疾病，其中包括子痫和子痫前期，它们一旦发生，可能会导致严重的母儿并发症，甚至死亡。

子痫

子痫是妊高征的五种状况之一，是妊娠20周以后妊高征的一种特殊表现，症状包括水肿、高血压和蛋白尿，妊娠晚期发作时常常情况严重且紧急，以抽搐及昏迷为特点，同时可并发肾衰竭、心力衰竭、肺水肿、颅内出血、胎盘早剥等严重并发症。

子痫与癫痫是两个不同的概念、不同的疾病。之所以称为子痫，是因为子痫是与"孩子"有关的癫痫状态，是孕期特发的严重抽搐、晕迷的疾病。而癫痫是神经内科疾病，俗称"羊角风"，其发病与怀孕没什么关系。

子痫前期

当孕妈妈出现子痫症状，表明其病情已经发展到抽搐、晕迷的严重阶段。在子痫发作之前通常会先出现一些征兆，在出现征兆而又没发生抽搐、晕迷之前的这个阶段，就是子痫前期。子痫前期，也叫子痫前症或先兆子痫，常发作于妊娠20周后，患者出现高血压、蛋白尿，伴有头痛、眼花、恶心、呕吐、上腹不适等症状。

子痫和子痫前期的危害

子痫和子痫前期可导致严重的母儿并发症。孕妈妈患有子痫前期的发生率约为5%，初产妇、有高血压及血管疾病的孕妈妈发生率更高一些。子痫前期发展为子痫的概率约为0.5%，就是说大约200个子痫前期患者中会有1个患者发展成子痫，治疗难度增加。

子痫前期，在以前常被称为妊娠毒血症，在产科学上，与出血、感染一同被认为是导致孕妈妈死亡的三大原因。子痫前期也会对胎儿的成长发育造成影响，严重者可能会造成胎儿死亡。通过现在的医疗手段，子痫前期若发现及时，是能够被较好控制的，使病情不至于发展为子痫。但若医治不及时、处理失当，出现抽搐、昏迷等症状时，即已发展为子痫。

子痫可以发生在产前、产时、产后等不同时间，但大部分患者子痫发作在晚孕期及临产前，少数在产时发作，产后24小时内发生者极少。子痫是产科急症，一旦发生，对孕妈妈和胎儿的危害都非常严重，母亲和宝宝发生并发症及死亡概率明显增加。对于子痫发作者，医生一般会先通过药物治疗，包括镇静药物、利尿药物、降压药物、解痉药物、中药等，尽量帮助孕妈妈拖到分娩时，然后采取剖宫产终止妊娠。如果孕周太小或孕妈妈情况严重，不得已的情况下会选择立即终止妊娠。

子痫前期的高危因素

介绍子痫和子痫前期，不是为了传播它严重的后果，我们要做的是，让大家重视它，预防它，避免它的伤害，我们真正要传播的是预防子痫前期发生的方法。

目前对于子痫和子痫前期的发病原因还不十分清楚，但是现在已知的比较明确的可能引发子痫前期的高危因素有三个：高龄妊娠、肥胖及多胎妊娠。

因此，我们建议育龄女性最好尽可能在35岁前完成生育；其次，孕妈妈要管理好体重，保持正常体重是健康的一个重要方面，肥胖是许多疾病的"沃土"；第三，不要人为地怀双胎或多胞胎，单胎妊娠可以降低发生子痫前期的风险。

另外，对于怀二胎宝宝的孕妈妈而言，如果第一次怀孕发生了子痫前期，那么再次怀孕时发生子痫前期的风险很高。而且第一次怀孕时症状出现得越早，下次怀孕再发的风险越大。研究发现，第一次孕34周前发生子痫前期的女性，下次怀孕再发子痫前期的风险超过四成。

对于子痫前期，可以做些什么？

当然，并非存在这些高危因素就不能怀孕了。但是，这类孕妈妈必须做好预防和应对措施。多跟医生沟通，医生也会格外注意这类孕妈妈的情况。对于上次怀孕34周前出现过子痫前期的孕妈妈，再次怀孕时，医生通常会进行一些医疗干预，比如，使用对胎儿安全的药物，帮助孕妈妈降低一点再发作的风险。

对于已经发生了子痫前期的孕妈妈，除了积极配合医生治疗外，在日常生活中应多加注意以下几点。

多多休息　情况较重者可能需要卧床休息，保持心情愉悦。

控制饮食　施行低盐、高蛋白饮食。不要吃太咸的食物、腌渍食物和预包装食品，这些都是高钠食品；适当增加高蛋白食物摄入，如猪肉、牛肉、鸡肉、牛奶、鸡蛋等。

监测血压　在家密切监测血压，血压升高异常就应立即就医。

妊娠期糖尿病

怀孕期间的糖尿病有两种情况：第一种是孕妈妈在怀孕前已经有糖尿病，第二种是由于孕期特殊的生理变化引发的糖尿病。第二种情况是我们所说的妊娠期糖尿病，而前者医学上叫作孕前糖尿病合并妊娠。

临床上，绝大多数"糖妈妈"是妊娠期糖尿病，孕前糖尿病合并妊娠的情况相对较少。孕妈妈在怀孕后身体的激素水平和代谢情况发生巨大变化，导致孕妈妈比平时更容易出现高血糖，尤其在孕中晚期。所以，孕妈妈都要在孕 24 ~ 28 周时做"糖筛"，以诊断有没有妊娠期糖尿病。我国妊娠期糖尿病的发生率有逐年升高的趋势。

妊娠期糖尿病与人们平时所说的张大爷、李大妈的糖尿病不一样。妊娠期糖尿病的发病原因、发病时间、临床表现和诊断标准都与普通糖尿病有所不同。妊娠期糖尿病是女性怀孕期间由于特殊的生理变化所致，没有普通糖尿病 "三多一少"（多饮、多食、多尿、体重减少）的症状表现。此外，妊娠期糖尿病的预后也与普通糖尿病不同。普通的糖尿病（包括 I 型和 II 型糖尿病）一般是一个终身性的疾病。但是，妊娠期糖尿病随着妊娠期的结束，激素水平恢复正常，产后的血糖水平可以恢复正常；不过孕妈妈日后患 II 型糖尿病的风险会比孕期正常的女性要高一些，而有一小部分孕妈妈的血糖可能在产后无法回到正常状态而成为 II 型糖尿病。

妊娠期糖尿病的影响

妊娠期糖尿病对孕妈妈和宝宝的影响程度一般取决于血糖控制水平，孕妈妈血糖控制得越好，影响就越小。

对孕妈妈 因为妊娠期糖尿病血糖异常的病程比较短，孕妈妈没有普通糖尿病的"三多一少"及相关的糖尿病足等表现，但是可能还是会影响到微血管，所以妊娠期糖尿病患者往往容易合并妊高征，而妊高征对健康的影响比较严重。再者，妊娠期糖尿病有可能导致羊水过多。如果孕妈妈持续高血糖，过多的血糖会导致渗透性的羊水过多，羊水过多时子宫张力增大，容易诱发宫缩，导致胎膜早破等并发症。此外，细菌喜欢高糖环境，妊娠期糖尿病易使孕妈妈并发泌尿系统感染，如阴道炎症。

对胎宝宝 第一，妊娠期糖尿病会对宝宝的终身产生影响，增加宝宝童年及成年期患糖尿病风险。第二，糖妈妈的宝宝可能是巨大儿，巨大儿就是出生体重超过 8 斤的宝宝，在高糖环境中出生的巨大儿其实是一种病理性的改变。第三，妊娠期糖尿病还可能会影响胎盘功能，进而使胎儿生长发育受限。妊娠期糖尿病妈妈自己长了 80 斤，但宝宝出生还不足 5 斤的，通常就是这种情况。第四，妊娠期糖尿病对宝宝另一个比较大的影响是，宝宝发生肩难产的概率会比正常的宝宝要高。肩难产是一种非常凶险的产时并发症，有可能导致妈妈和宝宝发生严重的产伤，甚至生命危险。一般情况下，胎儿的头是整个身体当中最大的径线，若宝宝的头能够顺利娩出，整个身体也会随之顺利地娩出，但是糖妈妈的宝宝可能双肩径超过头径而导致肩难产。第五，妊娠期糖尿病可能会使新生儿高胆红素血症（黄疸）发生概率增加。第六，"糖宝宝"在出生后的最初 6 小时内容易出现低血糖，需要常规监测血糖、喂糖水。这是因为糖妈妈的高血糖持续经过胎盘进入宝宝体内，会刺激胎儿胰岛细胞增生、胰岛素分泌增多，当宝宝出生后，来自妈妈的糖原突然中断了，宝宝自身体内其他形成糖原的途径还没有完善，但是胰岛素依然处在比较高的水平所致。

妊娠期糖尿病高危因素

怀孕之前，如果孕妈妈有以下任何一种情况，患妊娠期糖尿病的可能性会比没有这些情况的孕妈妈要高。

高龄妈妈 年龄 ≥ 35 岁的高龄孕产妇。

"胖妈妈"或"身材特殊"的妈妈 孕妈妈的体重是否合理根据体重指数判断。"身材特殊"是指体重指数在正常范围内但身材比例不协调的或者个子特别矮小的孕妈妈。目前医学界认为身材矮小和腿长、身高比率小的孕妈妈患妊娠期糖尿病的风险较高。腿长小于 70 厘米和腿长、身高比率小于 0.44，都是妊娠期糖尿病的高危因素。

曾经的糖妈妈 如果第一次怀孕时被诊断为妊娠期糖尿病，那么怀二宝的时候发生妊娠期糖尿病的风险为 35.6%，远比正常孕妈妈要高。

孕妈妈是个"糖二代" 糖尿病有遗传倾向，如果孕妈妈的妈妈或爸爸患有 II 型糖尿病，孕妈妈患妊娠期糖尿病的风险会增加 9 倍。

孕妈妈当年是个"低出生体重儿" 正常的宝宝出生时体重应该在 2500 ~ 4000 克，低出生体重儿是指出生时的体重不足 2500 克的新生儿。如果孕妈妈当年是个低出生体重儿，患妊娠期糖尿病的发生风险要比正常的孕妈妈高出 9.3 倍。

多囊卵巢综合征的孕妈妈 患有多囊卵巢综合征的女性，在孕前就有高胰岛素血症和胰岛素抵抗，一般认为 20% 的多囊卵巢综合征患者在孕期会发生妊娠期糖尿病。

携带乙型肝炎病毒的孕妈妈 如果孕妈妈的乙肝表面抗原是阳性的，发生妊娠期糖尿病的风险可能是正常孕妈妈的 3 倍。

经产妈妈 即使怀第一胎时没有任何血糖问题，经产妈妈患妊娠期糖尿病的风险要高，尤其第一胎是剖宫产的妈妈。

到了怀孕的时候，如果孕妈妈体重增长过快或者是多胎妊娠、孕早期发生高血红蛋白、血压异常升高等情况，要警惕妊娠期糖尿病，严密监测血糖。

妊娠期糖尿病的治疗

I 型糖尿病和 II 型糖尿病的治疗目的是维持血糖水平平稳，减少糖尿病的并发症。但妊娠期糖尿病的治疗要兼顾孕期不同阶段孕妈妈和宝宝两个人的生理需求，有独特的治疗特点：应在保证母亲和胎儿最佳营养状况的前提下进行，孕妈妈要摄入足够的能量以保证孕期适宜的体重增加，同时要维持正常的血糖水平，避免酮症的发生。孕妈妈一般不使用口服降糖药而使用胰岛素来控制血糖，因为口服降糖药有可能通过胎盘影响胎儿并导致新生儿一些近期或远期并发症。

妊娠期糖尿病的血糖控制标准也和普通糖尿病不同，一般孕妈妈的血糖水平要控制在空腹（或餐前）血糖 ≤ 5.3 mmol/L(95 mg/dL)，餐后 2 小时血

糖 ≤ 6.7 mmol/L（120 mg/dL）。

妊娠期糖尿病的治疗主要包括医学营养治疗、运动治疗、药物治疗、患者自我监测几个方面。

合理膳食

合理控制总能量和各种营养摄入 孕期能量控制一定要在产科医生或临床营养师的指导下进行，切不可盲目节食。因为过分的能量限制可能加速脂肪分解而发生酮症酸中毒，而酮症酸中毒可能会对宝宝的神经系统发育造成损害。糖妈妈要根据孕前体重指数、血糖情况、有无酮体产生、体重增长情况、胃肠道的自我感觉及体力活动的情况，随时调整能量供给。目的要保证孕妈妈和宝宝在妊娠期的营养需求，维持孕妈妈适宜的体重增长。孕前就超重或者肥胖的孕妈妈可以适当地降低能量摄入，而体重较轻或者体质比较虚弱的孕妈妈就要供给充足的能量。糖妈妈的孕期增重适宜范围和普通孕妈妈是一样的。

严格控制碳水化合物的摄入量 碳水化合物是能量的重要来源，是影响餐后血糖的主要营养素，糖妈妈要合理地控制碳水化合物的摄入总量、摄入时间、每次的摄入量。糖妈妈每日碳水化合物的摄入量应控制在总膳食的50% ~ 55%。制订膳食计划时，除了考虑碳水化合物的数量之外，还要考虑碳水化合物的种类，在等量的情况下尽量选择对血糖影响较小的粗杂粮。此外，主食一定要和新鲜蔬菜混合食用，混合膳食可以减慢碳水化合物的消化吸收，有利于控制血糖水平。

保证充足的蛋白质 孕早期，每天每千克体重摄入1克蛋白质。在此基础上，孕中期每天增加15克蛋白质，孕晚期每天增加30克蛋白质。糖妈妈也可以按照这个标准摄入蛋白质。

保证充足的膳食纤维 糖妈妈每天膳食纤维摄入量以25 ~ 35克为宜。富含膳食纤维的食物，如全谷类的食物、蔬菜和水果等（表6）。但是也要提醒各位孕妈妈，膳食纤维的摄入量并不是越多越好，因为过多的摄入也可能导致一些不良后果，如腹胀、消化不良、影响一些微量元素和蛋白质的消化吸收。

表6　每百克常见食物膳食纤维含量

食物	膳食纤维／克	食物	膳食纤维／克	食物	膳食纤维／克
魔芋	70	玉米面	7.9	糯米	2.7
海带（干）	23.8	小麦粉	4.8	茄子	2.7
黄豆	22.5	小米	3.2	甘薯	2.3
蚕豆	21.6	韭菜	3.0	大白菜	2.2
大麦粉	14.4	菠菜	3.0	马铃薯	1.9

保证足够的维生素和矿物质　糖妈妈每日摄入维生素和矿物质的量和其他孕妈妈是一样的。糖妈妈每天应该摄入一定量的鲜奶或奶制品、蛋类、鱼类、虾、豆类、干果类、新鲜蔬菜，就可以获得足量的维生素和钙、镁、铁、锌、碘、铬、硒等矿物质。如果身体情况特殊，通过膳食达不到推荐摄入量，可以考虑在医生指导下补充维生素或矿物质的制剂。

合理的脂肪摄入　糖妈妈膳食脂肪应占总能量的25%～30%。烹调用油可以选用不饱和脂肪酸含量较高的橄榄油、山茶油及其他多种植物油。减少动物油脂、肥肉、椰奶、全脂奶制品等富含饱和脂肪的食物。尽量避免起酥食品、奶油糕点、奶茶、速溶咖啡等反式脂肪酸含量多的食物。

合理的餐次安排　糖妈妈餐次安排的总体原则是"分餐"，一般建议每天5～6餐。三顿正餐：早餐占总能量的10%～15%，中餐和晚餐各占总能量的30%。加餐：上午9～10点、下午3～4点、睡前各加餐一次，每次加餐的能量占总能量的5%～10%。分餐的目的是使血糖尽可能平稳，防止发生低血糖。糖妈妈的晚餐能量占比安排要高于非孕期女性及其他类型的糖尿病患者，因为孕妈妈空腹血糖本来就低于非孕期，再加上宝宝夜间的能量消耗，糖妈妈更容易发生夜间低血糖。

适宜的体力活动

运动是配合饮食治疗妊娠期糖尿病的一个重要治疗方法。这里的运动指任何可以使躯体和肢体活动的方式，不但包括我们常规所理解的跑步、瑜伽、游泳等，还包括散步和家务劳动等我们觉得不太像运动的活动方式。糖妈妈可以依照自己的情况及孕前的运动基础选择适合自己的一种或多种运动方式。

只要没有医生禁止运动的医嘱，糖妈妈应该坚持适量有规律的运动。运动有助于降低血糖、提高胰岛素效率、改善与血糖有关的一些代谢指标。此外，血糖问题往往伴随着血脂的异常和微血管的病变，适当的运动可以通过改善脂代谢减轻其他妊娠并发症的发生，如妊娠期高血压疾病。

运动时间　糖妈妈餐后一定要适当运动，餐后 1 小时（从吃第一口饭算时间）开展运动最佳，因为此时的血糖比较高。运动持续时间可以先从 10 分钟开始，再逐步增加至 30 ~ 40 分钟（达到运动强度），中间可以有间歇。

运动强度　糖妈妈的运动强度应该以微微出汗、肌肉略微酸胀为宜，运动后会心跳加速，但不觉疲乏。

运动频率　根据个体情况灵活选择运动的频率，一般 3 ~ 5 次 / 周。运动形式可以多样，根据孕期身体情况随时调整。

注意事项　使用胰岛素的糖妈妈，在运动时要注意避开胰岛素作用的高峰期，胰岛素注射的部位应该避开运动的肢体。血糖值 < 5.5 mmol/L 时要先进食再运动。

严格的血糖自我监测

自我监测血糖等指标，是了解病情进展和预防多种母儿并发症的有效措施，它是产科医生了解糖妈妈血糖情况及调整治疗方案的依据，是妊娠期糖尿病控制良好的保证。

关于血糖监测的次数因人而异。血糖水平控制欠佳或者刚开始使用胰岛素的糖妈妈，要求每天测 5 次血糖：早晨空腹血糖、早中晚三餐后 2 小时血糖及晚 10 点的血糖。对于血糖控制良好的糖妈妈，每周测一天血糖即可，包括早晨空腹血糖、早中晚三餐后 2 小时血糖。不过，糖妈妈一旦发生运动后低血糖或者夜间低血糖等突发情况，后果比较严重，所以建议糖妈妈随身携带血糖仪，以便发生特殊情况时随时监测血糖。

除了在家自我监测，糖妈妈还要比普通的孕妈妈增加产检次数，便于医生观察和控制病情。

胰岛素治疗

如果糖妈妈严格地按照要求进行饮食治疗和运动治疗 1 周后，血糖依然没有达到理想的水平，那就要考虑使用胰岛素。糖妈妈理想的血糖水平是空腹血糖 ≤ 5.3 mmol/L，餐后 2 小时血糖 ≤ 6.7 mmol/L。

很多孕妈妈担心医生会给自己使用胰岛素，认为使用胰岛素就表明病情加重。这是错误的想法。首先，临床数据表明大多数糖妈妈是可以通过饮食和运动把血糖控制在理想范围之内的。其次，如果病情控制不理想，孕妈妈的首选药物就是胰岛素，这是因为相对于口服降糖药，胰岛素既可以帮助妈妈控制病情又不会伤害到胎儿。

糖妈妈更需要家庭的支持

孕妈妈在怀孕期间生理和心理上都会发生特殊的变化，比较敏感和情绪化。如果患了妊娠期糖尿病，孕妈妈要面对的压力和困难更大更多，因此更需要家人的关心和支持。

通常，在得知患有妊娠期糖尿病之后，孕妈妈很有可能会出现一些负面、悲观的情绪和心理变化，主要表现为焦虑和抑郁两种。家人尤其是准爸爸，一定要给予孕妈妈充分的理解和安慰，应该多抽时间陪同孕妈妈一起进行运动，帮助和督促孕妈妈监测血糖，鼓励和协助孕妈妈控制病情。负责照顾孕妈妈饮食的家人应该和糖妈妈一起参与糖尿病的健康教育课程，制订科学的糖妈妈饮食计划。

糖妈妈不一定都要剖宫产

很多糖妈妈越接近预产期就会越关心两个问题：宝宝会不会早产？是否

能顺产？

需不需要提前分娩或以什么样的方式分娩，需要专业的评估，需要综合考虑多方面因素，不能只考虑高血糖的影响。糖妈妈不要想太多，徒增烦恼。

通常情况下，如果糖妈妈不需要使用胰岛素而且病情控制平稳，妈妈和宝宝没有其他并发症出现，孕妈妈完全可以在产科医生的严密监测下等着自然分娩。如果糖妈妈病情需要胰岛素进行治疗，或者糖妈妈使用胰岛素仍然血糖控制不理想或者是出现了严重的并发症，需要医生根据病情变化来选择终止妊娠的时机。

至于何种分娩方式，产科大夫会对糖妈妈的身体情况进行产科的专业评估。妊娠期糖尿病本身并不是剖宫产的指征，如果没有阴道分娩的禁忌证，大多数糖妈妈可以阴道试产。但是如果糖妈妈血糖控制欠佳或者有严重的并发症，又或者宝宝是巨大儿（胎儿体重大于 4 千克），产科大夫会综合评估之后放宽剖宫产的指征。

糖妈妈可以母乳喂养

如果没有其他的母乳喂养禁忌证，建议糖妈妈尽量坚持母乳喂养，这与糖妈妈是否使用胰岛素无关。首先，胰岛素对宝宝没有影响。其次，母乳喂养可以改善自身的糖代谢，也可以降低宝宝长大后患 II 型糖尿病的风险。糖尿病的确有遗传倾向，但不是通过母乳，而是通过基因遗传。糖妈妈的宝宝可能在子宫中就发生营养不良或营养过剩，这也会为将来发生糖尿病埋下隐患，而母乳喂养，恰恰有机会、有可能改善这一情况。

另外，提醒糖妈妈，产后 6～12 周要去医院复查了解血糖情况，即使此次复查正常，以后也要每 3 年复查一次，目的是及时发现有无发展为糖尿病或糖尿病前期的风险。对于孕前就超重或肥胖的糖妈妈，在产后或停止哺乳后要好好管理自己的体重，保持健康的饮食习惯和生活习惯，以防发展成 II 型糖尿病。

妊娠合并甲状腺疾病

我国甲状腺疾病的发病率呈逐年上升趋势，育龄期女性是甲状腺疾病的高发人群，而孕期女性的生理变化更容易诱发甲状腺疾病。妊娠期甲状腺疾病包括甲减（甲状腺功能减退）和甲亢（甲状腺功能亢进），临床常见，现在有些医院已经把甲状腺功能的检查作为产检的常规项目。

甲状腺疾病是和甲状腺激素（TSH）及甲状腺相关抗体有关的疾病。甲状腺的主要功能是浓聚全身的碘元素并将其加工为人体所必需的甲状腺素。甲状腺素对胎儿大脑发育具有重要的意义。

妊娠期甲状腺疾病的危害

孕前已明确诊断为甲减或甲亢的女性，最好在病情得到有效控制后再计划怀孕。在怀孕期间发生甲减或甲亢的孕妈妈，一经发现，应尽早治疗，尽快达到治疗目标，以防孕妈妈和宝宝发生危险。

甲减的危害　成人后发病的称为"成人甲减"。甲减女性患者多可导致不孕，妊娠后易并发自然流产、早产、死胎、高血压、胎盘早剥、子痫前期、心功能紊乱、胎儿生长受限、低体重儿、胎儿畸形、死产，围产儿发病率及死亡率增高。胚胎期或婴儿期发病者，严重影响大脑和身体生长发育，孩子出生后可能成为痴呆或侏儒，智力低下、体格矮小、面容呆傻、又聋又哑等。

甲亢的危害　甲亢控制不佳易导致流产、妊娠期高血压疾病、早产、低出生体重儿、胎儿宫内生长发育迟缓、死胎、甲亢危象和充血性心力衰竭。

妊娠期甲减的治疗：治疗时机很重要

及早诊断，科学治疗，妊娠期甲减的治疗效果是比较好的，患者治疗后基本不会对胎儿智力发育造成不良影响。甲减是一种典型的女性疾病，在人群中，每6个女性就有1个可能患上甲减。其中35岁以上的女性群体，是甲减的高危人群。妊娠合并甲减包括：妊娠前确诊甲减和妊娠期初诊甲减，甲减还可分为甲减、亚临床甲减和低甲状腺素血症状态。亚临床甲减和低甲状腺素血症状态是介于正常孕妈妈和甲减患者之间的状态，情况较甲减要轻。

对于妊娠期甲减，只要及时诊断，处理得当，它的影响并不可怕。以目前的医疗手段，妊娠期甲减的治疗可以说是"有效、安全、经济"的。虽说从理论上讲，孕期用药难免有一些风险，但是孕妈妈不要只考虑药物可能对宝宝产生的不良影响，更应该充分了解如果放任疾病发展对宝宝的风险可能更大。所以，患有甲减的孕妈妈不要抗拒治疗和用药。

妊娠期甲减的治疗时机非常重要。对于合并甲减的孕妈妈，治疗目的在于及时补充足量的外源性甲状腺素，纠正母体甲状腺激素水平的不足，以保证孕早、中期孕妈妈对胎宝宝甲状腺激素的供应。尤其是在孕早期，甲减是宝宝神经发育迟缓的一个独立危险因素，故早期的治疗尤为重要。胎宝宝的甲状腺自妊娠第 12 周开始分泌甲状腺激素，20 周以后甲状腺功能完全成熟，此前胎宝宝发育所需要的甲状腺素主要来源于孕妈妈。因此，若母体甲状腺素供应不足，可导致胎儿神经发育障碍，这种损伤是不可逆的。

妊娠期甲亢的治疗：不同类型的甲亢处理方式不同

妊娠期女性甲亢的发病率约为 1%，妊娠期甲状腺功能亢进主要包括两种类型：妊娠一过性甲亢综合征（GTH）及妊娠期弥漫性毒性甲状腺肿（Graves病）。前者主要与血 hCG 浓度增高有关，多属妊娠早期生理性变化，症状一般不太严重，可自行缓解，不需要药物治疗。后者主要与甲状腺自身免疫异常有关，是甲亢最常见的病因，85% 以上的甲亢都是这个原因引起的，孕妈妈需要积极地配合医生进行治疗，需要在产科医生和内分泌科医生的严密监测下，度过孕期、分娩期以及产褥期，避免甲状腺危象的发生。

妊娠一过性甲亢综合征 妊娠一过性甲亢综合征一般发生在孕早期，通常在孕 8 ~ 10 周，与血 hCG 浓度增高有关。hCG 的一个重要功能就是模拟促甲状腺激素（TSH）的作用，刺激更多的甲状腺素分泌。妊娠一过性甲亢综合征除了 hCG 显著升高之外，还会出现恶心、呕吐，也有的孕妈妈有心悸、出汗、焦虑症状；但甲状腺肿及高代谢症状不明显，无甲状腺自身免疫性疾病的特征；随着 hCG 的下降，妊娠 14 ~ 18 周时，甲状腺功能会逐渐恢复正常。此种妊娠一过性甲亢综合征对孕妈妈、胎儿无太大影响，大多都能自行缓解，无需治疗。

妊娠期弥漫性毒性甲状腺肿 明确诊断妊娠期弥漫性毒性甲状腺肿的孕妈妈，若允许继续妊娠，通常需要药物治疗。在怀孕这个特殊时段，不需要用药时别乱用药，需要用药时千万不要抵触用药，必要时用药必然利大于弊。甲亢的具体用药方案需要根据孕周和孕妈妈个体情况制订和调整。

此外，医生会要求妊娠合并甲亢的孕妈妈增加产检次数，密切监测孕妈妈的血压、体重、宫高、腹围的变化，监测肝功能、白细胞和激素水平等，孕妈妈自身还应当注意避免感染、情绪波动，预防由此诱发的甲状腺危象。产检的另一个重要作用是检测宝宝是否有甲状腺疾病，孕妈妈甲亢可能引发胎宝宝发生甲亢，可以通过超声检测出来。

甲状腺疾病如何预防？

妊娠期合并甲状腺疾病的孕妈妈，在产后也要定期复查，并且要对新生儿进行甲状腺功能检查。研究发现，妈妈有甲状腺疾病的话，宝宝大约有50%的概率可能会在长大后得甲状腺疾病。

甲减或甲亢等甲状腺疾病更青睐女性，所以女性朋友应该日常多关注甲状腺的健康，尤其是有计划怀孕的育龄女性。如果孕妈妈出现这些症状：孕前消瘦、偏食、营养不良；妊娠反应严重，孕早期体重下降；甲状腺肿大或有其他可疑的甲状腺功能不正常表现，可能是缺碘的表现，应该去做尿碘检查。当尿碘低于 $100\mu g/L$ 时，身体可能轻度的碘缺乏；尿碘为 $25\mu g/L$ 以下为严重缺碘。生活在缺碘的内陆地区的孕妈妈要警惕缺碘而引起的甲减。

人体对碘既易缺乏也易发生过量中毒。当孕妈妈尿碘高于 $800\mu g/L$，就要预防甲亢的发生。合并甲亢的孕妈妈还容易并发与高血压相关的疾病，故应该避免碘的过量摄入，注意低盐饮食、早期补钙、合理搭配营养。

妊娠期瘙痒

妊娠期瘙痒最常见于妊娠特异性皮肤病 (SDP)，由于妊娠期体内新陈代谢、免疫、内分泌的改变而引起，是妊娠期独有的或更易发生的皮肤病，包括妊娠期肝内胆汁瘀积症、妊娠特应性皮疹、妊娠多形疹、妊娠类天疱疮。此外，系统性疾病、药疹、皮肤肿瘤等也可能是妊娠期皮肤瘙痒的原因。

妊娠期皮肤瘙痒，可发生在孕早期，也可发生在孕晚期。妊娠期瘙痒的程度有轻有重，会影响孕妈妈的睡眠休息和生活，重度瘙痒往往夜间加剧，令人难以入睡。根据该症状是否会对胎儿造成不良影响，这里将妊娠期瘙痒大致分为两类进行阐述：对胎儿没有直接伤害的"无害瘙痒"和会对胎儿造成伤害的"有害瘙痒"。

"无害瘙痒"

这类瘙痒按照瘙痒程度的不同会不同程度地影响孕妈妈的休息、生活和心情，但并不会从生理上对胎宝宝造成危害，经过适当的处理后能够缓解瘙痒感。

在孕中晚期，伴随着妊娠纹的发生，在长妊娠纹的部位可能伴发一种瘙痒。这种瘙痒常见于腹部和大腿内侧，其成因与妊娠纹的成因一样，是由于皮肤被过度牵拉导致的。所以，这种瘙痒孕早期很少见，多发生在肚子渐渐大起来的孕中晚期，而且初产妇比经产妇更容易发生瘙痒，胎儿较大或多胎妊娠的妈妈比胎儿体重小或单胎妈妈容易发生瘙痒，因为腹部皮肤被撑得太厉害了。这种瘙痒会在分娩后很快消失，不会像妊娠纹那样留下痕迹。

还有一种过敏引起的瘙痒，也属于无害瘙痒。妊娠期间，孕妈妈的身体会变得比较敏感，容易出现过敏，皮肤过敏的一个典型表现就是瘙痒。这种瘙痒很难找到过敏源，难以根治，只能尽量避免接触可能引起过敏的食物和物品，做好皮肤清洁和保湿，避免皮肤受到过度的刺激。

妊娠期这种过敏的瘙痒，目前没有特别有效的治疗方法，只能对症处理，但效果因人而异，有的孕妈妈觉得瘙痒缓解一些，有的孕妈妈依然觉得很痒。好在这种瘙痒症状会随着妊娠结束而消失。

"有害瘙痒"——妊娠期肝内胆汁淤积症

妊娠期胆汁淤积症（ICP）是妊娠期特有的一种并发症，多发生于孕中晚期，尤其是孕 30 周以后，以皮肤瘙痒、黄疸、肝功能异常为主要临床特征，发病率为 0.1% ~ 15.6%，具有较明显的种族性和地域性差异。该病病因复杂，尚不十分明确，可能是由遗传、雌激素和孕激素水平及环境因素相互作用共同引发。

患有妊娠期肝内胆汁淤积症的孕妈妈，首发症状就是皮肤瘙痒和黄疸，化验检测会发现血中的胆汁酸升高。瘙痒感一般从手掌和脚心开始，然后逐渐向肢体近端扩展，还可能会发展到面部，越到孕晚期症状越重，但这些症状会随着宝宝的出生而消失，不过再次怀孕时，很可能复发。

妊娠期肝内胆汁淤积症对孕妈妈和宝宝有严重危害。对于孕妈妈，该病会影响身体内维生素 K 的吸收和凝血功能，容易导致产后出血。对于胎儿，胆汁酸异常累积会导致自发性早产、胎儿宫内窘迫、胎儿颅内出血、宫内发育迟缓等，导致剖宫产率、围生儿并发症发生率和死亡率增高。

该病由于病因不清楚，所以没有有效的预防方法。对于有肝胆疾病或有该病家族史的孕妈妈、双胎妊娠的孕妈妈，应该对此有所了解并加以重视，定期检查肝功能及肝代谢指标。孕期发现该病越及时，治疗效果越好，妊娠结局越好。病情控制良好的轻度患者，没有其他异常时，可以等到自然临产时尝试顺产。重度患者通常需要根据治疗效果、胎儿情况等提前分娩。

羊水过多、过少、粪染和血性羊水

羊水可不是一般的水，它是宝宝的生命之水。它是一种无色澄清液体，到宝宝足月后，呈轻度乳白色，略显浑浊，有白色絮状物，那是胎儿的胎脂、脱落上皮细胞等混入了羊水中。羊水的容量随着孕周而变化，在孕 20 周时，平均是 500 毫升；孕 28 周左右，会增加到 700 毫升；在孕 32 ~ 36 周时最多，可达到 1000 ~ 1500 毫升。羊水量是动态变化且相对平衡的，孕妈妈每次超声检查测量出的羊水量是不一样的。

在整个孕期，临床上以 300 ~ 2000 毫升为羊水正常范围，超过了这个范围称为"羊水过多症"，在临床发生率为 0.5% ~ 1%；达不到这个标准则称为"羊水过少症"，在临床发生率为 0.4% ~ 4%。出现这两种状况都是需要特别注意的。

羊水过多的原因

医生常用超声检查判断羊水量，如果使用单一最大羊水池作为标准的话，AFV ≥ 8 厘米就是羊水过多；如果使用羊水指数衡量的话，AFI ≥ 25 厘米就是羊水过多了。能够导致羊水过多的原因有以下几个方面。其中最常见的原因是胎儿畸形、双胎和糖尿病。

胎儿畸形 羊水过多的孕妈妈中 18% ~ 40% 合并胎儿畸形，与羊水过多相关的常见的胎儿畸形是神经管缺陷和消化道异常，约占 50%。这两种畸形，会使羊水形成过多但回流减少，胎儿吞咽羊水有障碍，羊水循环受阻以致羊水过多。

双胎妊娠 约 12% 的双胎妊娠合并羊水过多，是单胎妊娠的 10 倍以上。

妊娠期糖尿病 母体的高血糖水平会导致胎儿血糖增高，产生渗透性利尿，胎盘胎膜渗出增加而导致羊水过多。

染色体异常 18 三体、21 三体、13 三体胎儿可出现羊水吞咽障碍，导致羊水过多。

胎儿水肿 羊水过多与胎儿免疫性水肿 (如母儿血型不合溶血) 及非免疫性水肿 (多由宫内感染引起) 有关。

胎盘脐带病变 巨大胎盘、脐带帆状附着可导致羊水过多。当胎盘绒毛血管瘤直径大于 1 厘米时，15% ~ 30% 的孕妈妈可合并有羊水过多。

特发性羊水过多 约占 30%，原因不明。

羊水过多的影响

羊水过多容易发生胎膜早破，而破膜时大量羊水突然流出，会使宫腔内压力骤然降低，容易导致胎盘早剥，臀位胎儿还容易发生脐带脱垂。此外，还可能使孕妈妈早产、宫缩乏力及产后出血。出现羊水过多时，最重要的是明确病因，超声专家通常会进一步进行详细的胎儿结构检查，检查胎儿是否有畸形，但是很多羊水过多往往找不到明确的原因。

所幸的是，临床数据表明，不明原因的羊水过多、轻度的羊水过多及并非胎儿畸形所致的羊水过多，通常对宝宝没有长期、明显的不良影响。如果没有其他孕妈妈和宝宝的不良症状，单纯的羊水过多在多数情况下是不需要干预的。如果短期内羊水量明显增加，导致母亲严重不适、呼吸困难的话，可以考虑羊膜腔穿刺放羊水。

羊水过少的原因

孕晚期羊水量少于 300 毫升称为羊水过少；如果使用单一最大羊水池作为标准的话，AFV ≤ 2 厘米就是羊水过少；如果使用羊水指数的话，AFI ≤ 5 厘米就是羊水过少。相对于羊水过多，这是一种严重影响胎儿发育和存活率的孕期并发症。会导致羊水过少的原因也有很多，其中最常见的原因是胎儿肾脏发育畸形和胎盘发育不良导致的胎儿尿量减少。

胎儿畸形　如果孕妈妈在孕早期或孕中期检查出羊水过少，很可能宝宝会有出生缺陷。常见的与羊水过少有关的胎儿畸形是宝宝没有肾、肾发育不正常或尿道阻塞，这样的宝宝不能产生足够的尿液来维持羊水量。先天性心脏缺陷也会造成这一问题。

胎盘问题　胎盘哪怕只是部分早剥，它就不能给宝宝供应足够的血和营养物质，会导致胎儿中断羊水循环。

羊膜破裂　羊膜出现裂口，羊水肯定会或多或少流出来。这种情况在怀孕的任何阶段都可能会出现。不过，在临近分娩时会更常见。孕妈妈如果感到内裤突然湿了，要注意分辨是尿液、分泌物增多导致的，还是羊水流出导致的。

某些疾病因素　慢性高血压、先兆子痫和系统性红斑狼疮等会导致羊水减少，妊娠期糖尿病既可能导致羊水过多，也可能导致羊水过少。

双胞胎或多胞胎　双胎妊娠或多胎妊娠也可能导致羊水少。

羊水过少的危害

与羊水过多相比，羊水过少的不良影响更严重。而且羊水过少对胎宝宝和新生儿的不良影响，要比对孕妈妈的危害严重。

研究数据表明，羊水过少严重影响胎儿发育和存活，羊水量少于 50 毫升时，胎儿死亡率高达 88%。即便是轻度的羊水过少，胎儿及新生儿的病死率也会高于正常儿，约是正常儿的 13 倍。

对于宝宝，孕早期发生羊水过少的话，胎膜和肢体容易发生粘连而导致畸形。孕中晚期发生羊水过少的话，由于羊水缓冲作用缺失或变弱，子宫外压力直接压迫胎儿，胎儿的肌肉、骨骼容易发育异常。此外，羊水过少会使胎儿吞咽羊水训练受阻，会影响胎儿消化道发育。

处理羊水过少，最主要的还是明确病因，然后对病因进行积极的治疗。如情况严重，胎儿已发生严重畸形时，需要适时终止妊娠。胎儿没有不良症状的，可以通过增加液体摄入、输液或羊膜腔内液体灌注等方法改善羊水过少、改善胎盘功能，同时必须密切关注宫内羊水量和胎儿情况，尽量延长孕周至 37 周（胎儿足月）再终止妊娠。

对孕妈妈而言，羊水过少时自然临产和分娩的概率降低，通常需要药物引产或剖宫产。

羊水过多、过少怎么预防？

重视产前检查　重视产前检查，密切监测胎儿及胎盘的发育情况，是及时发现、及时干预羊水异常最重要的一点预防措施。

治疗原发疾病　积极治疗妊娠期糖尿病等孕期疾病。

避免接触致畸物质　孕期不要接触染发剂、甲醛等有致畸危险的物质；谨慎用药，用药前应先咨询医生，庆大霉素、激素、化疗药物等不能使用。

健康备孕，足量饮水　孕前 3 个月开始服用叶酸，减少发生神经管畸形的可能；戒掉吸烟、喝酒等不良习惯和嗜好。孕期女性要每天足量饮水。

羊水粪染的原因和影响

在妈妈肚子里吃喝拉撒睡就是宝宝的任务，但是宝宝吃喝拉撒的方式与大人有所不同。宝宝喝的是羊水，撒的尿液也排在羊水中，是羊水主要成分之一。宝宝吞咽或吐出羊水并不是因为渴了，而是宝宝消化道发育必须要做的锻炼，也是羊水循环的重要环节。胎宝宝的尿液和出生后的不同，此时的尿液既干净又无菌。

宝宝的"吃""拉"就更特别了，宝宝发育所需的营养物质是妈妈身体处理好的、能直接利用的，通过脐带输送过来，宝宝并没有真的"吃"什么，胃肠并不需要消化什么，里面也没有食物残渣需要排泄，即使有一些体内代谢的废弃物，正常情况下也不会在羊水中排泄。

羊水粪染即羊水被胎粪污染，是胎儿在子宫内排出胎粪，胎粪混入羊水所致。羊水污染，一方面是胎儿成熟的表现，证明胎儿胎便形成；另一方面提示有可能胎盘功能下降，胎儿宫内缺氧。

在宝宝控制肛门的能力发育好之前，宝宝可能会有很少量的胎粪滑到羊水中，这种情况下通常胎粪的量是很少的，孕妈妈会通过胎膜吸收处理掉，胎儿可能会随着羊水吞下去一点，但基本没什么危险，这是胎儿成熟的一种表现。

当胎儿缺氧时，会造成迷走神经兴奋，肠蠕动亢进，肛门括约肌松弛，就会不受控制地在羊水中排便，这种情况需要及时处理。羊水粪染按照污染程度可分为三种：Ⅰ度、Ⅱ度、Ⅲ度污染。其中比较危险的是Ⅲ度胎粪污染，羊水中有大量胎粪，呈黄色、绿色或褐色，质地黏稠。胎儿在这样的羊水中容易发生呼吸窘迫、吸入性肺炎等，有造成胎宝宝和新生儿窒息、死亡的风险。

羊水粪染的预防

检测胎心和胎动 对于羊水粪染或者说胎儿宫内缺氧及呼吸窘迫的预防，检测胎心非常重要，孕妈妈一定要认真产检。除了医院专业的胎心检测，在家时，孕妈妈自己要学习数胎动，尤其是孕28周之后要每天认真数胎动、坚持数胎动，胎动异常是宝宝呼吸窘迫的重要表现。

血性羊水的原因和影响

血性羊水是指羊水中混入了血液。羊水是宝宝的生命之水，出现任何问题，都会对宝宝产生不好的影响。血性羊水得不到纠正会造成胎儿氧气不足、胎儿畸形、胎儿肺部感染等严重后果。血性羊水的发病率不高，与羊水过多、过少等情况相比，概率很低，孕妈妈适当了解它的应对方法可以以防万一，但不要有心理负担。

常见的引发血性羊水的原因是胎盘早剥、前置胎盘和不完全子宫破裂等严重的孕期并发症，这些情况下，出血可能会穿透胎膜进入羊水中，造成血性羊水。血性羊水除了羊水呈现血色外，孕晚期还会有阴道出血等症状表现。

而且血性羊水能通过 B 超检测出来，孕妈妈按时、规范地进行产检，能够有效发现问题，及时处理。B 超能够直观地观察羊水清洁度、深度，能够判断羊水中是否有血液混入。检测出血性羊水，首先应该迅速查找原因，对病因进行处理，视母亲和胎儿的情况，选择终止妊娠的时机。

血性羊水的预防

规范产检　预防血性羊水最重要的方法是要按时、及时、认真产检。

监测胎动　孕妈妈要学习数胎动，发现胎动异常要警惕胎儿宫内窘迫，及时就医，排除危险。

性生活要适度　怀孕期间性生活频率要适度，同房过程中注意不能压迫和冲击孕妈妈的腹部，动作不要过于激烈。

不乱用药　孕妈妈应该对孕期阴道的特点和变化有所了解，能分辨异常状态，及时前往医院就医，不自己乱用药。

解读羊水的颜色

正常的羊水，早期是澄清无色的，孕晚期因含有胎儿皮肤脱落的细胞、胎脂等杂质而表现为混有絮状物的轻度乳白色。这两种颜色是羊水正常的状态。除此之外，不同颜色的羊水可能预示不同的疾病。

血色羊水　很可能是血性羊水。

金黄色羊水　提示母儿血型不合，溶血所致羊水胆红素增高。

黄色、黄绿或深褐色羊水　可能是羊水粪染或胎盘功能不全等，结合预产期考虑，能够判断是否过期妊娠。

浑浊的羊水　同时伴有异臭或出现脓性，要考虑宫腔感染的可能。

关于羊水，还有一个非常凶险的并发症，就是羊水栓塞。它是很凶险的疾病。所幸的是，这么凶险的疾病发病率极低。

羊水栓塞

怀孕，是女性一个正常的生理过程，但也是一件充满风险的事。从医学上看，分娩过程是孕妈妈和胎宝宝同时处于高危状态的一个时期。羊水栓塞、主动脉夹层、妊娠期急性脂肪肝等是孕期非常危险的疾病。这类疾病一旦发生，往往危及生命，孕妈妈应该有所了解。但孕妈妈不要有过多的精神压力，其实，它们发生的概率很小，很多资料都用"罕见"来形容它们的发生概率。

"羊水栓塞"这个词曾因为媒体的报道而被人们熟知，曾在孕妈妈中造成不小的恐慌。

羊水栓塞到底是什么？

羊水栓塞是指分娩过程中，羊水通过子宫创口进入到母体的血液循环中。羊水中有胎儿的胎脂、毛皮甚至胎粪及促凝成分等杂质。这些杂质进入血液中，短时间内就会导致产妇发生急性肺栓塞、休克及血液不凝固等情况，进而会导致不可控制的大出血、肾衰竭，甚至死亡，其致死率高达 60% 以上。

羊水栓塞致死率高的另一个原因是：它发作非常迅速，来不及抢救。其致死的时间快到以分钟计，长者不超过数小时。数据调查显示，约 1/3 的产妇在发病半小时内死亡；另 1/3 在发病 1 小时内死亡，死因多数是肺血管栓塞；剩余 1/3 多由于血液不凝或肾功能衰竭于数小时内死亡。羊水栓塞在产前检查中无法检测出来，也就无法提前预防。对于怀有巨大儿，有前置胎盘、胎盘早剥风险和子宫收缩过强的孕妈妈，发生羊水栓塞的风险较高，但也只能在分娩时加强观察，以便及时发现和应对。

羊水栓塞发生率极低

羊水栓塞的确很危险，但是，羊水栓塞的发生率极低，据权威专业书籍所载发病率只有 4 ~ 6/10 万。因此，孕妈妈不要过于担心和焦虑，这种恶疾发生在自己身上的概率相当于你中千万大奖彩票的概率。退一万步讲，目前对这个病没有什么好的预防方法，焦虑一点用都没有。

本书的宗旨，除了帮助孕妈妈和家属增长点医学知识之外，真的希望每个人都能好好感恩我们的母亲。母亲孕育、养育我们非常辛苦，有人说生孩子是在"鬼门关走一圈"，一点都不夸张。

脐带绕颈

很多孕妈妈为"脐带绕颈"这个词担忧，因为她们听说"脐带绕颈不能顺产""脐带绕颈宝宝会缺氧、窒息"。事实是怎么样的呢？

脐带绕颈是怎么发生的？

脐带绕颈，通俗地讲就是脐带缠绕了宝宝的脖子。脐带可以缠绕胎儿四肢、躯干、颈部等任何部位，统称为脐带缠绕，其中脐带绕颈是最常见的类型，约占 90%。发生脐带绕颈的胎儿中多数是绕颈 1 周，绕颈 3 周以上者罕见。

可能导致脐带绕颈的原因有：胎儿小、胎动频繁、脐带过长以及羊水过多等。其中胎动是不可避免的最常见的原因。宝宝爱动、顽皮，在妈妈子宫里并不是老老实实天天睡觉的，对于宝宝来说，羊水池简直就是他的游泳池、游乐场，他在里面一会左右摇摆，一会上下转圈，玩着玩着可能脐带就缠到脖子上了。一般脐带缠得不会太紧，宝宝玩着玩着可能就又松开了，脐带缠绕造成不舒服时，宝宝自己也会调整姿势去缓解的。所以，有些孕妈妈在产检时有脐带绕颈，但分娩时却没有。当然也有的孕妈妈产检时一切正常，结果分娩的时候却发现绕颈了。

一般只有到了孕 37 周后，宝宝的头跟妈妈骨盆衔接上了，宝宝在妈妈肚子里活动少了，这个时候的脐带绕颈才是真正的脐带绕颈。与此同时，宝宝自己"解开"绕颈脐带的概率也很小，而没有脐带绕颈的宝宝基本不会再发生绕颈。脐带绕颈很常见，据统计，妊娠女性中发生胎儿脐带绕颈的概率为 20% ~ 25%。此数据应该没有减去分娩前绕颈解除的那部分数据，所以，分娩时真正存在的、有威胁的脐带绕颈，实际上比这个数还要小。

脐带绕颈的影响

看到产检报告上有脐带绕颈的提示，孕妈妈就会想象：宝宝的脖子被脐带勒住了，觉得非常恐怖。

脐带是宝宝的生命线，理论上，如果脐带缠绕比较紧、圈数比较多，脐带会受压、变细，其中的血流会受到影响，进而影响宝宝氧气和营养的输送。但目前的研究发现，和没有脐带绕颈的胎宝宝相比，脐带绕颈的胎儿，宫内窘迫、畸形等的发生率并没有什么不同。

其实，大多数脐带绕颈都是绕得比较松、比较少的，如绕颈 1 ~ 2 周，而且脐带本身有一定的长度和伸展性，通常对胎儿没什么影响。数据显示，脐带绕颈通常以绕颈 1 周者居多，占分娩总数的 25% 左右。大量的临床证据显示，脐带绕颈并没有显著增加胎儿或新生儿不良预后，只是少数的个案被认为脐带绕颈和胎儿、新生儿不良后果相关，但是这类病例比较少，证据也不充分。

脐带绕颈并不像想象中的那么可怕，很多医院现在为了不加重孕妈妈心理负担、又不得不做医学提示的时候，会采取一种轻描淡写的方法把脐带绕颈显示在产检报告上，比如，超声报告上只用缩写 CAN（绕颈 1 周是CAN1，绕颈 2 周是 CAN2）提示医生，而不写中文。

甚至有的医院不建议在怀孕产检期间筛查脐带绕颈，即使在超声检查时发现脐带绕颈，也不写入超声报告。因为绕颈很常见，而且绕颈可能会随时发生，也可以随时消除，宝宝今天绕颈，可能明天就绕出来；再有，今天检查没有发生绕颈，不能保证下次检查依然不会发生；而且即使发现了绕颈也没有好的解决办法，除了增加孕妈妈的心理负担。因此，提示是否脐带绕颈这项工作显得并没有什么意义。如果孕妈妈主动问询医生，作为医生除了告知孕妈妈是否有绕颈之外，还应该用专业知识帮助孕妈妈明白脐带绕颈的前因后果，缓解孕妈妈的紧张情绪。

但是，无论有没有脐带绕颈，到了孕晚期，尤其是 28 周之后，孕妈妈要认真遵医嘱、认真数胎动，及时发现胎儿宫内窘迫等异常，及时就医。

脐带绕颈并不意味着一定要剖宫产

有的脐带绕颈可能会导致一些分娩困难，如分娩时间长、胎儿缺氧，但最终需不需要剖宫产，医生要综合考虑很多方面，并非所有的脐带绕颈都不能顺产。

绕颈 2 周及以内，一般来说，没有其他特殊情况，产前检查一切正常，孕妈妈完全有信心顺产的，医生会尝试让孕妈妈顺产，也通常都顺产成功。

即使绕颈 3 周及以上，如果是经产妇，医生也会在严密监测下帮助产妇试着顺产，但通常会告知产妇和家属做好"顺转剖"的心理准备。如果是初产妇，分娩进程慢，考虑到分娩时间长会增加宝宝发生缺氧的概率，医生可能会建议剖宫产。具体情况还需要具体分析。

胎位异常

胎儿在妈妈子宫里的位置叫胎位（图 23）。正常的胎位有两个要点：第一，头朝下，即宝宝呈倒立状，头冲着妈妈的脚，叫作头位；第二，脸朝后，即宝宝面部朝着妈妈的后背，后脑勺朝着妈妈的肚子，叫作枕前位。总之，宝宝与妈妈完全反着来，用医学术语完整的描述枕前位是"胎体纵轴与母体纵轴平行，胎头在骨盆入口处并俯屈，颏部贴近胸壁，脊柱略前弯，四肢屈曲交叉于胸腹前，整个胎体呈椭圆形。"

胎位异常的情况

除了枕前位，其他的胎位都叫作胎位异常，包括"枕后位"。并不是所有头位都是正常胎位，枕后位也是头位，宝宝头向下，但是在妈妈正面的是宝宝的脸。这种情况也是胎位异常的一种，会给顺产带来一定难度。

胎位还常常用胎先露部位表示，胎先露就是宝宝出生时最先露出来的部分，可分为头先露、臀先露和肩先露。正常胎位都是头先露。异常胎位主要有臀位（臀先露），横位（肩先露）。

臀位　这是一种常见的"异常胎位"，胎儿在子宫里是屁股朝下蹲着，或者"金鸡独立"状伸直一条腿，是臀先露。

横位或斜位　横位的孕妈妈，肚子看起来横向宽，显得圆，因为胎体纵轴与母体纵轴相垂直，即胎儿水平方向横躺在妈妈肚子里。这种胎位是肩先露，是对孕妈妈来说最危险的胎位，正常足月儿顺产的概率很小，通常医生会建议剖宫产。

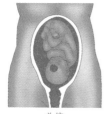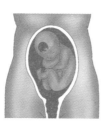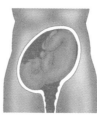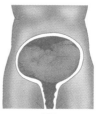

| 头位 | 臀位 | 斜位 | 横位 |

图23　胎位

有些胎位异常在分娩时可引起难产，多需手术助产，即剖宫产。还有可能在分娩或临产前发生其他意外，严重者会危及母亲及胎儿生命。

臀位相对安全

异常胎位中，臀位对孕妈妈和宝宝来说，较其他异常胎位"安全"些。孕妈妈甚至可以尝试顺产而并非一定要剖宫产。临床医生最担心的臀位的两种状况是：胎膜早破和胎盘早剥。

臀位胎儿的屁股或脚在最下面，无法完全覆盖孕妈妈的盆底，发生胎膜早破时，羊水流失比较快，易引发脐带脱垂和胎盘早剥，对胎儿和孕妈妈来说有生命危险。所以胎儿臀位的孕妈妈，一旦发生破水，需要立刻平卧，抬高臀部，尽快前往医院。

此外，由于在妈妈子宫里的特殊体位，臀位胎儿与正常胎位的胎儿相比，发生先天性髋关节脱位的可能性较大。出生后，通常医生对臀位出生宝宝会特别检查一下是否有先天髋关节脱位。

横位是最危险的胎位

横位，肩先露，是对孕妈妈和宝宝来说最不利的胎位。对于孩子，它容易引起胎儿早产、折叠娩出及脐带脱垂，甚至胎死宫内。对孕妈妈则有发生宫颈裂伤、子宫破裂的风险。子宫破裂严重威胁母儿生命，通常直接考虑剖宫产，基本没有顺产的可能。术后还容易导致宫腔感染和产后出血，感染严重者需要将子宫摘除。

生孩子是件有风险的事，胎位异常又将这种风险加倍扩大。不过孕妈妈不要过于担心，现实生活中不会动不动就胎位不正，我们的生活不会像电视剧里的女性那样多灾多难。

胎位异常概率不高，可以改变

排除一些疾病因素，如子宫发育不良、胎儿畸形等引发的胎位异常，其他大多数胎位异常的形成原因跟脐带绕颈的形成原因一样：在羊水的保护和作用下，淘气的宝宝会不断地运动、转身、翻跟头，他不会在子宫里从始至终固定在一个位置、保持一种姿势。所以，医生在临近分娩时才关注胎位，也只有这时讨论胎位才有意义。

生产时胎儿胎位异常，会给顺产带来一定风险。不过幸运的是，数据表明，临产时 97% 的胎儿都是正常的胎位，在 3% 的胎位异常的胎儿中，还有一部分是能够通过医疗手段变成正常胎位的。在孕 34 周之前，绝大部分异常胎位的胎儿，都会通过自己的运动转成正常的胎位。

孕 34 周之前，孕妈妈如果得知胎儿胎位并非是头位，不必过于焦虑，加强观察即可。因为孕 34 周前，宝宝还小，羊水较多，子宫内活动空间大，宝宝有足够的空间、时间和条件来自己改变姿势。对胎宝宝来说，头朝下是最舒服的姿势，坐着或横躺在妈妈子宫里并不舒服，宝宝很聪明，他会本能地不断运动趋向舒服的姿势。

过了孕 34 周，如果宝宝依旧不是头向下，才有可能是真正的胎位异常，需要适当的外力来帮助宝宝改变姿势。因为孕 34 周后，宝宝越来越大，羊水相对较少，活动空间受限，宝宝胎动较少，运动的幅度也不会太大，胎儿姿势和位置相对固定。

但这种以 34 周为线的划分并非绝对，临床上，孕 34 ~ 37 周，仍有一部分宝宝可能会自己变成头位。

等过了孕 37 周，胎儿的异常胎位还没有改变的话，恐怕就很难自行转变成头位了。所以，对于孕 37 周左右胎位还不理想的，而孕妈妈特别想顺产的话，这个时候应该听取医生建议，在医生的帮助下进行胎位调整。通常，对不是头位的宝宝，分娩时医生会采取"外倒转术"来帮助胎儿改变胎位。

事实上，现在仅因为胎位不正而发生难产的情况已经非常少见了。在没有其他并发症的情况下，胎位异常的妈妈最终都能够安全地把宝宝生下来。而对于胎位异常，没有特别有效的预防方法，最重要的手段还是认认真真地产检，及时发现问题、适时干预。

顺产还是剖宫产，请相信医生

影响孕妈妈分娩方式的因素是多方面的，孕妈妈的产力、产道、精神状态及是否合并妊娠并发症，宝宝的胎位、重量等都是可能影响分娩方式的因素，胎位只是其中一个因素，不会仅因为胎位异常就剖宫产。

临产时，如果胎位是横位或斜位，无法得到纠正，会延长产程，危及胎儿和母亲安全，通常选择剖宫产才能最大程度地保障妈妈和宝宝的安全。而对于胎儿臀位，如果胎儿个头较小而孕妈妈骨盆够大、有过顺产的经历、没有其他并发症，孕妈妈是可以考虑顺产的，医生会在分娩过程中帮助产妇。

但如果孕妈妈是第一次分娩或者之前有过剖宫产史，可能还是直接剖宫产比较安全。

总之，对于顺产还是剖宫产这个问题，请相信医生。

> ### 🕐 周医生小贴士："膝胸卧位操"能改变胎位吗？
>
> 很多胎位异常的孕妈妈可能听说过"膝胸卧位操"，希望通过做操来帮助胎儿改变胎位，但是最新医学研究表明，对于胎位异常的胎儿，做不做膝胸卧位操的结果是一样的，也就是说做操并没有效果。
>
> 所以孕妈妈不要自行做"膝胸卧位操"。首先，没有用。其次，有前置胎盘、先兆早产、心脏疾病或胎儿脐带绕颈的孕妈妈，做这项运动存在危险。

前置胎盘

胎盘介于胎儿与母体之间，是维持胎儿宫内生长发育的重要器官，具有物质交换、防御、合成免疫等功能。胎儿所需氧气和营养都是胎盘提供的，它是一个大血库。

正常情况下，胎盘的位置在子宫体的上端（图24），宝宝顺利娩出后，通常在半小时之内，胎盘就会自然剥离。胎盘剥离时，这个大血库会出血，但是出血量通常不会超过 500 毫升。因为胎盘剥离后，很快就会发生子宫强烈收缩，子宫壁肌肉会像关闭窗户一样紧紧卡住裸露的血管，压迫止血。所以正常分娩过程中这个出血量对产妇来说是安全的。

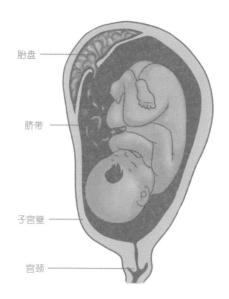

胎盘

脐带

子宫壁

宫颈

图 24　胎盘的正常位置

前置胎盘及其类型

前置胎盘是指怀孕 28 周以后，胎盘位于子宫下段，或者胎盘下边缘达到或覆盖宫颈内口，其位置低于胎儿先露部位的情况。通俗地说，前置胎盘就是胎盘挡在宝宝前面了，阻碍宝宝通往产道的门了。前置胎盘很少发生在初产妇身上，多见于经产妇，尤其是多产妇，是孕晚期的一种严重并发症。

超声报告单上对前置胎盘的情况一般会描述为"胎盘覆盖宫颈内口"或"胎盘下缘达宫颈内口"。根据胎盘阻挡宫颈内口这道产门的程度，前置胎盘分为边缘性前置胎盘、部分性前置胎盘和完全性前置胎盘。

边缘性前置胎盘　是指胎盘附着于子宫下段，到达了子宫颈内口的边缘，但没有超越宫颈内口，就是胎盘没有挡着产门，但紧挨着，已经碍事了。

部分性前置胎盘　是指胎盘组织部分覆盖了宫颈内口，挡了一部分产门。

完全性前置胎盘　也叫作中央性前置胎盘，是指胎盘组织完全覆盖子宫颈内口，已经把产门严严实实挡住了。

前置胎盘的高危因素和影响

可能引发前置胎盘的高危因素有：剖宫产史、多次流产及刮宫、高龄产妇、试管婴儿、吸烟或吸毒等不良嗜好等。

前置胎盘对产妇来说比较危险，前置胎盘可导致孕妈妈孕晚期出血，是孕妈妈孕晚期出血的主要原因之一。前置的胎盘附着在子宫下段，子宫在增大过程中其下段会被逐渐拉长，胎盘和宫壁之间就会发生错位。因此，前置胎盘在子宫逐渐增大的过程中，由于不能和子宫的变化幅度保持一致，进而会导致胎盘血管破裂出血。

前置胎盘引起的流血，一般是不伴有腹痛的阴道出血，出血量由于胎盘前置的类型而有所不同。产检时确诊为前置胎盘的孕妈妈，孕晚期如果发生无痛性的阴道流血时，一定要及时就医。

如果孕妈妈出血量不大而胎儿还没有足月的话，医生会严密观察孕妈妈状态，帮助孕妈妈尽量延长孕周。如果孕妈妈出血很多的话，为了防止大人出血性休克，通常只能立即终止妊娠。

前置胎盘的产妇分娩，出血 1000 ~ 2000 毫升是比较常见的，严重者出血会更多。一个体重 60 公斤的健康成人，其血量只有 4200 ~ 4800 毫升，对比可知，前置胎盘产妇分娩的这个出血量已经接近人体全部血液的1/3 ~ 1/2，所以前置胎盘对孕妈妈来说是比较危险的并发症。据统计，前置胎盘孕产妇的死亡率较普通孕产妇增加 3 倍，因产后出血而死亡的孕产妇中，前置胎盘所致的死亡比例为 17%。

胎盘粘连、胎盘植入的原因和影响

前置胎盘对宝宝来说，没有太大影响。即便是完全性前置胎盘，宝宝完全无法进入产道，在孕妈妈没有其他并发症的情况下，宝宝一般能通过剖宫产安全出生。但是对于孕妈妈来说，就不是肚子上挨一刀那么简单了。在鼓励二胎的今天，因前置胎盘而剖宫产的孕妈妈，再次怀孕时发生前置胎盘、胎盘粘连、胎盘植入的风险都将大大增加；而单纯的再次发生前置胎盘还好，如果发生胎盘粘连、胎盘植入，就非常危险了。

前置胎盘附着于子宫下段，子宫下段是子宫里面相对比较贫瘠的一块土地，胎盘为了给胎儿充足的营养，往往会更努力地疯长，一边扩大地盘把手伸向肥沃之地，一边向下深扎，这就会导致前置胎盘的胎盘面积比正常胎盘要大且容易发生胎盘粘连。胎盘粘连就是说胎盘向下（子宫壁下面）生长的太深，胎盘和子宫壁贴得太紧密了。如果胎盘粘连进一步发展，胎盘的触角深入到子宫的肌肉层或穿透子宫，就是胎盘植入。这两种情况，尤其是胎盘植入，会引起比前置胎盘更为严重的产后大出血。

剖宫产是前置胎盘的一种解决方法，同时也是再次怀孕发生前置胎盘的高危因素。剖宫产的次数越多，前置胎盘的发生风险就越大，而且更容易发生胎盘植入，植入的程度也会较深，甚至可能穿透子宫侵入膀胱，这是一种叫作"凶险型前置胎盘"的危险情况。这类产妇通常都是早产，其中超过70%的产妇都因为大出血而需要大量输血，超过30%的产妇会膀胱受损，产后30%～70%的产妇都要入住重症监护室。

早期疑似前置胎盘不要太担心

孕28周以前，产检提示"疑似"前置胎盘的孕妈妈，不必担心得太早，可以再等等看，让子宫再长一会儿再看看情况。

孕28周前并没有"前置胎盘"一说，因为直到28周后，胎盘的位置才会大致固定下来，在此之前，子宫还在不断增大升高，胎盘也有可能再往子宫上段长一长。子宫的变大很像吹气球，随着气球的变大，原本距离吹气口很近的位置会越来越远、越来越往上，而随着子宫的增大，多数胎盘的位置会逐渐上移，上移的距离或多或少。

关于前置胎盘的发生率，国外报道0.5%，国内报道0.24%～1.57%。

通常产检时，即便医生发现孕妈妈胎盘的位置偏低，也会到孕16周以后，才考虑监测胎盘的位置，而孕28周前医生不会下"前置胎盘"的诊断。所以孕妈妈，不要担心得太早。前置胎盘诊断的黄金标准是经阴道超声检查（TVS）。

前置胎盘的应对方法

卧床休息　前置胎盘一旦确诊往往月份也比较大了，即使只有少许阴道出血，孕妈妈都需要绝对卧床休息。休息时应该左侧卧位。血止后视情况可轻微活动。

禁止性生活　确诊前置胎盘的孕妈妈不能进行性生活，以免刺激子宫发生宫缩。除非特别必要，医生不会对孕妈妈进行阴道检查。

积极配合医生　要预防和纠正贫血和感染。如果大量出血，一定要尽快就医。如果孕周小，医生会帮助孕妈妈抑制宫缩的同时促胎肺成熟，严密观察病情，尽量延长孕周。等到胎儿足月后，如果不适合继续妊娠，医生会建议终止妊娠。

选择合适分娩方式　如果孕妈妈的前置胎盘是边缘性前置胎盘，胎位是枕先露，阴道流血少，无头盆不称，预估孕妈妈能短时间内结束分娩，在大力鼓励顺产的今天，医生会尝试帮助孕妈妈顺产；如不符合上述几个条件，通常只能剖宫产。

胎盘早剥

正常的分娩是胎儿先出生，然后胎盘随着子宫收缩而变小，从子宫壁剥离、排出。胎盘的剥离和排出会在数分钟或十几分钟内完成，过程中会有少量出血(不超过500毫升)，但不会发生异常出血、血肿或凝血功能异常等后果。

胎盘早剥是指妊娠 20 周后或分娩时，正常位置的胎盘在胎儿娩出前，部分或全部从子宫壁剥离，其发病率为 0.46% ~ 2.1%。

胎盘早剥的影响

胎盘早剥按胎盘剥离的程度可分为 3 度。

I 度　胎盘剥离面积小，多见于分娩期，症状表现为阴道流血，无腹痛或伴有轻微腹痛，贫血不明显，胎儿胎心率正常。这种情况的孕妈妈可以尝试顺产，孕妈妈的产后状态和新生宝宝的状态都比较正常，没有明显不良后果。

II 度　胎盘剥离面在 1/3 左右，有突发性的持续性腹痛、腰酸或腰背痛，疼痛程度与胎盘后积血多少有关，积血越多疼痛越剧烈，没有阴道流血或有少量流血，贫血症状较明显，胎儿可存活但可能伴有异常。及时医治，孕妈妈、胎儿可存活。

III 度　胎盘剥离面超过 1/2，症状表现较 II 度严重，阴道流血量较多，失血过多可引发孕妈妈恶心、呕吐、面色苍白、血压下降等休克症状，还可能导致全身凝血功能异常，胎儿胎心消失。这种情况下的胎儿多无存活机会。

胎盘是一个流动储血库，其最主要的功能是提供宝宝营养物质和氧气。胎盘一旦提前从子宫壁剥离，对胎儿和孕妈妈都会产生严重的不良影响。

对宝宝的影响　对胎儿而言，提供营养和氧气的血库出现问题，必然会导致供血受到影响，进而会导致胎儿缺氧、早产甚至死亡。研究调查发现，因胎盘早剥造成的胎儿和新生儿死亡率为 11.9%；严重者，新生儿即使存活，也可能遗留严重后遗症，如神经系统发育缺陷、脑性麻痹等。

对孕妈妈的影响　对于妈妈而言，最主要的危险是母体大量失血，失血会导致或加重凝血功能障碍、弥散性血管内凝血（DIC）、急性肾衰竭、羊水栓塞等严重并发症的发生。胎盘早剥发生后，羊水可通过剥离面开放的血管进入母体血液循环，导致羊水栓塞。

胎盘早剥的妊娠结局状况取决于胎盘剥离的程度、治疗是否及时得当，以及对其引发的并发症的处理。

医生通常会根据孕周和母儿情况判断孕妇是否合适继续妊娠，不足月但症状轻微的 I 度胎盘早剥，一般能延长孕周至足月后再考虑分娩的时机。而且 I 度胎盘早剥的孕妈妈，如果宫口已经扩张，估计短时间内能结束分娩者，在医生严密监测下，还可以尝试顺产，但要做好随时转剖宫产的准备。同时，无论顺产或手术产，都需要有儿科医师在场处理新生儿。其他胎盘早剥一般不考虑顺产。

胎盘早剥的高危因素和预防

预防血管类疾病 慢性高血压、慢性肾脏疾病、贫血、妊高征、妊娠期糖尿病、子宫肌瘤等疾病容易引发胎盘早剥，因此，要积极预防和治疗这类疾病，尤其要预防妊高征及其他血管病变性疾病。如果有妊高征，要加强产检及孕期监护，配合医生积极治疗、早期治疗。

避免仰卧位 怀孕期间，尤其是晚期，如果孕妈妈长时间仰卧位休息，子宫压迫下腔静脉而形成胎盘后血肿，容易发生胎盘早剥。左侧卧是最好的孕期睡眠休息姿势，要避免仰卧睡姿，如出现突发性腹痛和阴道流血应及时就诊。

避免腹部撞击等机械性外伤 撞击、摔倒等意外可能导致胎盘早剥。孕妈妈站立行走都要小心，上下楼梯、乘坐交通工具的时候要慢慢来；尽量不要去拥挤场所，以免腹部受挤压、撞击或摔倒。

不做高龄产妇 大于35岁的孕产妇、经产妇，有过胎盘早剥的孕妇，尤其是有剖宫产史的产妇及有吸烟饮酒习惯的产妇，比普通人患病概率大。建议大家适龄孕育，不做高龄产妇。

戒烟戒酒 有吸烟喝酒嗜好的孕妇发生胎盘早剥的风险较大，女性在备孕和孕期要改变吸烟、喝酒、熬夜等不良生活习惯。

胎膜早破

胎膜是子宫内包裹胎儿及羊水的一层组织，算是胎盘的一部分，其作用主要是维持羊膜腔的完整从而保护胎儿。羊水和胎膜一起保护胎儿，使胎儿能够安然地在一个衡温、舒适的环境中发育，免受外界的感染和打扰。临产时，胎膜像一个充水的气球，可压迫子宫口张开，避免胎体长时间直接压迫母亲的产道。

正常情况下，胎膜应该在分娩的第一产程子宫口接近开全时破裂，羊水开始外漏，即"破水"。

有些孕妈妈，还没有临产，宫缩还没出现，胎膜就发生破裂，羊水从阴道流出，这种情况就是胎膜早破。胎膜早破的孕妈妈需要尽快就医，转送过程中应该让孕妈妈侧卧，以免羊水流失过多。胎膜破裂的孕妈妈通常并无疼痛感，因此，孕妈妈在孕晚期要注意分辨流出的液体是羊水还是尿液。

胎膜早破通常发生在孕 28 周到分娩这段时期，37 周前发生的胎膜早破可能会对孕产妇和宝宝造成严重不良后果。数据显示，胎膜早破在早产各种原因中约占 30%。

导致胎膜早破的因素

除了不明原因引起的胎膜早破，导致胎膜早破的常见风险因素有以下几个方面。

胎膜发育不良　孕早期孕妈妈缺乏维生素 C、铜、锌及孕妈妈吸烟等不良嗜好可导致胎膜发育不良，如胎膜缺乏弹性、质地比较脆，容易引发胎膜早破。

子宫颈功能不全　子宫颈功能不全主要表现之一是宫颈内口松弛，容易导致胎膜早破。

宫腔内压力异常　能导致宫腔内压力异常的因素有很多，如头盆不称、胎位异常，都会使羊膜腔内压力不均；双胎或多胎妊娠、羊水过多等也容易造成羊膜腔内压力过大；剧烈咳嗽、便秘和提拿较重物体也会使腹压升高，增加胎膜早破风险。

创伤和机械性刺激　孕晚期的性生活活动、碰撞、摔跤等容易引发胎膜早破。一些孕期产检项目，如多次羊膜腔穿刺、多次阴道检查等，也有导致胎膜早破的风险。

生殖道炎症　阴道炎、宫颈炎容易引起胎膜感染，导致胎膜破裂。

胎膜早破的影响

胎膜早破分为未足月胎膜早破和足月胎膜早破。

未足月胎膜早破　指孕龄小于 37 孕周的孕妈妈发生的胎膜早破。这类孕妈妈往往接下来就要面对早产，未足月胎膜早破的发生率为 2.0% ~ 3.5%。未足月胎膜早破是对母儿都比较危险的情况，是胎膜早破治疗的难点。医生既要考虑早产对新生儿存活率的影响，在可能的情况下尽量延长孕周，又要警惕破膜时间延长可能引发感染或加重原有感染、脐带脱垂的危险。就是说，早产胎儿有危险，努力延长孕周也会让孕妈妈和胎儿有危险，两种情况如果控制不好，都有可能对母儿造成严重不良后果。脐带脱垂是很危险的产科并发症，虽然发生的概率很小，但如果胎膜早破以后孕妈妈有阴道异物感要及时告知医生以排查是否脐带脱垂。目前未足月胎膜早破的处理通常遵循以下原则：若胎肺不成熟，无明显临床感染征象，无胎儿窘迫，则行期待治疗，就是密切观察母儿体征，尽量避免不必要的肛门及阴道检查；若胎肺成熟或有明显的临床感染征象，为了减少危害就需要立即终止妊娠了。

足月胎膜早破 指胎儿足月、怀孕满 37 周以后发生的胎膜早破。足月的胎膜早破通常是即将临产的信号。80% 的足月胎膜早破者往往紧跟着就面临分娩。研究数据显示，足月时并发胎膜早破者比例大约是 8%，这种情况下即使不做任何干预，孕妈妈中约有 50% 会在 12 小时内自然临产、20% 的孕妈妈在 12 ~ 24 小时内临产、25% 的孕妈妈在 24 ~ 72 小时内临产。而且如果不是胎位不正、羊膜腔感染等因素引发的胎膜早破，没有其他产科并发症时，孕妈妈通常都可以顺产。足月胎膜早破后，长时间没有临产迹象的话，医生会严密监测孕妈妈和胎儿的体征，评估母儿状态，决定终止妊娠的时机和分娩方式，有可能会药物催产或剖宫产。

预防胎膜早破的建议

补充维生素 C 和铜、锌 孕期饮食方面要重视营养供应和营养均衡，补充维生素 C 和铜、锌等微量元素。多吃蔬菜、水果能够增加维生素摄入。含铜或锌量高的食物有坚果类、海产品、动物肝脏、小麦、干豆、根茎蔬菜、牡蛎等，应该适当增加食用。

合理性生活 加强卫生，避免感染，孕晚期尤其是怀孕最后 1 个月合理安排性生活。

避免重体力劳动 孕期不要进行剧烈活动，防止腹部外伤和碰撞，生活和工作都不宜过于劳累，站、立、行、走都要小心以免摔倒，上下楼梯要扶好扶手，不要手提重物。

坚持定期产检 产检能够及时发现孕期疾病和不良症状，如果不幸查出问题，能够早发现、早治疗，对孕妈妈和胎儿都是一种保护。

保持好心情 心情放松、不要紧张，因为紧张情绪和压力也可能导致胎膜早破。

另外，提醒大家，孕晚期"尿床"也可能是羊水流出，要会分辨，如果是羊水要立即就医。

瘢痕妊娠、子宫破裂

现在的女性，尤其是都市女性，由于工作、学习、生活节奏和压力等原因，生孩子都比较晚，头胎的高龄孕产妇越来越多。而且，此前一段时期，我国产妇的剖宫产率比较高，剖宫产遗留的隐患随着二胎的开放凸显在我们面前，许多二胎孕妈妈要同时面对高龄和有剖宫产史的难题，孕期比较艰辛。

高龄增加怀孕难度

35 岁就像女性朋友一个人生的分水岭，35 岁之后，女性生理功能，尤其是生育能力，开始下降。

35 岁之后，女性卵巢功能开始衰退，受孕概率明显下降。科学统计显示，35 岁以上女性一年的累积受孕概率约为 75%；到了 40 岁以上，自然受孕的概率会急剧下降为 40% ~ 50%；超过 45 岁的女性，受孕概率可能不足 1%，怀孕是一件非常有难度的事情。

过了 35 岁，女性体内卵子的质量或正常质量卵子的数量随着年龄增长逐渐变差、变少。40 多岁的女性由于卵巢内质量达标的卵细胞数量少，即使做试管婴儿，每一次试管成功的概率也仅仅 10% 而已。45 岁后，体内剩余的卵子带有异常基因的概率比较大。35 岁以上备孕女性，如果备孕半年没有成功受孕的话，应该尽早去找生殖专业的医生看看。

高龄孕产妇风险多

高龄孕产妇，由于身体功能下降、卵子染色体异常概率增加，发生孕期并发症的概率和胎儿发育异常的概率也会增加，流产、早产、难产、产后出血等可怕情况发生的概率都比非高龄孕产妇要高。

流产概率高　统计数据显示，整个妊娠女性群体的流产率约为 15%，不同年龄段妊娠女性的流产率明显随年龄段的上升而上升：35 岁及以上妊娠女性流产率为 25% 左右；40 岁及以上妊娠女性流产率为 35% 左右；45 岁及以上妊娠女性流产率高达 50% ~ 60%。而且高龄孕妈妈如果有流产迹象，大多没有保胎治疗的意义，因为这种情况下引发流产的最主要原因通常是胚胎染色体异常，即使勉强成功生下来，宝宝多会有先天的发育问题。

孕期并发症概率高　高龄妊娠是很多孕期特有的并发症的高危因素，其中发生后影响比较严重和广泛的疾病有妊娠期糖尿病、妊娠期高血压和子痫前期、贫血、妊娠期甲亢、胎盘早剥等。

胎儿出生缺陷多　随着年龄的增长，女性卵子质量下降，受精卵出现异常的概率也随之增加。首先，胎儿结构性缺陷发生率高。其次，胎儿染色体异常的概率会逐渐增加，常见的胎儿染色体异常如"唐氏儿"。

高龄二胎妈妈的风险

高龄二胎妈妈的孕期之旅就像闯关打怪，尤其是怀第一胎时伴有并发症和剖宫产分娩的孕妈妈，会面临更严重的并发症或者更多的凶险状况。

发生并发症的概率更高、更严重　如果孕妈妈在第一次怀孕时被诊断为妊娠期糖尿病、妊娠合并甲亢、妊高征等，那么再次怀孕时发生这些并发症的风险将大大提高，而且病情程度往往更严重。资料显示，第一次孕期患有妊娠期糖尿病的孕妈妈，第二次孕期患妊娠期糖尿病的风险为 35.6%。即使第一胎并没有发生上述并发症，但是由于怀二胎时年龄较大，这些并发症的首发风险也相对较高。

头胎剖宫产妈妈要警惕瘢痕妊娠、子宫破裂 剖宫产会损伤子宫内膜，形成子宫瘢痕，如果再次受孕，受精卵在瘢痕处着床，即瘢痕妊娠，是很危险的。此外，剖宫产后再孕，会增加子宫破裂、前置胎盘和胎盘植入的发生风险。这些并发症一旦发生都比较凶险。

瘢痕妊娠

就是受精卵在剖宫产的刀口处着床了，医学上把这看成是"宫外孕"的一种特殊类型，虽然胚胎在宫内发育，但是非常危险。瘢痕妊娠与胎盘植入引发危害的原理很相似：剖宫产刀口一般在子宫下段，这个地方"土壤贫瘠"，胚胎如果在此安家，为了获取足够的养料，就会像植物扎根一样不断向更深的地方伸展，甚至很可能会突破子宫壁。所以瘢痕妊娠会造成孕妈妈严重大出血，而且这个危险的情况是普通体检发现不了的。虽然瘢痕妊娠的发病率不高（1/2300～1/1500），但是一旦发生，危害比较严重。有过剖宫产的女性再次怀孕时，应该进行一次排查，如果是瘢痕妊娠，应特别警惕其危害。

子宫破裂

可以说是有剖宫产史女性怀二胎时最严重的一种情形了。剖宫产后的瘢痕处比较薄，而且会随着子宫下段的不断伸展越来越薄，从而有子宫破裂的风险。子宫破裂的发生率与剖宫产率有正相关关系。子宫破裂一旦发生，后果非常危险。研究显示，子宫破裂的孕妈妈，胎儿的死亡率超过50%，妈妈的死亡率在10%～40%。所以有剖宫产史的女性再次怀孕时，一定要好好产检，做好孕期的监护，把子宫破裂的风险控制在最低。

高龄、二胎孕妈妈需要特殊关照

高龄女性必须要重视孕前、孕期检查 计划要二胎的高龄女性，在孕前一定要积极治疗原有的疾病，保持健康的生活习惯、饮食习惯，适当运动，注意休息，在孕前把身体调整到最佳状态。在怀孕期间患有其他内外科疾病者，最好选择二级以上综合医院进行产检和分娩，以便对其他疾病进行治疗和控制。高龄的二胎孕妈妈在怀孕期间一定要定期地、规范地进行产检，及时发现或排除胎儿神经管畸形、唐氏综合征等情况，配合医生进行积极的监测和治疗。

有妊娠并发症史的孕妈妈提前做好监测　第一胎怀孕期间有妊娠期糖尿病、妊高征的女性，再次怀孕要积极做好这类孕期并发症的预防。对于妊娠期糖尿病和妊娠期高血压的预防，要积极调整生活习惯，保持规律的作息，劳逸结合，适当锻炼，保持合理的体重和增重速度。饮食上尤其要注意，在保证营养均衡的前提下，日常膳食要限盐、限糖、控油。定期进行孕期产检非常重要，有妊娠期糖尿病史的孕妈妈怀二胎时即使孕 24 ~ 28 周的糖筛结果正常，在孕晚期时最好再做一次糖耐量试验。

头胎剖宫产妈妈要警惕意外　有剖宫产史的孕妈妈，应该尽早去医院排查瘢痕妊娠，如果不幸发现是瘢痕妊娠，那么请听取医生的建议，配合治疗，避免严重不良后果。如果没有瘢痕妊娠，按时规范产检，整个孕期还要监测是否有前置胎盘、胎盘植入的征兆。此外，整个孕期还要加倍留心阴道分泌物、胎动的异常状况。对于二胎的分娩方式，孕妈妈应该相信医生专业的评估和建议，不要强求某种方式。

多学习孕产知识　了解孕产知识，有助于保持良好心态，既不过分紧张，也不掉以轻心。高龄二胎孕妈妈，对于孕产期的一些问题要有所了解，做到心中有数，既不可因为有风险而过度焦虑和紧张，也不能因为有过分娩经验而掉以轻心。顺顺当当熬到预产期临产的二胎孕妈妈，一般生产要快一些，发现规律性宫缩了，要尽快去医院，做好分娩准备，以免发生意外。

主动脉夹层

主动脉夹层这么专业的一个词进入大众的视野，是因为一场医疗纠纷的媒体报道。主动脉夹层是可致产妇死亡的第二大凶险并发症。主动脉夹层一旦发生，治疗不及时的话，50% 左右孕产妇在 48 小时内会死亡；救治及时的话，急性期患者的死亡率仍然高达 27% 以上。

什么是主动脉夹层

主动脉是人体内最大的动脉，从心脏射出的血液在流向其他部位（肺部除外）时，都要先进入主动脉，经由主动脉再流到各个分支动脉。主动脉又粗又厚实，分为三层：内膜、中膜和外膜。就像三明治一样，上下各一层面包片，中间还有一些蔬菜或培根等。如果主动脉内膜某处有破损或撕裂，那么血液就会从内膜破损处灌入并滞留在内膜与外膜之间，导致内膜和外膜之间形成一个假腔，即形成主动脉夹层。这个假腔就像气球一样，会不断增大，如果因为高血压或活动剧烈等因素导致主动脉夹层破裂，在极短的时间内患者就会因大量失血而死，抢救困难。有数据显示，1/5 的患者来不及到达医院救治就已经死亡。

主动脉夹层的病因

主动脉夹层一个最主要的常见致病因素就是高血压。数据表明，主动脉夹层的致病因素中高血压占 80%；排在第二位的是先天性主动脉壁发育异常，占 10%；第三大明确的致病因素就是妊娠。

正常情况下，血液不可能流入主动脉内膜与外膜之间的间隙中，但是，如果人体长期处于高血压状态，血流就有可能损伤主动脉内膜，通过撕裂的内膜，流入内膜与外膜之间。女性在怀孕期间，处于一个特殊的生理时期，体内血容量增加，血流动力学变化及激素水平有所改变，如果同时合并有高血压，主动脉夹层的发生风险会比单纯的高血压进一步升高。临床数据显示，40 岁以下的主动脉夹层女性患者中，有 50% 是发生在怀孕期间的。此外，怀孕期间，高血压还可能引发心脏冠状动脉夹层进而引起急性心肌梗死、猝死。

从主动脉夹层的致病因素来看，也许预防和控制高血压是预防主动脉夹层的一个有效方法。但是，以目前的医学水平，主动脉夹层一旦发生，除了积极严密的监测和观察，还没有根治的方法。

妊娠期急性脂肪肝

妊娠期急性脂肪肝（AFLP）是妊娠期尤其是妊娠晚期特发的原因不明的肝功能衰竭疾病。妊娠期急性脂肪肝是妊娠晚期致命性疾病，常发生于妊娠28～40周，起病急且病情发展迅速。

既往文献数据显示，1985年妊娠期急性脂肪肝母儿死亡率分别高达75%和85%。随着对妊娠期急性脂肪肝认识的不断提高以及肝衰竭救治技术的进步，现在该病的死亡率已大大下降。有关资料显示，近几年该病导致的孕产妇死亡率下降至12.5%～18%,围产儿死亡率下降至7%～58%(另有数据显示，该病孕产妇的死亡率为1.8%～18%、围产儿死亡率为7%～23%）。

妊娠期急性脂肪肝发病表现

妊娠期急性脂肪肝多见于怀孕28～40周的患有妊高征的孕妈妈，以及怀有双胎的孕产妇。另外，该病患者多为年轻初产妇。目前该病的发生与患者年龄、产次、种族等因素的关系还不明确。

该病初期症状有持续性恶心、呕吐、乏力、上腹痛或头痛等。数天至1周后，皮肤发黄且颜色不断加深，伴有高血压、蛋白尿、水肿等，此时孕妈妈检查会发现肝功能指标异常，提示脂肪肝。继续妊娠，孕妈妈会出现皮肤淤点、淤斑、消化道出血、齿龈出血、低血糖、意识障碍、肾功能衰竭等症状。

妊娠期急性脂肪肝的诊断

如怀疑孕妈妈有妊娠期急性脂肪肝，医生会建议尽早终止妊娠，积极进行保肝治疗。

但是，该病初期和中期的临床症状与体征都缺乏特异性，与孕期的很多不适或并发症表现类似，确诊比较困难。医学上对此病的诊断是排除性诊断，排除的过程往往时间较长。而该病病情变化迅速，从而也导致该病病死率较高。所以，早期诊断、有效处理是挽救患有该病的孕妈妈和胎儿生命的关键所在。

所幸的是，该病的发病率也很低，而近些年医学界对它的认识和处理有所提高，其致死率在不断降低。

产后出血

产后出血是指宝宝出生后 24 小时内阴道流血量超过 500 毫升，剖宫产时流血量超过 1000 毫升。产后出血还可能发生在产后 24 小时后，叫作晚期产后出血，多见于产后 1 ~ 2 周，也可发生于产后 2 个月左右，往往伴随有腹痛及发热。

产后出血的危害

古装电视剧里，生孩子的场面动不动就失控，产婆惊慌失措地通报坏消息：产妇大出血了！一群人跑进跑出，端水倒水。我们的现代生活中，没有那么高概率的产后大出血事件，产后出血的发生率为 2% ~ 3%。但是发生产后出血是比较危险的，可能危及产妇的生命，是导致产妇死亡的首要原因，应该重视，尽量避免发生分娩后出血的情况。

从医学角度来说，产妇分娩的时候，孕妈妈和宝宝都处在一种高危状态，分娩是一件具有不小风险的危险事件。分娩的过程中可能会产生一些意外，医生称之为并发症，如产后出血、胎膜早破、脐带脱垂、胎儿窘迫、子宫破裂、羊水栓塞等。

产妇产后出血还容易引起感染，因为失血过多会使产妇抵抗力下降，而治疗所需进行的阴道宫腔操作也易引发感染。

产后出血的原因

能够引起产后出血的原因有多种，如子宫收缩乏力、胎盘位置低。孕妈妈分娩时子宫扩张明显，子宫肌纤维受到的"拉伸"较大，就像橡皮筋一样，过度拉伸时，回缩能力就差，宫缩乏力就容易导致产后出血。胎盘位置低会导致下段收缩力差进而引发出血。

分娩时，软产道裂伤、凝血功能异常等也会导致产后出血。

哪些孕妈妈易发生产后出血呢？如果孕妈妈怀的是双胎或多胎、巨大儿，或者孕妈妈患有羊水过多、前置胎盘、胎盘早剥，或者是剖宫产再孕，发生产后出血的可能性就会增大。此外，做过子宫手术、子宫畸形、子宫巨大肌瘤、患有妊高征、合并有血液系统疾病或者肝病等情况的孕妈妈及高龄产妇，都是产后出血的高危人群。

如何预防产后出血？

避免风险因素　尽量避免上述风险因素，如不做高龄孕产妇、不人为地怀双胞胎、减少人流次数。

积极、认真产检　产检是及时发现妊娠异常和危险的有效手段，明确有产后出血高危因素的孕妈妈更应该认真产检，加强产前检查，及时纠正羊水过多等高危因素，视情况提前入院待产。

重视产前保健　有凝血功能障碍的女性应该治疗后再受孕。

加强产后观察　产后 2 小时是产后出血发生的高峰时段，医生一般会把孕妈妈留在产房中观察 2 小时，以便发现异常情况及时处理。

检查胎盘、胎膜　医生在胎儿娩出后会仔细检查胎盘、胎膜，如果胎盘、胎膜结构不完整会及时清宫，预防晚期产后出血。

母亲与新生儿早接触、早哺乳　哺乳会促进子宫收缩，减少产后出血。

产褥感染

在以前，医疗条件和水平有限，卫生条件较差，有些产妇过得了生孩子和产后出血的大关，却过不了"产褥热"这一关。产褥热就是我们现在所说的产褥感染。医学发展迅速的今天，产褥感染的发生率大大降低，但是它仍然是导致孕产妇死亡的几大主要原因之一，可见其凶险。我国产妇产后发生感染的概率大约为 6%。

产褥期　是指从胎盘娩出后到产妇全身器官恢复至孕前状态（乳腺除外）所需的一段时间，通常是 42 天，与产妇"坐月子"的时间大致相符。产科医生通常会嘱咐产妇在产后 42 天复诊，检查产妇的身体恢复情况。

产褥感染 是指在产褥期生殖系统受到病原微生物入侵而引起的局部或者全身感染。发生产褥感染，首当其冲的就是生殖器官，它可以造成外阴、阴道、子宫颈、子宫内膜及子宫肌层的炎症。感染如果继续发展，输卵管、卵巢，甚至盆腔都会发炎。最严重的感染会导致弥漫性腹膜炎、血栓性静脉炎，最后发展成全身的脓毒血症，即败血症，危及生命。

产褥感染表现

产褥期健康的产妇，子宫的大小和容量会逐渐恢复到怀孕前的状态；生宝宝时伸展过度的阴道恢复弹性；恶露的量越来越少、颜色越来越浅；乳房为了要哺乳宝宝而变大、充满乳汁。总之，产褥期正常的新妈妈，一切都变得越来越好，体力恢复、心情轻松。

而如果产后出现这三个症状：突然出现发烧，腹部或会阴部肿痛，恶露异常。产妇和家人要警惕产褥感染的可能性，一定要及时去医院。现在顺产的产妇，通常两三天就出院了，在家里休养时，一定要注意观察这三个方面。

第一，是否发烧，产褥感染通常是超过 38 ℃的高烧。

第二，是否腹痛，剖宫产产妇的腹痛往往刀口处疼痛难忍，而顺产产妇则表现为会阴部肿痛。

第三，是否恶露异常，通常表现为恶露颜色变浅之后又变深，同时伴有难闻气味。

产褥感染的原因

产褥感染的发生主要跟产妇产后的身体状态有关。本来女性的生殖道结构和弱酸性环境对于外界致病因子有一定的防御能力，也能保持阴道内部菌群的平衡。但是，生宝宝时由于体力消耗、产时出血等各种原因，生殖道原有的平衡遭到破坏，机体对内对外的防御能力都有所降低，会使病原体容易趁势而起，造成感染。

引起产褥感染的链球菌、大肠杆菌、葡萄球菌、支原体和衣原体等细菌，大多原本就存在于阴道，当身体免疫力下降、细菌的平衡被打破后，某些细菌数量就会增多，成为致病菌，引起产褥感染。

当然，产后卫生疏忽、不洁性生活等，也会导致体外的一些病原体入侵生殖道而引起感染。

怎样预防产褥感染？

注意卫生！ 这点非常重要，无论是怀孕期间还是产后，一定要注意卫生。首先，孕期私处卫生要做好，每天清水清洗外阴，勤换内裤，产前禁止盆浴。其次，产后42天内的卫生更重要，产后42天内应避免性生活和盆浴。最后，科学坐月子，坐月子期间，不能洗澡洗头、不能通风、不能刷牙、不能碰水等陋习不能轻信和盲从；居室环境要保持干爽，应常通风换气；产后可以正常洗澡、洗头，注意别着凉即可；刷牙要尽量轻，用软毛牙刷；还要适当活动，不能长时间窝在床上，因为汗水、潮湿是细菌的温床。

产后定期复查 贫血、妇产炎症等会增加产褥感染的风险。规范检查，才能早期发现异常，及时对症处理相关问题和并发症。

适当锻炼 产褥感染多与产妇产后抵抗力下降有关，所以不仅要在饮食上加强营养，身体允许的情况下，产妇应该适当锻炼。

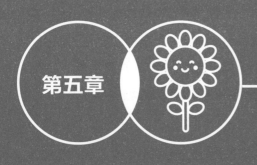

第五章

心理健康

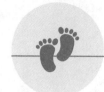

小情绪——甜蜜的负担

孕妈妈为什么容易出现情绪问题

　　孕妈妈是宝宝的第一道安全防护网，孕妈妈的生活行为习惯、吃进身体的东西会传递给宝宝，孕妈妈的所思所想、情绪也会传递给宝宝。总之，孕妈妈的心理健康同身体健康一样重要，同样会影响宝宝，应该重视。

　　很多人不能理解，怀孕为什么会使孕妈妈的情绪波动这么大呢？

激素变化会导致情绪变化

　　孕妈妈容易闹情绪、发脾气真的不能怪她，这种变化是有生理原因的。怀孕不只是孕妈妈的肚子一点点变大了，为了孕育宝宝，孕妈妈体内的血液、心脏、大脑，可以说每一个细胞都在发生变化，而导致孕妈妈情绪变化的主要原因是体内激素的变化。激素变化会影响大脑中调节情绪的神经传递素的变化，进而使孕妈妈比以往更容易烦躁、焦虑。

各种未知和疑惑的压力

　　萦绕心头的各种疑问和担心——什么能吃、什么不能吃？肚子不舒服是不是要流产？用电脑、手机会不会导致宝宝畸形？宝宝会不会有什么缺陷？生孩子到底会有多疼？恶心、呕吐会不会持续整个孕期？怀胎十月有时候就像一场冒险，心里的这些疑问如果得不到解答，就会增加孕妈妈焦虑等负面情绪，降低幸福感。

各种孕期不适和疾病的影响

怀孕会产生各种身体疼痛和不适，如腰酸背痛、四肢水肿、小腿抽筋、胃酸反流造成的烧心、妊娠恶心和呕吐。这些问题虽说不是难以忍受的疼痛，但是却会让孕妈妈吃不好、睡不好，心情自然会受影响。

人际关系问题产生的压力

怀孕是两个人的事，也是两个家庭的事，很多人都会参与进来，婆媳关系、夫妻关系、母女关系等处理不当，都会造成或者加重孕妈妈的心理负担。而孕妈妈此时易躁、易怒，敏感、多思，容易放大矛盾、放大烦恼，导致精神和心理压力很大。

坏情绪和压力对妈妈和宝宝都不健康

怀孕之初的欣喜过后，各种负面的感受和情绪可能会接踵而来。

孕妈妈内心的"斗争"

矛盾 备孕已久，一直以来的心愿实现了当然高兴，但是就是因为太爱宝宝了，孕妈妈会产生自我怀疑和忧虑：我能照顾好宝宝吗？我能给宝宝最好的吗？而计划之外怀孕的女性，内心往往更加复杂，对母亲这个角色和将要面对的生活充满担忧，感到不知所措。

内疚、忐忑 很多突然发现自己怀孕的女性会感到内疚和忐忑，因为前几天喝了小酒、还吃了一点小药，宝宝还能要吗？怀孕后很多情况也会让孕妈妈自责不已，担心自己伤害了宝宝，比如，不小心感冒了、一时没忍住吃了冰淇淋拉肚子了。人们普遍对未知的东西或情况感到焦虑和紧张，孕妈妈在把宝宝生出来之前，最担心就是宝宝的健康。如果这种焦虑挥之不去，应该把担心说出来，依靠科学的手段一一排除，不要盲目担心。

疲惫感 身体为了孕育小宝宝在加班加点地工作，消耗比平时多很多的能量，容易让孕妈妈感觉很疲乏，特别是孕早期恶心、呕吐严重的孕妈妈，会有筋疲力尽的疲惫感。

失去自由的担忧 很多年轻孕妈妈担心生了宝宝之后，会变成黄脸婆，每天蓬头垢面地围着孩子转；有了宝宝，吃、喝、睡都不能由自己，只能做一头予取予求的奶牛；三五好友逛街、旅游、参加聚会……这些曾经最喜欢的事都会被限制。总之，有了宝宝之后，要面对的事情太多，责任重大，可能就没有自由和时间做自己喜欢的事，没有自我了。

不良情绪的影响

胎儿在妈妈肚子里是有感知和学习能力的，宝宝能感受到妈妈的压力，孕妈妈不加控制的压力对宝宝身心健康会造成不良影响。

孕妈妈的情绪变化会导致体内激素分泌的变化，怀孕 6 个月后，宝宝能够通过变化的激素分享妈妈的喜怒哀乐。持续高水平的坏情绪和思想会产生糖皮质激素神经毒素（GCN），它能够通过胎儿尚未发育完全的血脑屏障进入胎儿体内，对宝宝发育中本就脆弱的大脑产生不利。

越来越多的科学研究认为，妈妈的情绪和宝宝的情绪存在着关联，孕妈妈持续不良情绪的时间越长，宝宝出生后性格越会固执、容易情绪化、自卑、没有安全感等。

所以，孕妈妈在孕期除了要尽量避免不安全的食物、受污染的空气，还要尽量减少消极的、不必要的负面想法和情绪，给宝宝一个平和、乐观的人生开端。

孕期最常见的担忧——宝宝的健康

孕期可能会有各种困扰，很小的事在孕妈妈眼里会变成天大的难题。有些捕风捉影、没有事实依据的事，孕妈妈也会无法控制地担忧、猜疑。

宝宝会不会不健康？

有些妈妈熬过了"容易流产的"孕早期之后，刚小小地松了一口气，紧接着又会陷入"宝宝会不会不健康、有缺陷"的担忧之中，整个孕期不是担心这个就是担心那个，每天都生活在忧虑之中。每次产检都提心吊胆，甚至有的孕妈妈不相信产检医生，总觉得"医生会不会没检查仔细？""医生那个表情是不是想说我的宝宝有问题？"总之，漫长的孕期充满各种担忧。

对于这类担忧，最好的应对方法就是好好产检、相信医生和科学，医生没有理由骗你，绝大部分医者都是认真负责的，因为我们服务的是生命。而且以现在的医疗水平和技术手段，除非宝宝存在罕见的难以诊断的问题，医生发现不了或诊断不清（这样的情况发生的概率极低），绝大部分常见的宝宝健康方面的问题都能检查出来。

照顾不好宝宝怎么办？

害怕自己照顾不好孩子，感觉自己还没有能力养小宝宝；不想当家庭主妇，不知道未来怎么安排工作和照顾宝宝；有父母帮助照顾宝宝的可能会担心与父母出现育儿观念分歧和矛盾；父母不能帮助照顾宝宝的又不放心把宝宝交给别人带；独自带宝宝的妈妈还会担心变成黄脸婆、与社会脱节。

生了孩子、做了妈妈，很多客观问题必须面对。宝宝出生后除了给大人带来责任，还会带来更多的欢乐和幸福，生活是门实践性的复杂学问，要以乐观的心态对待生活。孕妈妈这些担忧可以多和丈夫述说，还可以和同龄人、过来人聊聊，相信丈夫会和你一起努力克服这些困难，相信过来人能给你一些有用的建议。

虽说有了宝宝之后不会像一个人那么自由，可是并非有了宝宝就会失去自我。只要用心热爱生活、对待生活，带孩子的日子依旧能活得精彩，你也可能会变成别人眼中的"时尚辣妈"。美好的生活会从另一面继续前行，不一样的个人魅力会从照顾宝宝那里得到挖掘和展示。

不得不说，有的人有计划、有想法，所有的事情都能做得井井有条，包括生孩子、带孩子。如果本身就是缺乏自信的人，即便没有孩子，可能工作、生活也是一团乱麻。后者需要拿出更多的勇气面对生活，建立自信，多和其他人沟通和学习，争取给宝宝做个好榜样。

孕期最大的恐惧——生孩子有多疼？

孕妈妈怀孕后可能就会考虑分娩的问题，尤其是第一胎新手妈妈，很多人都是带着恐惧进入产房的。在普通人头脑里，很难想象六七斤重的孩子是怎么从那么狭窄的通道出来的，该有多疼啊！这真是一个壮举！

影视剧里生孩子难产而亡的故事、报道中产妇疼痛难忍而跳楼的事件、姐妹们生孩子后"再也不生了"的誓言，都会增加新手妈妈对分娩的恐惧。

孕妈妈们不要过于紧张和恐惧，随着医学研究对分娩认识的发展和医疗技术水平的提高，现在有多种方法可以帮助孕妈妈减轻分娩疼痛，在镇痛方式上孕妈妈比以前有更多的选择，如无痛分娩、水中分娩、呼吸"镇痛"法等。

了解正确而积极的孕产知识是战胜"分娩恐惧"的最佳武器。每个女性都具备生孩子的能力，影视剧里、媒体报道中的事件毕竟只是虚构的戏剧情节或个别异常事件，孕妈妈不要因此而过于恐惧。

由于顺产更有利于宝宝健康，现在越来越多的孕妈妈倾向于选择顺产，我要为这些勇敢的妈妈点赞，母爱是伟大的、无私的！

孕期最要不得的多疑——丈夫出轨

"丈夫在老婆孕期出轨"之类的八卦新闻屡见不鲜，有一些可能只是为了点击量而编撰的故事，但是很多孕妈妈会由此产生联想，猜疑自己的丈夫。有的孕妈妈会因此变得敏感多思、抑郁寡言，有的则是河东狮吼式的怒吼吵闹，弄得自己和丈夫都很痛苦。不仅大人痛苦，宝宝也会受伤的，宝宝会感受到爸爸妈妈之间的不和谐气氛而难过。

丈夫在妻子孕期出轨这种事，毕竟只是少数家庭的变数。不要因为个案、个例、某个人的婚变、出轨就不相信自己的丈夫，孕妈妈应该最大限度地相信和你朝夕相处的另一半。孕妈妈会敏感多思，与一时间无法适应身体和身份的巨大变化不无关系，但是孕妈妈不要不加控制地放任这种情绪，不要粗暴地把自己的不安转嫁给身边的人。

对于这种状态的孕妈妈，建议做一些自己感兴趣的事情，看看书、看看电影、做做运动等，转移自己对这个问题的过分关注。即使怀孕，我们能做的事情也很多，适当让自己忙一点，不要老是觉得丈夫"疏忽、怠慢"自己。保持和外界的交流，有自己的朋友圈，多和已经有孩子的妈妈聊聊。当然，孕妈妈也要和老公保持良好的沟通，有疑问和需要可以直接跟老公说，这些都好过猜疑和愤怒、悲伤。

孕妈妈也不要为身材的变化感到自卑。其实在准爸爸的眼里，大肚子的你，走路笨拙的你，在夜里悄悄爬起来吃夜宵的你，是最美、最可爱的，也是他最想呵护、保护一辈子的人。

此外，孕妈妈应该知道，女性在孕期也是可以有性生活的，有的孕妈妈可能还会表现出比平时更强的性需求。孕期是可以同房的，不过要记住，同房不要过于频繁，动作要温柔一些，孕妈妈有任何不适要及时停止。

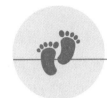

大问题——抑郁症

孕期抑郁和产后抑郁的危害

抑郁已经成为现代人不可忽视的严重的精神心理问题，每年都有很多人因此而轻生，同时有更多的人忍受着它的折磨。而孕期和产后新妈妈这个群体，是抑郁比较"青睐"的人群。

产后抑郁

从发生的概率上看，产后抑郁比孕期抑郁更为普遍。产后雌孕激素迅速下降是某些产妇发生抑郁的主要原因，新生命带来的巨大生活变化也是引发抑郁的重要原因。产后抑郁的表现为：情绪低落、兴趣丧失、睡眠不好、易躁怒；无法承担照顾婴儿的责任，对婴儿发出的各种需求信号的理解能力下降，不能满足或者根本意识不到婴儿的需求；母婴之间情感沟通能力下降，还可能排斥婴儿、拒绝接触婴儿，听到婴儿哭就无法忍受；病情严重者会有自杀或伤害宝宝的冲动或行为。更悲剧的是，有的产妇可能会带着孩子一起自杀，原因不是因为讨厌孩子，而是爱孩子，觉得带着孩子一起逃离这种绝望的生活是对自己也是对孩子最好的解脱。

孕期抑郁

产前的孕期抑郁由于发生概率相对较低、症状容易与妊娠反应混淆，容易被忽视。对于孕妈妈，抑郁会使自主神经功能紊乱，出现心跳加快、呼吸加快、出汗、胃肠不适等反应，加重早孕反应；会导致血管痉挛、血压升高，容易引起妊娠期高血压；会引起子宫收缩从而导致流产；会增加孕妈妈早产概率，使分娩产程较长；孕期抑郁最严重的后果就是"一尸两命"；孕期抑郁如果得不到及时有效的治疗，病情迁延不愈的话，就会导致产后抑郁。

孕期抑郁对宝宝的影响和危害性往往要比产后抑郁症严重。因为这个时候宝宝还在妈妈肚子里，与妈妈同吃同睡，妈妈的状态与宝宝的身心健康息息相关。孕期抑郁可能会影响体内激素分泌和胎儿血液循环，进而影响胎儿发育，造成宝宝多种问题，如腭裂或兔唇；如果孕妈妈在宝宝口腔、颌骨发育的关键期经常发怒，就会增加这种可能性。孕晚期经常生气、烦躁、发怒，会导致胎盘提前发生剥离。孕妈妈生气吵架、躁动不安会导致宝宝情绪不安，频繁胎动，比正常胎儿胎动次数多 3 ~ 10 倍，胎儿体力消耗大，出生体重通常也会比较低；出生后，宝宝性格容易急躁，免疫力也比较差。

抑郁症如何预防和早期发现？

抑郁症的痛苦其他人可能很难理解，要比我们想象得痛苦。"痛苦""忧伤""忧郁"都不能准确表达患者的状态，抑郁症会导致患者对生活和生命的"绝望"。相比于其他人，孕妇或产妇抑郁，除了患者自身痛苦，更严重的是可能会伤害宝宝，严重抑郁患者会有自残和伤害孩子的行为。

抑郁症的信号

抑郁症的很多表现与一些孕期的情绪反应相似而容易被忽略。所以，孕妈妈自己、准爸爸和共同生活的家人，在孕期和产后要留意观察孕产妇的情绪问题和精神状态。

抑郁症的表现有：没有原因地想哭；对身边事漠不关心，注意力下降，产妇拒绝接触宝宝；睡眠质量差，失眠；暴食或厌食；焦虑、内疚和自责感无法抑制；疲倦、敏感，缺乏安全感；喜怒无常；不爱说话、不爱与人交流。

如果孕妈妈或产妇同时出现上述多种情绪且持续 2 周以上没有缓解，那么很有可能是患上了抑郁症，应该寻求医生的帮助。

> ### ⏱ 周医生小贴士：孕期失眠，警惕抑郁症
>
> 失眠的医学定义是"对睡眠时间和（或）质量不满足并影响日间社会功能的一种主观体验。"失眠在抑郁症等心理疾病患者身上尤其常见，是这类疾病诊断的一个重要症状表现。

为什么孕期和产后容易抑郁？

特殊生理状态 国外称产后抑郁为"baby blues"，从文字可以看出产后抑郁与孩子紧密相关。孕期和产后，由于体内激素的巨大变化（孕期体内某些激素迅速上升而产后这些激素又会快速下降）和产后生活的巨大变化，容易使女性难以适应而导致抑郁。

身体健康问题 身体健康存在问题的孕妈妈，精神压力很大，由于担心影响胎儿健康，容易出现焦虑、抑郁情绪。尤其是有流产史、妊娠剧吐史、阴道出血史、羊膜腔穿刺史、妊高征病史、妊娠期糖尿病及孕期服药史的孕妈妈容易产生抑郁问题。此外，人工辅助生殖、本身患过抑郁症、婚姻不稳定、孕期生活遭遇重大变故的孕妈妈容易患上抑郁症。

性格和心理问题 从心理社会因素的角度分析，性格内向、心理承受能力差的女性在孕期的时候容易发生抑郁，这与临床研究数据的提示是一致的，绝大多数孕期抑郁的孕妈妈的性格偏内向、多思多虑、敏感多疑、心理耐受力差、不够成熟、沟通与社交能力弱。

准爸爸的爱是治愈的良药

俗话说"心病还需心药医"，心理问题需要心理治疗，药物不是唯一的治疗手段；心理治疗也不能完全依靠医生，家人和社会的支持是治疗的重要

部分。

准爸爸的关爱是对孕妈妈最好的治疗

对于这些心理方面的问题和疾病，尤其是抑郁症，除了医生的治疗，准爸爸的关爱是最佳的治愈良药、预防良方。而准爸爸的不理解、不关心则是引发抑郁情绪、加重抑郁症状的导火索。

孕期女性对准爸爸普遍有依赖感，即使是平时很独立的女性，怀孕期间也总会希望丈夫能多在身边陪伴。虽然我们不鼓励孕妈妈过分依赖丈夫或他人，但是丈夫应该主动多关心妻子，因为她的身体和心理都在经历着重大的变化和冒险，需要面对很多疼痛、麻烦和未知的焦虑。有准爸爸的陪伴，孕妈妈会更安心。

准爸爸应该多和妻子聊天、一起学习孕产知识、一起运动，这样孕妈妈就不会老是关注那些让人内心焦虑和抑郁的事情。孕妈妈晚上睡不安稳、翻身、起夜、腿抽筋的时候，丈夫要主动帮帮她，不要视这些举动为干扰，更不要不管不顾独自沉睡，主动询问情况和帮忙会让孕妈妈感到温暖，有利于夫妻感情的稳固。

如果丈夫给予了足够的关爱，孕妈妈还是偶尔发点小脾气、闹点小情绪，准爸爸还是要多理解，至少要做到不对着吵、不接妻子挑衅的语言，等彼此冷静下来再处理。

如果准爸爸不能时时陪在妻子身边，要多打打电话，让孕妈妈知道你在惦记她。在重要的时刻准爸爸最好能陪着孕妈妈，比如，分娩的时候，胎儿畸形筛查、唐氏儿筛查等重要产检的时候，有准爸爸的陪伴，共同面对未知的担忧、共担"风雨"，能给孕妈妈极大的安慰，减少矛盾和分歧。

孕产知识让孕妈妈心理准备充足

人们普遍会对未知的事情感到不安和焦虑。孕妈妈的许多担忧、焦虑都是由于对孕育太不了解。学习孕产知识、好好产检，相信能够帮助很多孕妈妈走出这种焦虑不安的漩涡。通过学习孕产知识，提前知道孕期每一个阶段的变化和可能会面对的问题，孕妈妈可以提前做好生活准备和心理建设，事情发生时就不会特别慌乱。

另外，当产检医生告诉你宝宝发育状态正常的时候，就不要老是担心宝宝缺胳膊少腿，要相信专业人士。

孕妈妈自我减压的方法

学习接受客观现实　不能改变客观情况，就要学习改变自己的态度。很多事情都是个人意志无法改变的，悲伤和愤怒无济于事，对于这类事情首先要承认和接受它的存在，向前看、向前走。

关注问题的解决方法，不钻牛角尖　不要纠结于问题本身，与其纠结于为什么发生这种糟糕的事情和情况，不如把精力放在寻找能减少它对自己的不利影响的方法上。

抓大放小　关注大事件，忽略小问题，比如，孕妈妈很爱干净，但是孕期没有精力和体力做到窗明几净，就不要勉强自己，现在只要自己身体舒适、宝宝健康就万事大吉，卫生稍微差一点没关系。再比如，老公做家务总达不到你的"标准"，这时你应该表扬他主动做家务的态度，而不是责备他粗心大意、不够仔细。

等一等再发脾气　要发脾气前，回忆一下快乐的人和事、看看快乐的照片和视频，或者深呼吸、数几个数。也许做完这两个步骤后，你就忘了为什么生气，不会那么想发脾气了。

参加社交、发展自己的兴趣　这么做是为了转移对怀孕这件事的关注度，如果你喜欢听音乐、运动、读书、看电影、旅游（孕中期可以轻体力旅游），那么不要因为怀孕而彻底放弃。即使怀孕了也可以参加朋友的聚会、和朋友聊天，不要把自己隔绝在"真空"里。人的想法通过训练是可以改变的，脑扫描显示，大脑的某些区域会因为快乐的想法而变亮，亮点区域会释放血清素和多巴胺等使人愉悦的激素。快乐的情绪是体内天然的抗压物质、抗抑郁药。

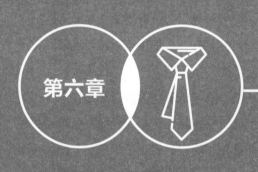

第六章

**准爸爸
孕期之旅**

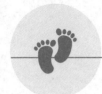

孕早期：当爸初体验

兴奋型爸爸——我要当爸爸啦！

当被老婆告知"我怀孕了""你要当爸爸了"，有的丈夫会欣喜若狂，尤其是早有生宝宝计划的男性。他们可能早就在心里描绘过带着老婆和孩子一起出去游玩的场景了，就等着升级当爹这一天呢。

不过，建议爸爸们应该更细心一些，不要等着老婆告诉你她怀孕了。对备孕的夫妻来说，妻子的压力可能很大，丈夫细心一些，比如，默默地关注妻子的生理期，及时发现妻子的早孕迹象，可以减轻妻子的压力，增加孕育过程的乐趣。爸爸主动发现妻子怀孕的蛛丝马迹，还能帮孕妈妈避免一些生活中的意外。

当然，很多计划外升级当爹的男性也会很高兴，他们也许会很惊喜，抑制不住想要跟亲朋好友分享这个好消息的冲动。

周医生小贴士：分享喜悦的时机

说到分享"我要当爸爸了"这个好消息的时机，是有一些讲究的。有的地方有"怀孕头3个月自己偷着乐"的习俗。这是有一定道理的，因为胎儿在早期3个月的状态比较不稳定，流产的风险较高。所以，最好等胎宝宝稳定之后在对外公布消息。不建议太早公布这个好消息的另一个原因是，一旦公布老婆怀孕的消息之后，可能周围所有的人跟你说的话题都离不开怀孕、宝宝，如果提早公布消息而胎儿不太好的话，面对别人的询问、安慰，难免更加伤心。

焦虑型爸爸——我能做个好爸爸吗？

有的男性知道自己要当爸爸之后，可能会感到焦虑或者"还没准备好"，也并非个例。妻子不要难过，丈夫也不要内疚和自责，这恰恰说明丈夫在认真思考"做爸爸"这件事。

有了孩子意味着生活上的巨大改变，老婆需要照顾，养孩子需要经济支持，这些都是爸爸要思考的问题。他可能觉得现在的收入不能给宝宝最好的照顾，目前的工作比较忙也会照顾不好妻子，所以产生焦虑心理。这种自我怀疑和焦虑正是责任感的体现，妻子应该理解并给予丈夫适当的安慰，一起面对问题。

可能还有一些年轻的爸爸会觉得目前和妻子两个人很好，宝宝来得有点早，自己没做好准备，对即将要面对的生活改变没有信心，觉得会丧失自由，从此就要和"说走就走"的生活拜拜，因而感到焦虑。事实证明，即使一开始有这类焦虑，绝大多数爸爸们最后都能勇于承担起养家育儿的责任，所以也请妻子理解丈夫这种不太成熟的想法和犹豫，丈夫的内心也不是铜墙铁壁。

但是，请焦虑型的爸爸们尽快调整好心理状态，早日进入"爸爸"这个角色，毕竟妻子即将要开始一场为期 10 个月的冒险，她需要你。如果你显得过于焦虑，会增加妻子孕期的心理压力，不利于胎儿的发育。

"害喜"的准爸爸

妻子怀孕之后，爸爸也出现了"害喜"，比如，晨吐、腹部涨大、倦怠等反应。医学上，称这种表现为拟娩症，即拟娩综合征。拟娩这个词来源于法文，意思是孵化，以此来形容男性在妻子怀孕期间出现的类似怀孕的症状。这样的反应在妻子怀孕的前3个月会比较明显，随着妻子孕期的延长，症状会有所减轻。不过，有的男士的反应会有点长，到了妻子孕中晚期，依然有身体倦怠、心情起伏不定、恶心等表现。但绝大部分准爸爸这种"害喜"症状会随着宝宝的出生而消失。这听起来有点滑稽，像笑话，但确实在很多国家的男性中存在，发生概率为25%～50%。

很多人比较奇怪，女性出现妊娠反应是因为体内激素的变化所致，男性出现"害喜"反应又是什么原因呢？

移情

心理学家认为，这是一种"妊娠共鸣"，也是丈夫和妻子之间的"情感共鸣"，产生这种现象是因为准爸爸潜意识里太在意妻子怀孕这件事了，"入戏太深"。因为想妻子之所想，所以感妻子之所感，算是跟妻子一起怀孕的最高境界了。

压力

医学家认为，拟娩症是一种有生理依据的身心疾病或神经症。准爸爸与孕妈妈一样，内心既有将为人父的喜悦，也会有对宝宝健康、妻子健康、未来生活变化的焦虑和担忧，这些心理感受和精神压力交织在一起，就会引发内分泌的改变。医学检测发现，妻子怀孕期间，准爸爸体内的雄性激素会降低，血液中的催乳激素、皮质激素、雄性激素等激素水平失衡是发生这种现象的一个重要原因。

好在，准爸爸害喜现象发生的概率不高，即使有也通常不会太严重，能够随着时间和对新身份的适应而渐渐自愈。

准爸爸的孕期抑郁症

准爸爸都可以有妊娠反应了，当然也可能会发生孕期抑郁症。

通常男性总是自带一股莫名的自信，但是妻子怀孕期间，尤其是初为人父的准爸爸，会突然性格改变，出现喜欢独处、交流减少、食欲不振等现象，对孕妈妈谈的孕期反应表现得也比较淡漠，甚至不愿意靠近孕妈妈，长期得不到缓解的话，可能会发展为抑郁症。近年来有些研究发现，婴儿出生后的几个月内，通常是宝宝 6 ~ 12 月龄期间，新手爸爸患抑郁症的概率约为10%，明显高于其他时期。

年轻爸爸们患抑郁症的话，可能会采取更加具有伤害性和破坏性的行为宣泄情绪，如酗酒、超速驾驶等，后果比较严重。爸爸这种坏情绪导致的糟糕的家庭氛围，对宝宝早期的性格和人格教育非常不利。

准爸爸为何在妻子孕产期间会出现抑郁症呢？

对现状和未来的焦虑　面对妻子诸多的情绪化的改变和需求，考虑到宝宝出生后生活上的巨大改变，有些准爸爸会感到深深的无力感、茫然和自我怀疑。尤其在宝宝出生后，手忙脚乱地照顾新生宝宝的时候，非常考验准爸爸的耐性和抗打击能力。如果每天下班回家后还要面对婆婆媳妇之间的矛盾，会对准爸爸造成很大的心理压力。

性压抑　妻子怀孕期间，许多夫妻在孕期由于担心性生活会引发流产或者影响胎儿发育，会压抑同房的需求。如果孕妈妈在准爸爸要求同房时，粗暴地拒绝，也会引发准爸爸的自责和郁闷。准爸爸的生理需求会被迫压抑，时间长了，准爸爸会害怕接触孕妈妈，希望分床睡，感情得不到释放，从而变得抑郁压抑。

孕妈妈的影响　孕妈妈会因为激素的变动而出现情绪上的波动，一点小事也会跟身边的人吵吵闹闹。长期面对这种夫妻关系和家庭氛围，一些准爸爸起初可以忍耐，有耐心平复孕妈妈的情绪；但次数多了，加之工作压力和对未来的担忧，准爸爸的心情也会一团糟，便开始选择逃避这样的生活，对生活逐渐失去兴趣，变得抑郁。

怎样防治准爸爸的抑郁症呢？

首先准爸爸自己在备孕时要有心理准备，提前做好当爸爸的心理建设，安排好照顾宝宝的人手等，不要等到妻子怀孕了才焦虑未来怎么办。

孕妈妈方面，孕妈妈不要认为孕期发脾气是理所应当的，其实情绪都是可以想办法控制的，一味地任性发脾气，把压力都释放在准爸爸身上，不仅不利于夫妻感情，更不利于胎宝宝。

在性生活方面，夫妻两个要互相体谅，健康孕妇是可以进行性生活的，有特殊问题的孕妇必要时可以咨询医生是否可以，千万不要恶语相加，激化矛盾。

让运动释放压力

准爸爸的焦虑、郁闷情绪是需要宣泄渠道的，否则发展成抑郁症就不好了。

放下面子，多和其他爸爸们交流

准爸爸不要以为只有你一个人有孕期焦虑的问题，一聊天你就会发现，前辈们都是这么过来的，跟他们吐吐槽、取取经，心里会轻松不少。男性由于不善于"家长里短"，与爱八卦、爱哭的女性相比，释放情绪和压力的方式、方法有限，要独自承受更多的情绪问题和压力。因此，能放下面子、经常跟同龄人交流的爸爸的情绪状态会好很多。

坚持运动

相比于喝酒、吸烟，运动健身是非常好的一项减压方式。运动、健身能帮住准爸爸排解压力、宣泄情绪，还会让准爸爸们更健康、更富有男性魅力。准爸爸可以尝试打篮球、乒乓球、网球、踢足球等运动，如果运动场地安全，也可以让孕妈妈在场边观战。这不仅可以让自己减压、放松，也能让老婆参与其中，增加夫妻间的话题，多一份乐趣。

孕妈妈也需要一定量的活动，准爸爸还可以带着、陪着孕妈妈一起活动，即使是小运动量，也总比独自苦闷要好，还能同时照顾孕妈妈的安全。

最后提醒准爸爸们，即使现在的生活让准爸爸感到压抑，喘不过气来，准爸爸们也不要迷恋吸烟、逗留酒吧。此时，孕妈妈更需要你的关心，在等你回家。

孕中期：责任感扑面而来

准爸爸的责任感压倒一切

经过孕早期一段时间的内心矛盾、斗争和适应之后，妻子的孕期反应、微微凸起的小肚子，会让准爸爸们"要当爸爸了"的感觉变得越来越真实。准爸爸们将为人父的责任感也会油然而生：老婆需要我，宝宝需要我，我要好好工作不能失业；要身体健康照顾他们；要成熟、稳重、做事谨慎……准爸爸们也许会开始打算买一份保险，受益人写上老婆和孩子。

准爸爸的现实经济考量

养娃是要花钱的，宝宝的奶嘴、玩具、奶粉、衣帽、小推车啥啥都得买，准爸爸要对家庭开支进行取舍，自己心仪已久的新款电子产品、游戏机可能要舍弃或等等了，心甘情愿地将这笔费用用在宝宝身上。爸爸妈妈什么都想给孩子最好的，这是一笔不小的费用。

戒烟限酒

很多准爸爸都知道吸烟、喝酒不好，但是一直没有一个促使他下决心戒掉的理由，现在宝宝就是那个足够的理由。老婆怀孕和宝宝出生这段时间是戒烟、戒酒的绝好时机。也许有的准爸爸在老婆怀孕的时候还在忍不住偷偷地吸烟、喝酒，但是在看到老婆闻到烟酒味的难受反应、想到宝宝会因此受到伤害之后就戒掉了。对于那些成功戒烟、戒酒的准爸爸，充分让他们了解烟酒对孩子的危害，是促使他们下决心戒烟、戒酒的重要原因。

主动学习孕产知识

面对老婆的种种妊娠反应，准爸爸往往有心分担却无处下手，手忙脚乱却不知该干点啥。为了更好地缓解妻子的不适，为了帮孕妈妈排忧解难，为了以后能更好地照顾宝宝，很多准爸爸这时候会主动学习孕产知识。掌握一些孕产知识，可以让妻子对准爸爸更加信任，可以给孕妈妈带来安全感，准爸爸自己对未来也会更加充满信心。

这些是准爸爸为迎接家庭新成员到来所做的必要准备，是准爸爸满满的爱意与责任感，也许有的爸爸做得更多，也许有的爸爸做得不够好，但是只要努力，孕妈妈就会感到幸福，宝宝也能感受到幸福。

延长"居家"时间

有人说婚姻就是"搭帮过日子"，这句话看似很没有人情味，但细细品味，特别有道理。维持婚姻既要有个人空间，还要彼此融合，互相理解、互相包容。妻子怀孕期间，准爸爸的陪伴和理解特别重要。准爸爸除了工作时间，其他时间应该多陪妻子，下班尽量早点回家。

不同孕期，要做适当的生活调整

准爸爸通过孕产知识学习，首先应该对孕期的三个阶段的特点心中有数，知道什么时期该做什么事情。

孕期第一个阶段 孕 0 ~ 11^{+6} 周，孕早期，胎盘还没有完全形成，宝宝和妈妈的联系还不是很"牢靠"，孕妈妈早孕反应会很辛苦，孕妈妈对怀孕还不太适应。此时的准爸爸要改变工作节奏、改变自己不好的习惯，帮助孕妈妈一起调整心态，尽量多陪在妻子旁边，一起度过孕初期这个适应阶段。

孕期第二个阶段 孕 12 ~ 27^{+6} 周，孕中期，是相对安全的时期，宝宝稳定、老婆肚子也不是很大。准爸爸可以制订一个"和老婆一起"的计划，如一起运动、一起旅游、一起布置婴儿房等。

孕期第三个阶段 孕 28 周直到分娩，孕晚期，老婆肚子很大很辛苦，宝宝逐渐发育成熟。这是准爸爸的备战时期，要安排好工作，出差尽量不要太远、太久，老婆月份越大，爸爸越要谨慎，随时要做好送老婆去医院的准备。

承担更多的家务

孕妈妈的身体正在调动大量资源加班加点地孕育新生命，什么都不做也会感到很疲倦，准爸爸应主动承担更多的家务。

整理家居环境 至少简单整理一下家中易绊脚的东西，避免孕妈妈不小心绊倒；重新归置物品，留出更多的空间安排宝宝的东西；孕妈妈经常用的东西要放在方便取放的地方；浴室等湿滑的地方要放置防滑垫，保持干爽。

清理猫砂和狗狗粪便 如果有宠物，给宠物洗澡、打扫宠物粪便的事情，准爸爸必须全承包，尤其是清理猫砂，不能让孕妈妈做，以免感染弓形虫。

扫地、拖地 孕妈妈可以适当做家务，权当活动身体，但是要尽量避免扫地、拖地等需要弯腰、下蹲的家务，准爸爸应该主动承担这类家务。

做个幸福的煮夫

孕妈妈必须吃得好，才能保证营养跟得上，但孕妈妈普遍会对厨房油烟味感到恶心、呕吐，准爸爸应该承担起家中大厨的工作。作为一个煮夫，以下几点要注意。

处理好生肉 生肉或半生不熟的肉可能感染弓形虫，所以做肉菜首先要保证做熟，处理生肉后要洗手，生肉和熟食要分开处理。

蔬菜要洗干净 建议孕妈妈最好不要吃生的菜，但如果孕妈妈要吃凉拌蔬菜、蔬菜沙拉，准爸爸做这类菜的时候一定要清洗干净，避免农药残留的危害。

少做生冷、寒凉的食物 生冷的食物不适合孕妈妈，刚从冷箱里拿出来的食物，要缓一缓或加热后再给孕妈妈吃。人体肠胃的温度在 37℃ 左右，而刚从冰箱里取出来的食物大概在 2 ~ 8℃，胃肠受到冷刺激，很容易出现胃痉挛，表现为胃痛、呕吐等。

做老婆专属按摩师

随着孕周的增加，孕妈妈的肚子越来越大，会导致腰酸、腿抽筋、下肢水肿等不适。准爸爸无法分担这些辛苦，但是可以做一些事帮助孕妈妈缓解辛苦。做老婆的专属按摩师，帮她揉揉腿、按摩按摩脚，可以让孕妈妈舒服一些。

孕妈妈脚肿或静脉曲张时，准爸爸可以帮她用温热的水泡泡脚、捏捏脚，促进下肢血液循环。

孕妈妈腿抽筋时，准爸爸应该立即帮老婆拉伸腿和脚，揉一揉，平时要经常提醒孕妈妈吃补钙食物或钙片等。

孕妈妈腰背酸痛时，准爸爸用掌根在孕妈妈的腰背部缓慢划圈，能够有效帮助她加速血液循环，缓解酸痛。

准爸爸注意动作要轻柔。给孕妈妈按摩的时候手劲要轻，用轻按、轻揉的手法，而不能用"敲打"和"捶"的方式。

跟老婆一起"怀孕"

孕期，是女性一生中的特殊时期、脆弱时期，准爸爸在身边会给孕妈妈带来谁也不可替代的安全感。妻子怀孕期间，准爸爸多一些陪伴，会给孕妈妈一生带来美好的回忆和温暖；而少了准爸爸的陪伴，也许会种下埋怨的种子。

陪老婆一起运动

孕妈妈应该适当运动，运动时必须有人陪伴，除了专业运动教练，准爸爸是最好的人选。准爸爸陪妻子一起运动，首先，最重要的是看护她的安全，以防不测；其次，也能帮助孕妈妈增加运动的乐趣，帮助孕妈妈坚持下去。建议准爸爸和孕妈妈选择一些适合双人一起进行的运动。

游泳 游泳是对孕妈妈很有益的运动，而且适合两个人一起。游泳过程中准爸爸要时刻注意孕妈妈的状态，肚子比较大时，孕妈妈在水中的失重感可能和平时有点不一样，会有点往下沉的感觉，刚下水时准爸爸要帮助孕妈妈适应好环境。

孕妈妈瑜伽 孕妈妈瑜伽很多都是夫妇一起练的，孕妈妈的动作需要准爸爸协助才能完成，当然这项运动通常需要上专门的学习班。

散步 散步是宝宝出生前夫妻俩最经济、简单而且浪漫的运动方式了。晚饭后牵着老婆的手，漫步在公园或小区里，非常有利于身心健康。出门记着给孕妈妈带点水随时补水。

陪老婆一起学习孕产知识、育儿知识

大部分准妈妈从备孕开始就会积极地学习孕产知识、育儿知识，准爸爸也应该加入到学习中来，掌握必要的孕产知识和育儿知识也是好爸爸的必修技能。学习这些知识能让准爸爸提前了解孕妈妈和宝宝出生后将要面对的各种问题，能让准爸爸有个心理准备和大概的应对措施，也能让准爸爸了解十月怀胎的辛苦。

陪老婆一起产检

很多孕妈妈产检时都感觉疲惫又紧张。疲惫是因为妇产科长久而又焦急的排队、等待。看医生要排队、抽血化验要排队、做 B 超要排队、胎心监测要排队，请医生看检查结果的时候可能又要重新排队，容易使孕妈妈感到身心疲惫。然而更紧张的是等待产检结果的时候，如果有什么不好的结果需要处理，孕妈妈真的要哭了。

准爸爸最好每一次都可以陪着孕妈妈去经历这漫长的一天，如果不能每次都陪，至少那几次重要的产检要去，如胎儿畸形筛查的时候、决定分娩方式的时候。有准爸爸或家属的陪伴可以缓解孕妈妈的紧张心情，有疑惑还可以及时商量。孕妈妈平时有疑惑的问题，准爸爸应该帮孕妈妈记录下来，去医院产检的时候提醒老婆，一并咨询医生。

跟老婆一起出去旅游、散心

进入孕中期，孕妈妈的状态相对稳定，而且此时肚子还不是很大，行动还比较灵活，如果有出门旅游的计划，不要错过孕中期。建议准爸爸在老婆孕中期阶段尽量安排一次轻松、安全的旅程，因为宝宝出生后的很长一段时间可能不方便出门了。

孕期旅行要以舒适和散心为主，不要赶场似的一个景点一个景点地跑，人多拥挤的地方不要往前凑。此外，远途旅行出门前的准备工作要做足，带好孕妈妈产检本，带上防中暑、防蚊虫叮咬、防腹泻、防过敏的孕妈妈可使用的药物。尤其要注意避免孕妈妈腹泻，腹泻消耗体力和营养，严重者会脱水，会减少宝宝血液供应。为避免腹泻，旅途中饮食上要注意卫生，不要吃生食，喝瓶装水和烧开的水比较安全。

重要道具——孕夫背包/奶爸背包

跟怀孕的老婆一起出门，一个双肩背包是准爸爸的标准配置之一。这个包最好大点，能多装些东西。老婆支撑自己的大肚子就已经吃力了，准爸爸们不要让孕妈妈提包，还要防止孕妈妈饿着、渴着、晒着、着凉。所以，这个包里面要装零食、水杯、太阳伞、纸巾、一两件衣服，等等。等到宝宝出生的时候，这个包要装的东西就更多了，尿片、纸巾、奶粉、奶瓶，等等。

陪伴不在于长短，在于质量

最后一点想提醒准爸爸的是，陪伴不在于时间长短，而在于陪伴的质量。有的准爸爸即使是陪在孕妈妈身边，彼此交流也不多，把更多的时间放在了电脑屏幕和手机屏幕上，或者独自玩游戏，这样的陪伴是没有质量的陪伴。

其实，准爸爸下班后真心地问问老婆"今天吃得好吗？""还有没有什么想吃的？我买给你""今天宝宝有折腾你吗？""今天心情还好吗？"，然后抚摸一下老婆可爱的肚子，孕妈妈就会很幸福。真诚的关心和敷衍的陪伴，孕妈妈都感觉得出来。

睡前的温馨时刻

如果准爸爸白天比较忙，跟妻子相处得时间少，那么一定要把握好睡前的短暂时刻。洗漱完上床后，让妻子舒舒服服地靠在肩上，聊聊白天发生的事，或者抚摸着老婆的肚子跟宝宝说说话，再或者给老婆揉揉肩、捏捏脚，都会让老婆日后特别感激你的温柔和体贴。

一起想宝宝的名字

如果平时没时间讨论，这是睡前绝佳的一个话题。也可能孕妈妈和准爸爸早就心里有中意的名字了，不管是大名还是乳名，尽早定下来是比较好的。爸爸妈妈对宝宝有一个统一的称呼，会加深宝宝对这个名字的熟悉度，能帮助宝宝提高对自我的认知，等宝宝出生后，听到这个名字可能会较早回应你。

一起胎教

孕 24～26 周之后，宝宝逐渐能感受到外面的声音，这个时候准爸爸可以多跟宝宝说说话，内容可以是故事、儿歌、爸爸喜欢的歌或者准爸爸想对宝宝说的任何话。准爸爸的抚摸和声音，这个孕周大的胎儿应该是能感受到的，宝宝甚至还可能会以胎动回应你。但是如果宝宝反应强烈，表示他此刻不太喜欢这样的方式，可能是打扰宝宝睡觉了，要停下来。

睡觉也要"睁只眼"

准爸爸可不要只关注睡前，忘了老婆夜间也需要照顾。怀孕降低了孕妈妈睡眠的质量，晚上孕妈妈可能要上厕所好几次，爸爸最好帮她开灯，以免黑灯瞎火的被绊着、磕着；孕中晚期，孕妈妈时常还会半夜腿抽筋，需要爸爸帮着拉筋、按摩；孕晚期肚子更大的时候，孕妈妈可能翻个身都需要人推一把，准爸爸睡到雷打不动可不行。

我和老婆还能同房吗?

不必难为情,这是很多准爸爸都关心的问题,而且很多孕妈妈也关心这个问题。

孕期健康夫妇可以同房

从医学的角度来看,健康的孕妈妈和准爸爸在整个怀孕期间基本上都是可以同房的。在国外的一些教科书上,对孕期夫妇同房的问题,观点是很明确的。对于孕期夫妇普遍关心的问题,列举如下。

问题一:孕期同房会导致流产吗?

回答:不会。早期流产绝大多数是与染色体异常、胚胎发育不良有关,与同房的关系不大。

问题二:孕期同房会导致早产吗?

回答:不会。有人说孕期性高潮引起的宫缩会导致分娩的提前,其实性高潮的子宫收缩主要是阴道和肛门括约肌收缩,持续时间只有数秒,对于健康的孕妈妈而言不足以引起早产。

问题三:孕期同房会让宝宝受伤吗?

回答:不会。其实,宝宝在羊水中,被厚厚的子宫肌层保护着,宫颈也会在子宫和阴道之间形成保护,使胎儿免受伤害,所以,孕期同房不会伤害到宝宝。

所以,健康的夫妻,如果有同房的生理需求,是可以同房的。对于孕期是否要有性生活,一些妇产专家认为:孕期科学的性生活远比禁欲重要得多。

但是,请注意,上面这些答案是基于一个关键词之上的,它就是"健康的夫妻",这个词表示孕期同房还是有一些限制的。

限制同房的情况

◎有流产或早产史,尤其是有习惯性流产史的孕妈妈要避免性生活,不然会有再次流产的可能。

◎有不明原因的阴道出血。

◎ 胎膜早破。

◎ 宫颈功能不全，即宫颈过早开放。

◎ 前置胎盘。

◎ 多胎妊娠。

◎ 妇科肿瘤。

◎ 夫妻一方或双方有性传播疾病。

上述情况是应该禁止同房的。还有一些情况要谨慎，如准爸爸感冒的时候，也最好避免与孕妈妈亲密。这类情况难以一一列举，可咨询医生。

"性冷淡"的孕期夫妇

通常，孕妈妈或准爸爸任何一方有孕期疾症或性传播疾病的话，是必须要限制孕期同房的。但事实上，孕妈妈的状态有任何小小的不适，都会造成孕妈妈和准爸爸同房的顾虑。

很多调查数据显示，即使没有那些必须限制同房的严重疾症，大部分孕期夫妇的同房兴趣也会不同程度地下降。这种情况不是不能同房，而是不想同房。不仅孕妈妈如此，准爸爸也是如此。导致他们性欲下降最主要的原因还是"可能会伤害到宝宝"，宝宝的安全大于生理需求。

"春心荡漾"的孕期夫妇

相反，有些夫妇在孕期的性欲会增强。准爸爸由于妻子丰满的乳房、圆滚滚可爱的肚子，可能会对妻子爱意更浓。

孕妈妈的同房需求在孕期是比较复杂的、波动变化的。比如，孕早期，由于孕吐等身体不适，孕妈妈性欲和性满足感都会下降；到了孕中期，随着孕吐、食欲减退等不适反应减轻，加之体内高水平的雌激素的影响，性欲会普遍增强，性生活的愉悦感也会随之增加；而到了孕晚期，孕妈妈由于肚子太大，身体变得笨重，各种腰酸背痛加重，性生活的配合程度降低，可能又会导致她们的性欲有所下降。对于一部分孕妈妈来说，由于孕期高水平的雌激素的刺激，整体上可能会表现出比平时更强的性欲。

对于这类夫妇，请注意，如有上述"限制同房的情况"时，无论欲望多强都建议禁欲。

孕期同房最好带避孕套

很多夫妻都觉得"既然已经怀孕了，同房就不用避孕了"。但是，基于对孕妈妈的健康着想，建议同房时丈夫要带避孕套，以免丈夫不知情的泌尿系感染，通过精液或外生殖器传染给孕妈妈，引起怀孕妻子泌尿道或阴道感染等。

同房的方式

如果同房，要注意个人卫生，动作一定要轻柔，准爸爸不要过分刺激孕妈妈的乳头，不要压到腹部。孕期同房舒适的姿势需要夫妻共同探索，重要原则是不能造成孕妈妈的不适感。

孕晚期：准备迎接新成员

随时准备送老婆去医院分娩

进入孕晚期，准爸爸要做好随时送老婆去医院生孩子的准备。

安排好陪产假

准爸爸们都知道老婆有产假，但对自己的陪产假缺乏了解。

陪产假就是宝宝出生后，准爸爸享有的一段假期。但是关于陪产假的规定和扶持政策各个国家并不相同，同一国家不同地区也不尽相同，就连同一个地区的不同用人单位也很可能不同。具体多少天，是带全薪、带部分薪水还是无薪，这些都要提前跟相关部门沟通好。当然也要把工作安排好。

购买宝宝用品，布置婴儿房

男性可能天生对购物缺乏敏感神经和兴趣，挑选购买婴儿用品这些事情，准爸爸肯定没有老婆那么会分辨和精明，但是准爸爸应该主动参与进来，陪老婆一起逛、一起挑选，帮老婆提东西。

亲手为宝宝安装一个舒服的小床、一个漂亮的屋顶、一面充满童趣的墙画，是一件幸福的事情，准爸爸应该享受这个过程。最好在预产期一两个月前就准备好婴儿房或者一个安全舒适的婴儿床，以应对孕妈妈突然提前分娩的情况。

准备待产包，应对紧急情况

待产包一定要提前准备好、收装好，以便能拎起来就走。待产包通常分为两部分，一部分是新妈妈用品，另一部分是宝宝用品。

新妈妈用品 能量食品、吸管杯、产褥垫、卫生巾、便盆、乳头霜和乳盾、个人洗漱生活用品、各类证件、吸奶器、一次性防溢乳垫、哺乳内衣、哺乳枕、手机充电器和换洗的衣服等。

宝宝用品 尿不湿、衣服、帽子、包被、奶瓶、奶粉、婴儿沐浴露、婴儿面霜或乳液、抚触油、护臀霜等。

🕐 **周医生小贴士：**

新妈妈用品说明

能量食品 孕妈妈爱吃的、方便的、水分多的食品。不建议临产时喝红牛等功能性饮料，可能会影响孕妈妈心跳的监测结果。

吸管杯 盖子密封不漏水的吸管杯，方便产妇各种姿势都可以轻松喝水。

产褥垫 有些医院会要求产妇自带产褥垫，会预先告诉你需要的数量。

卫生巾 产妇专用的卫生巾、夜用卫生巾或产妇用卫生纸都可以，排恶露需要用。

便盆 可能会需要，但不方便带，也可以到医院后再买，医院内或周围商店通常都有。

乳头霜和乳头保护罩 婴儿吸吮乳头的力度不可小觑，使用这些产品，很大程度上能避免出现乳头破裂、出血。

洗漱生活用品 餐具、纸巾、拖鞋、脸盆、毛巾、牙刷、牙膏、漱口杯、梳子、护肤品、衣架、指甲钳等。

证件类 公立医院分娩的话，医保卡、身份证、现金或银行卡等是必需的。

吸奶器 奶水下得不够或慢的时候使用，促进乳汁分泌。

防溢乳垫 一般母乳喂养都会需要，但住院期间可能奶水没那么多，备几个即可。

产后内裤和哺乳内衣 通常孕妈妈产后所需要的内裤要比产前小一号，内衣最好准备专门方便哺乳的内衣。

哺乳枕 不方便携带，视个人情况准备，目的是方便孕妈妈舒适地喂奶。

手机充电器 手机一般都是随身携带的，但是别忘了手机充电器。

一套漂亮的衣服 产后穿得美美地出院，回家，衣服要选择宽松的、遮风的。

宝宝用品说明

尿不湿 必需品，可以多准备一些，宝宝规律排便后每天大便2～8次。

宝宝湿巾或纸巾 两三包，清洁屁股。用温水给宝宝清洁更好，湿巾可备用。

护臀霜 避免大小便刺激宝宝娇嫩的皮肤而产生红屁股。

抚触油 看医院要求，有些医院要求家属自备，擦去胎脂后涂抹。

婴儿沐浴乳 备一个小瓶即可，有的医院是护士给宝宝洗澡，也可能不需要。

宝宝衣帽 两三套衣服、一个小帽子、一张包被，住院和出院时用。

宝宝面霜 准备着，视情况使用。

奶粉和奶瓶 我们鼓励母乳喂养，但可以备着奶粉和相关用具，长时间不下奶或母乳不够吃的时候使用，宝宝和妈妈分离的情况下也需要。奶粉选择小包装的，新生婴儿即使需要，喝得也很少。等妈妈开奶后，尽量母乳。

守在产房外或老婆身边

老婆分娩时，如果能陪她进入产房就最好寸步不离地陪着她。如果不能进入产房，准爸爸要时刻守在产房外，不要走远，要等老婆出来时让她第一眼就能看到你，要让医生随时能找到你，对一些手续或者突发情况做决定和签字。

老婆突然要生了，我该做些什么？

争取就医时间 老婆突然要生了，准爸爸首先要做的是送老婆去医院或者打 120 叫救护车来接产妇。如果碰巧准爸爸不在身边，要赶快联系家人或信得过的人帮助老婆尽快就医，然后以最快的速度赶到老婆身边去。当然，最好能自己送老婆去医院，如果不能，紧急联系人要提前安排好，对这种紧急情况要提前考虑到。

保持冷静 准爸爸要保持冷静，不要慌张，这除了需要自身的定力之外，还需要储备一些孕产知识。准爸爸即使心里急得像热锅上的蚂蚁，表面也要镇定，给孕妈妈以安全感，减轻孕妈妈的紧张感和害怕情绪。储备一些孕产知识，能帮助准爸爸判断孕妈妈状态的紧急程度，而孕妈妈由于紧张可能之前学的都忘了。此外，准爸爸还应该对分娩的过程有所了解，以免产程太长等得焦急。

带好必需品和待产包 一些重要的证件不要忘记，比如，夫妻双方的身份证、医保卡、产检记录、生育服务单（类似准生证的东西）、银行卡等，最好也准备些现金，现在很多年轻人习惯了手机支付，但银行卡和现金最好都带着，以防有些缴费窗口不能手机支付。待产包精心准备了这么久，千万别一着急给忘了。

产科报到，办理入院手续 这是必要的程序，准爸爸最好在陪老婆产检的时候就把产妇住院的流程和医院的地形、产科和病房的位置都摸清楚，免得到时候晕头转向，耽误时间。

进产房前做些什么？

并非送到医院就会推进产房，进入产房的时机需要医生评估。在此之前，准爸爸要帮助孕妈妈耐心等待，安抚孕妈妈的情绪，缓解她的疼痛。

陪同孕妈妈顺利度过第一产程 在进入产程但还没有进入产房之前，通常指第一产程，准爸爸要做老婆的拐杖，扶她走动走动，加速进展。孕妈妈宫缩痛的时候，握住她的手，抚摸她的后背，可以帮她缓解疼痛，安抚她的焦虑和烦躁。

帮孕妈妈补充和保存体力　分娩时（第二产程）是个体力活，很耗费体力，同时在宫口开到足够大可进入产房之前这段时间可能会很长，几小时或者十几小时不等，这个过程中要趁宫缩间隙、不那么痛的时候，让产妇吃东西，就是待产包里准备的老婆平时爱吃的食品或者其他任何孕妈妈吃得下的东西。

帮助孕妈妈与医生沟通　分娩过程中会有很多医务工作人员，他们应该是产科医生、助产士，还可能会有妇科医生、麻醉师、儿科医生、医学学生。在真正的分娩之前（第二产程之前）他们可能不是一直在产房，而是交叉地、定时地来巡查产妇的情况。如果产程太长，产科医生和助产士不会一直是一个人，唯一一直陪在孕妈妈身边的可能只有准爸爸。不同的人对一些问题的处理和回答可能也不一样，这时候准爸爸要帮助孕妈妈与医生沟通，帮助孕妈妈消除疑虑，不懂就问。

老婆在产房里奋战，我该做些什么？

如果可以进入产房陪产，准爸爸能做的就是待在孕妈妈床头鼓励孕妈妈，给她喂水、擦汗等，注意尽量不要妨碍医护人员工作。

如果不能进入产房，即使隔着产房的门，准爸爸也要陪着产妇，守在产房外，等待老婆和医生的随时召唤，手术知情同意书上签字之类的事情别人是不能代替的。如果分娩过程较长，准爸爸有时间应该给家人打打电话通报消息、安排一些产后的事情。总之一个原则，不能离开太远、太长时间，短暂的、必要的离开要跟医生和助产士交代好，保证随时能联系到你。

我可以进产房剪脐带吗？

如果医院允许准爸爸陪同产妇进产房，那么准爸爸就应该可以亲手给宝宝剪脐带。医生会告诉准爸爸怎么剪、剪哪里，随后医生可能还要再剪一次，最后宝宝身上的脐带只留1厘米左右，然后消毒、包扎。实际上，剪脐带可能跟准爸爸之前想的不一样，脐带不是彩带，而是宝宝的血肉，剪脐带可能是一个既兴奋又胆怯的过程，有的爸爸会发现自己下不了手。

也许准爸爸还被允许用影像设备记录下宝宝出生的过程。但是分娩现场，对准爸爸来说，可能也是个意想不到的场面。宝宝娩出时出血是难免的，在宝宝出生前，老婆用力的过程中可能会排出大小便，这也是正常的。当然，医护人员会迅速清理脏物。准爸爸要对这些有心理准备，是否拍摄、何时拍摄，最好跟助产士提前沟通。

准爸爸的陪伴，对孕妈妈而言是一种"镇痛"方法，准爸爸进入产房的关键任务就是陪伴和鼓励孕妈妈，不要专注于剪脐带、拍摄而妨碍医护人员工作，也不要忽视孕妈妈的需求，应该待在产妇看得见的地方，给她擦汗递水、听助产士的话、帮老婆一起调整呼吸和用力的节奏。

现在很多医院允许准爸爸陪产。首先，这对孕妈妈是极大的安慰。其次，它能够增强医患之间的沟通和了解，紧急情况发生时能争取救治时间。最后，准爸爸有了分娩的参与体验，能够深切体会妻子的辛苦。当然，是否陪产还要看准爸爸的意愿，有些准爸爸可能会觉得无法面对分娩的场景。

带老婆和宝贝回家

母子平安、母女平安！从此一家三口或者一家四口的日子开启了。

宝宝的第一张照片

宝宝的第一张照片是非常珍贵的，值得一生珍藏、细细回味。拍照的细节，新爸爸要注意。给宝宝拍照片不要开闪光灯，以免宝宝受到惊扰，虽然闪光灯对视力的影响还没有科学明确的论断，但最好还是小心为上。

分娩后异常疲惫的老婆，不要忘了给她拍一张照，这是她历经辛苦、成为妈妈的重要时刻，同样非常值得纪念。但是照相之前记得帮她整理一下，至少要梳梳头发，整理一下衣服。

自己承担陪床工作

如果有陪产假，建议准爸爸亲自参与陪床的工作。即便有专门的护理人员，即便准爸爸的存在只是辅助性的帮忙，也最好有准爸爸在。

除了陪伴老婆，这还能使准爸爸尽早熟悉育儿事务，尽早学会给宝宝换尿布、多与宝宝进行肌肤接触、给宝宝爱的拥抱，会使宝宝与爸爸更加亲近。新生儿对母亲的亲近源自天性，但与爸爸的亲近需要练习。有研究表明，父亲早日参与育儿生活，对孩子日后的社交、情感和智力的发育有积极的意义。如此尽职尽责的爸爸，也会赢得妻子更多的感激。

什么时候能带老婆孩子回家？

新手爸爸妈妈可能很想快点带着宝宝回家，当医生认为宝宝的表现正常，产妇有体力和精力下床活动、恢复良好的时候，准爸爸就可以带妻子和宝宝回家了。一般情况下，自然分娩2～4天后可出院；剖宫产4～6天后可出院。

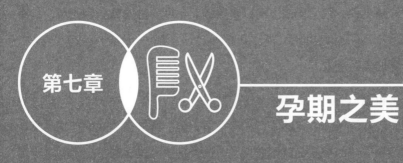

第七章　孕期之美

面部护理

孕妈妈皮肤护理重在保湿

孕期和哺乳期，妈妈们依旧可以美美的。孕期女性本就自带光环，具有一种特殊的美，不化妆也面色红润、有韵味。当然，加上正确的皮肤护理方法，孕妈妈会更加美丽迷人。

检查化妆包，筛除有安全疑问的护肤品

孕期一般做好保湿就足够了，祛斑祛痘、美白抗皱类功效的护肤品及含有香料和酒精成分的护肤品就不要用了，这类护肤品里面通常会含有对宝宝不安全的物质。

抗皱类护肤品 抗皱类护肤品大多含有维A酸，这种物质对抗皱有效，但对宝宝有潜在危险，临床有孕期外用维A酸导致胎儿畸形的个案报道，同时维A酸还被认为有导致流产和低体重出生儿的可能。

祛痘类护肤品 祛痘类护肤品含有水杨酸成分，对宝宝有安全隐患，还可能含有异维A酸、A醇两种成分，这类成分内服已证实对宝宝有致畸作用。因此，建议孕妈妈对含有这类成分的化妆品坚持"有疑问就别碰"的原则！

美白祛斑类护肤品 对于大多数孕妈妈来讲，孕期色素沉着是正常的生理现象，不需要特殊处理和治疗。美白祛斑类产品常含有重金属和有毒物质——铅和汞；还可能添加某些激素等有害物质。

香料和酒精成分 香料成分很可能意味着邻苯二甲酸盐，它会干扰激素

分泌和发挥作用，进而对胎儿产生不利影响。含有酒精成分的化妆品容易引起皮肤过敏、加重皮肤干燥等皮肤问题。

此外，在个人护理用品的成分或包装材料中，含有BPA（化学物质双酚A）、DBP（邻苯二甲酸二丁酯，常在增塑剂和驱虫剂中使用）、DEP（邻苯二甲酸二乙酯）、DEET（避蚊胺，常在驱虫剂中使用）等字样时，不要选择。

这些成分和物质的安全性从未被证实，且其中很多物质都已经被证实"内服有致畸作用"或者个案提示有胎儿危害。虽然，还只是"内服"和"个案"表明有害，化妆品是外用产品且这些物质含量都不多，但是，为了保障孕妈妈和胎儿的安全，建议少用、不用，尽量将一切有安全疑问的东西都排除。

孕期皮肤护理重点是保湿

孕妈妈的皮肤护理，保湿是重中之重。保湿工作不到位，皮肤慢慢会变得干燥、蜕皮、敏感、老化，孕妈妈会比平常人表现得更严重。

孕期和产期也不建议女性做过于复杂的保湿护理，基础的清洁、持续的保湿、有效的防晒，加上良好睡眠和生活习惯，就可以了。护肤品选择保湿功能的，成分越简单越好，不需要额外的保湿精华，不需要美白抗皱产品。

清洁产品　孕妈妈化妆不多，清洁方面使用弱酸性温和洗面奶即可，早晨清水洁面也足够。不要选择碱性的或者含有特殊成分的洗面奶。

保湿润肤　日常生活中，皮肤不是特别干燥的孕妈妈使用保湿乳即可。如果皮肤比较干燥，涂抹保湿霜效果更滋润一些，配合使用保湿面膜效果更好。

孕妈妈护肤品怎么选择

阅读成分表　孕妈妈的保湿护肤品，成分越简单越安全可靠。以凡士林、羊毛脂、维生素C、维生素E、甘油、透明质酸、可可脂、椰子油、乳木果油等成分为主的产品，大多是可以放心使用的。面膜推荐选用以透明质酸为主要成分的，透明质酸属于人体正常成分，不容易致敏，即使被人体少量吸收，也不会影响宝宝健康。孕妈妈应该避免使用化学添加剂复杂的产品。香气过于浓烈的护肤品一般添加物较多，也不要选，应该选择气味淡雅或无味的。

选购正规产品　孕妈妈应该从正规渠道选购正规厂家有备案的合格产品。我国的《化妆品卫生规范》明确规定，任何化妆品不得添加激素及对人体有害的成分，正规产品不用担心糖皮质激素、重金属、抗生素等物质的危害。孕妈妈千万不要使用三无产品，更不要迷信网上销售的所谓"古方"配制。

🕐 **周医生小贴士：正确理解"有机""纯天然""纯植物"护肤品**

护肤产品生产过程中肯定会添加化学添加剂，如稳定剂、防腐剂等，否则产品的保质期会很短，可能用着用着就变质发霉了。所以"有机""纯天然"护肤品中也不可能所有成分都是有机的、天然的。再说纯天然的、有机的成分也不一定都是安全的。而"纯植物"往往意味着提纯较差，含有的杂质可能较多，所以植物护肤品并不都是防过敏的。与其相信"有机""纯天然""纯植物"，不如相信"无香料""无色素""无易致敏防腐剂"更实在。

孕期面部水肿有办法！

排除疾病的原因，怀孕期间由于血液循环发生变化，孕妈妈是比较容易出现水肿的，常见的容易出现水肿的部位是四肢，尤其是小腿和脚，但是有些孕妈妈面部也会水肿，特别是晨起的时候。

一般的脸部水肿，可以尝试以下的方法进行改善。

按摩消肿　按摩是最方便简单的消除脸部水肿的方法。晨起后如果发现脸部水肿，可以先用温水浸湿毛巾敷一会儿脸，注意水温不要过热。然后涂抹护肤品的时候，顺着脸颊多提拉一下肌肤，或者轻轻拍打脸部，可以缓解水肿，也可以让护肤品吸收得更好，肌肤更加通透。

控制盐分摄入　孕妈妈低盐饮食能减轻体内代谢压力、减轻肾脏负担，降低水肿发生的可能性。

睡前减少饮水　在保证每天足够饮水量的前提下，减少睡前饮水，既可以避免晚上频繁上厕所，也能预防第二天脸部水肿。孕妈妈一般睡得比较早，晚饭后就应该有意识地减少饮水。

充足的睡眠　睡眠不足也会导致第二天孕妈妈脸部浮肿，孕妈妈每天的睡眠时间应该保证 8 小时以上，并且早睡早起。

通常随着子宫的增大，孕晚期出现腿、脚和手、面部水肿属于普遍情况，一般不会影响孕妈妈和宝宝的安全，不需要过于担心。但如果出现全身性的水肿，要警惕妊高征的发生，应该去医院就诊。

预防黄褐斑，关键在防晒！

孕期护肤有两大关键：一个是保湿，另一个就是防晒。

俗话说"一白遮百丑"，女性怀孕期间不适用美白的产品，就更要防晒。过度的日晒不仅会使皮肤变黑，还会加速肌肤老化，而且是很多肌肤问题、皮肤病的诱发因素。一些研究数据显示，18 岁开始长期规律使用防晒霜，可减少 50% 黑素瘤和 73% 恶性侵袭性黑素瘤的发生。

怀孕期间出现黄褐斑主要与三个因素相关：遗传易感性、孕期激素变化、日晒。遗传易感性、孕期激素变化（雌激素可以刺激黑素细胞分泌黑素，孕激素可以促使黑素扩散）是无法控制的，三个因素中孕妈妈唯一可以控制的就是日晒。

减轻黄褐斑的方法

防晒　防晒是防止黄褐斑产生和加重的关键有效措施。防晒就是不要让皮肤直接暴露在日光下，上午 10 点到下午 2 点是一天中紫外线最强的时候，应该尽量减少室外活动。出门戴帽子、打伞、穿长袖深色外衣等，都可以有效减少日晒。另外就是使用防晒霜了，涂抹防晒霜是越来越多人防晒的选择，是防治妊娠期色斑的重要方法之一。

摄入充足的维生素 C 和维生素 E　维生素 C 和维生素 E 在体内具有抑制皮肤细胞黑色素生成的作用，怀孕期间多摄入富含这两种营养的食物也能有效预防黄褐斑。新鲜蔬菜和水果中普遍富含维生素 C 和维生素 E。

休息充分　保证充分的休息和良好的睡眠，不要熬夜，保持乐观的情绪，对于预防黄褐斑也有潜移默化的作用。

对于存在黄褐斑家族史的孕妈妈，特别要加强以上三个方面的措施，注意防晒。

> **🕐周医生小贴士：晒太阳补钙与防晒的"平衡"**
>
> 补钙有两个途径：一个是摄入钙质和维生素 D，一个是适当的阳光照射。对于孕妈妈来说，炎炎夏日，首先从食物里摄取足够的钙和维生素 D 是更安全的方法，夏天或者强日光时，最好不要刻意去晒太阳补钙。
>
> 即使要通过阳光补钙，晒太阳的时间不要选在正午阳光强烈的时刻；孕妈妈只要每天把胳膊和腿漏出来在阳光下 15～20 分钟即可，这种程度就能得到足够的维生素 D。孕妈妈包括非孕时，外出日晒时间超过 20 分钟就要防晒了。

正确选购防晒霜

正确使用防晒霜的第一步就是选购合适的防晒产品。

物理性防晒霜和化学防晒霜各有特点。物理防晒剂，主要成分是二氧化钛和氧化锌，主要是靠反射或散射作用，阻挡掉紫外线。物理防晒剂通常停留在皮肤表面，不发生化学反应，所以对皮肤较温和，孕妈妈都能使用。化学防晒剂又称紫外线吸收剂，常见的化学防晒成分有二苯酮、水杨酸乙基己酯等。化学防晒剂是通过吸收有害的紫外线并由人体代谢清除，以达到防晒的目的，所以化学防晒剂对皮肤有一定的刺激性，皮肤敏感的孕妈妈不太适用。但是，化学防晒霜通常质地比较轻薄，易于清洗。

防晒指数 SPF 和 PA 并不是越高越好。市场上销售的防晒霜包装上经常能看到 SPA 和 PA 的标志。SPF 是防护 UVB（中波紫外线）能力的体现，是防晒伤指数，简单理解就是防晒红的；PA 是防御 UVA（长波紫外线）的，是防晒黑指数。SPF 经常用 SPF15、SPF30、SPF50 表示，PA 经常用 PA+、PA++、PA+++ 表示。人们往往认为防晒指数越高越好，其实并非如此，指数越高意味着化学成分添加越多，对皮肤的负担越大，所以根据个人需要和环境选择一个合适的值很重要。比如，日常出门建议使用 SPF15 或者 PA++ 的防晒霜就可以了。如果要进行长时间的室外活动时，可以选择防晒指数高一些的。

正确使用防晒霜

孕妈妈是需要防晒的重点人群，都应该防晒。防晒霜通常比较安全，即使化学防晒霜也仅有极少量的防晒霜会被吸收进入体内，目前动物实验都未发现有不良反应。所以，只要对防晒剂不过敏，孕期和哺乳期都可以选择用防晒霜防晒。正确使用防晒霜要注意以下几点。

第一，每次涂抹用量为一元硬币大小。防晒霜抹得薄是起不到防晒作用的，调查表明大部分人防晒霜的使用量都没有达到防晒的标准，根据防晒剂人体试验国际标准，防晒霜涂抹应该达到每平方厘米 2 毫克，脸部的用量大约要达到一枚一元硬币的大小。

第二，提前 20 分钟涂抹，不要临出门才涂抹。市场上销售的化学防晒剂比较多，用的人也比较多，化学防晒剂产生防晒作用之前需要 20 ~ 30 分钟的时间与皮肤发生反应。

第三，防晒霜发挥作用的时间为 2 小时左右。长时间在户外阳光下活动时，需要每隔 2 小时左右就补充涂抹一次。

第四，阴天也要防晒。一般云层只能减弱紫外线强度的 20% ~ 40%，阴天时，空气中仍然还会有 60% ~ 80% 的紫外线存在，如果是特别厚的乌云可能阻挡的紫外线更多些，但仍然需要防晒。

第五，涂抹时不要来回揉搓。涂抹时应该在需要防晒的部位拍开、拍均匀，不要来回揉搓，容易"搓泥"，也容易堵塞毛孔，重要的是会降低防晒功能。

第六，眼周和唇部不要涂防晒霜。眼部防晒应该使用带防晒值的眼霜或唇膏。

第七，很多防晒霜不需要卸妆。很多防晒霜用洗面奶清洗即可，这类防晒霜的外包装上通常会有标注的，购买时可以注意看一下。但是有些防水的防晒霜、含有粉质颗粒的防晒霜、颗粒较大的物理防晒霜不好清洗，需要用卸妆产品。孕妈妈洗完脸之后要及时涂抹保湿护肤品，保护皮肤屏障。

优雅淡妆，彻底卸妆

上班的女性、有化妆需求的女性，对于怀孕后还能不能化妆非常关心，很多孕妈妈都担心化妆品会影响宝宝健康。目前，对于彩妆产品与胎儿健康方面之间的关系的专门研究并不多，不能绝对地说化妆有或者没有影响。从彩妆产品成分的安全性角度看，孕妈妈不是绝对不能化妆，但是化妆要谨慎选择产品。而且需要经常化妆的话，不要浓妆艳抹，略施粉黛就好。正规渠道选购的大部分化妆产品应该都是安全的，但是口红和含有美白成分的化妆品，孕妈妈应该尽量少用。

口红的不安全风险

口红由各种颜料、香料及油脂等成分组成，含有香料和化学物质的产品，孕妈妈要尽量减少使用的次数和用量。铅可使口红的颜色更持久、更艳丽，持久上色的口红通常都含铅。

铅是对人体有害的重金属，所以口红属于"有疑问就别碰"的物品之列，不建议孕妈妈过于频繁地使用，尤其不要使用颜色浓烈的。如果使用，进餐之前要把口红擦掉以减少随食物入口的可能。

不过，实在有化妆需要的场合和情况下，涂抹了口红，也不要过于担心，国家对口红产品添加铅的量是有限制的，美国食品和药物管理局（FDA）对唇膏中的铅进行过详细调研，按常规使用的话不会造成人体铅摄入过量，不会危害人体健康，对胎宝宝健康产生影响的可能性很低。

卸妆一定要认真

经常会使用的彩妆有妆前乳、粉底液、BB霜或CC霜、遮瑕膏、腮红、眉笔、眼线笔、眼影、睫毛膏、修容粉、口红等。这些彩妆产品所添加的特定的化学物质，必须要使用专门的卸妆产品才清除得干净，普通的洗面奶不能彻底洁面。彩妆化妆品清除不干净容易引起多种皮肤问题，如化学物质残留在皮肤上，会加速皮肤衰老，导致皮肤逐渐变得粗糙和暗沉；毛孔容易被堵塞进而形成黑头或痘痘。所以，化妆之后一定要仔细卸妆，让皮肤在晚上能够休息和自由呼吸。

卸妆产品的选择

市售的卸妆产品有很多，大致有卸妆油、卸妆水、卸妆乳、卸妆膏等类型，其中卸妆油的卸妆效果比较强大。但是孕妈妈如果化妆的话也是提倡以淡妆为主，选择卸妆效果较温和的卸妆水或卸妆膏即可。清洁力度过强的卸妆产品会造成皮肤负担，破坏皮肤屏障功能。

卸妆后还要用洁面产品洗一次脸吗?

卸妆后还要不要用洗面奶之类的洁面产品洗一次脸，这要根据化妆产品的性质而定，有些化妆品是不需要二次清洁的，而有些化妆品二次清洁后才能清除干净。

孕妈妈不论何种肤质，在选择洗面奶的时候要把握3点。首先，洁面后没有紧绷感的洗面奶更好。其次，洗面奶泡沫越多越好是误区，敏感肌肤、干性肌肤更适合低泡沫和没有泡沫的洗面奶。最后，皮肤是弱酸性的，洁面产品的酸度值越接近皮肤的弱酸性越好，有利于保持皮脂膜的完整，大多数人不适合使用碱性香皂等洁面产品。

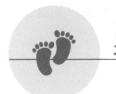

身体护理

美发美甲——请谨慎！

美发产品、美甲产品，应该列入"有疑问就别碰"的物品范围。

美发产品有风险

虽说还没有关于美发产品会直接导致人体致畸的临床证据，但是动物实验已经证明，孕期大剂量接触美发产品，有增高畸胎的风险。国外一些医学专家认为，染发剂接触头皮容易引起皮肤癌、乳腺癌等，可能是导致胎儿畸形的风险因素。冷烫精会使孕妈妈原本就比较脆弱的头发更容易脱落、折断，还有导致孕妈妈过敏或影响胎儿健康的风险。喷雾发胶中通常含有邻苯二甲酸，达到一定剂量后对人体有害。

有些人持有"美发产品中的化学物质能够被头皮吸收并影响胎儿发育的可能性很低"的观点，但我依然建议对这类产品和孕期染发、烫发的行为持审慎的态度。虽说缺少孕期染发不安全的确切证据，但是也没有能够证实孕期染发安全的证据。而事实是，美发产品中通常会含有各种各样不同浓度的化学成分，如苯二氨、氨基酚类化合物、乙醇胺等，还可能含有铅等重金属。

如果一定要染发或烫发提升一下形象的话，请特别注意：至少在孕早期3个月不染发；使用正规的产品；染发剂和烫头精不要接触头皮，尤其是有破损的头皮；烫染后洗头要认真清洗头皮；美发环境要注意空气流通或者选择快速染发的方法，尽量减少有害化学物质的吸入；哺乳期女性美发后要注意宝宝是否有过敏反应。

孕妈如何保养头发

做好孕期头发护理，能让孕妈妈保持美丽，增添好气色、好心情，也能预防或缓解哺乳期掉发。护理头发建议从以下几点着手。

洗发 洗头发有助于头皮、头发清洁，能够减少头皮疾病的发生。洗头水的温度不要太高，否则会损伤头皮和头发；洗发剂要选择中性或偏酸性的，不要碱性的；擦头时不要用毛巾使劲搓，自然晾干最好，不伤头发；若要用电吹风吹头的话，温度不要太高，尽量远离头皮。

洗发次数因人而异。油性发质要勤洗，干性发则要少洗，夏天应该比冬天洗得勤些。

使用护发素。看情况选择，通常油性发质不需要，干性发质比较需要；秋冬季节头发容易变干、起静电，用点护发素比较好；头发容易打结的时候，用些护发素，能够帮助缓解；护发素不要接触头皮，通常用在发梢即可。

梳头 梳头是一种最简单有效的头皮按摩，可以促进血液循环，有利于头发的生长和健康。梳子建议选择梳齿比较宽大的木梳或牛角梳，不容易起静电，不会划伤头皮。

防晒、防刺激 头发也是需要防晒的，烈日下外出最好戴个帽子或遮阳伞，头发受紫外线伤害后，易干枯、折断。此外，游泳之后也要清洗头发，因为泳池中的消毒物质会损伤发质。

定时修剪头发 即使是长头发也需要定时修剪，但烫发、染发、卷发容易损伤发质，不可过于频繁。

孕期及产后头发变化

孕期大部分孕妈妈会感到头发更加浓密、长得快、容易油。而到了产后哺乳期，新妈妈又会发现掉发现象明显。产后脱发会对产妇产生较大的心理负担。但是都是正常的生理现象，产妇不必过于担心，一般也不需要治疗，多数人会在产后半年左右慢慢恢复。

根据调查，35% ~ 45% 的产妇在分娩后 7 个月内会发生不同程度的脱发。产后脱发是由于高水平的孕期激素产后迅速撤离所导致的。妊娠期间，雌激素水平升高会导致生长期毛囊比例增多，而这些激素在产后又迅速下降，就导致那些生长期毛囊转而进入休止期，休止期毛囊所生的头发会在产后 3 个月左右开始脱落。

而休止期毛囊还会逐渐转变回生长期，这大约需要 3 ~ 6 个月。所以产后半年左右，脱发现象会慢慢好转。大量掉头发期间，妈妈们不要有过大的精神负担，充分休息、合理饮食之外，经常按摩头皮有利于头皮血液循环和新发的生长。

染指甲不安全

怀孕期间最好还指甲本色，美甲产品通常含有邻苯二甲酸、丙烯等，都属于有害物质。与宝宝可能发生的风险相比，指甲美不美实在不重要。虽然还有待于更严谨、科学的进一步证实，但目前有些研究已经发现，孕妈妈过度接触邻苯二甲酸，对宝宝将来的智力发育、心理发育及对男宝宝生殖系统发育会有影响。

如果孕妈妈确实需要常做美甲，尽量选择不含邻苯二甲酸的指甲油，最好选择一家通风良好的、气味比较轻的美甲店。通常越早去美甲店顾客越少、气味越轻，或者可以请美甲师上门服务。自己在家涂指甲油的话，可以在屋外或窗边进行，还可以戴上口罩，减少气味吸入。

孕妈妈能用香水吗？

关于孕妈妈能不能用香水及各种"香味"产品，不同的专家有不同的观点，建议还是态度谨慎一点为好。

慎用香水

香水中最敏感的成分就是麝香。麝香取自雄性麝科动物的分泌物，是非常名贵的一种香料，同时也是一味药材。怀孕期间要谨慎用药，而《中国药典》上明确指出麝香是孕妈妈"慎用"的药材。但是有人认为，这么名贵的香料在香水中的添加很有限，而喷香水时喷出来的剂量就更微乎其微了，抛开剂量谈论药物毒性是不科学的。这似乎有道理，不过，这种香水日积月累的药物累积作用目前无法估量，类似的研究也不多，所以，含有麝香的香水还是不用的好。

出于保护濒危动物的考虑，国家很早就明令禁止香水中添加麝香了，现在香水的香味都是源于人工麝香，没有麝香那么霸道的威力。但是研究发现，长期接触人工麝香会扰乱机体内分泌、影响生物荷尔蒙正常发挥作用。这些不良反应可能会对胎儿产生不良影响，应该少用。而且孕期很多女性由于嗅觉的变化，会本能地讨厌包括香水在内的有味道的东西，身体会自动帮助孕妈妈做出选择。此外，很多资料显示，香水是诱发哮喘的一个重要因素，尤其容易引发婴幼儿哮喘。

香水中除了人工麝香，还有很多不安全和安全性不明的其他化学物质，如甲醛、固定剂、酒精、乙酸乙酯等，所以，如果不是离不开香水，为了安全起见，还是别用的好。

对于没有香水就非常不舒服的孕妈妈或新妈妈来说，如果香水不会加重孕吐，宝宝也没有对香水过敏的现象，用一些香水也未尝不可。但是一定要使用正规的香水产品，尽量少喷点，可以喷在衣物上，不要直接接触皮肤。

慎用止汗露、精油

止汗露、精油等气味浓烈、接触皮肤的东西，建议能不用就都不要用了。其实，即使是药品，皮肤用药对于全身的影响，理论上是很小的。而止汗露这类产品只是局部使用，对脏器和血液循环的影响更微弱，很难说对胎儿有什么影响。但是，在多少剂量是安全的、多少用量的积累可能引起胎儿畸形没有一个定论的情况下，统统不推荐孕妈妈使用。

止汗露 常用的香体止汗露的成分为：6% ~ 20% 氯化铝无水乙醇溶液、5% 明矾（十二水合硫酸铝钾）、10% 乌洛托品溶液和5% 的乌洛托品凝胶棒、

5%～10% 甲醛溶液、5% 鞣酸，以及一定的香精和其他添加剂。医学上有一个共识：孕妈妈暴露在有铝的环境里对胎儿是不利的，可能会造成四肢短小畸形。乌洛托品涂在皮肤表面后会分解成甲醛和氨，孕妈妈长时间接触甲醛肯定是不安全的。至于乙醇、鞣酸、香精和添加剂等都可能因孕妈妈体质敏感、免疫力低下而诱发不同系统、不同程度的过敏性疾病，例如，鼻炎、皮肤红斑等。

精油 精油本身的作用还有待商榷，但是高纯度精油分子通常具有轻微毒性是明确的事实，即使是纯植物精油，孕期和哺乳期女性也应该避免使用。

除了香水或精油，怀孕期间，驱虫驱蚊的花露水、风油精、蚊香等用品的使用也要慎重。最好使用有同等作用的替代品，如蚊帐等。

如果细心查看产品包装，孕妈妈会发现，这里面看似最安全的花露水上通常也会标有"孕妇慎用或禁用"的字样。另外，花露水中含有 70%～75% 的酒精，具有易燃性，国际上把它列为危险品，我国将其列为危险生活用品。家中有人使用花露水时，应远离明火，在燃着的蚊香、蜡烛、烟头附近，也不能使用花露水。

妊娠纹是可以避免的吗?

孕妈妈都很关注妊娠纹的问题，希望有什么产品或方法能够防止妊娠纹产生。但是很遗憾地告诉孕妈妈们，大部分孕妈妈都难以避免地会长妊娠纹。孕期局部皮肤被过度牵拉会导致相应部位皮肤的胶原蛋白、纤维细胞断裂，很容易产生妊娠纹。大部分孕妈妈的妊娠纹主要是长在腹部，但有些孕妈妈体重增长过多、过快，大腿内侧和乳房也会长妊娠纹。

妊娠纹形成的原因

大约 80% 的孕妈妈都逃不过妊娠纹的困扰，导致妊娠纹产生的因素主要有三个方面：遗传家族史、孕期激素大量增加、孕期肚子变大。其中遗传家族史和孕期激素升高是不能控制的，孕妈妈唯一能控制的就是肚子变大这个方面。但是也不能改变肚子变大的事实，只能通过管理自身的体重，在一定程度上控制肚子变大的速度和程度。

孕期激素促使妊娠纹产生的原理是：雌激素大量增加会导致肾上腺分泌正常情况下 3 倍左右的皮质醇，而皮质醇具有抑制皮肤真皮层中弹力纤维的生长和促使弹力纤维分解的作用，进而导致妊娠期间女性皮肤的弹性下降，皮肤的柔韧性和延展性变差。

简单地说，妊娠纹的多少主要与孕妈妈的皮肤弹性和胎儿的大小有关。孕期皮肤弹性下降，但是肚子在一天天变大，皮肤受到过度的牵拉，弹力纤维断裂，就会出现紫色或淡粉色波浪状的妊娠纹。

妊娠纹的预防

妊娠纹重在预防，如果妊娠纹已经产生，在怀孕期间确实没有有效的方法治疗，只能做好局部皮肤的基础保湿护理、适当按摩以改善皮肤的营养和弹性状况，一定程度上稍稍缓解妊娠纹的发展。

在妊娠纹形成的因素里面，遗传背景或家族史是不可干预的，孕期激素升高是不可避免的。所以，妊娠纹的预防只能在孕妈妈体重管理方面下功夫。

体重控制　体重控制是预防妊娠纹的基础。孕妈妈体重增长越快、新生儿体重越大，就越容易长妊娠纹。孕妈妈保持正常体重，做好自身和宝宝体重增长管理，避免短时间内快速增重，使腹部渐进式地增长，能够在一定程度上减缓妊娠纹的产生。所以孕妈妈一方面要科学饮食，另一方面要适度运动。

增加皮肤弹性　增加皮肤弹性是预防的重要措施。多摄入水分和蛋白质、纤维质、维生素等营养，坚持使用富含维生素 C 和维生素 E 的外用护肤品，再配合一些按摩手法，有利于增加皮肤的弹性和柔韧性，对预防妊娠纹会有一定的效果。

🕐**周医生小贴士：孕育年龄与妊娠纹**

近年来的医学研究发现，孕妈妈年龄过低，是妊娠纹更加严重的一个突出高危因素。所以，避免低龄怀孕也是避免妊娠纹产生的一个措施。低龄孕妈妈指初产年龄低于 20 岁的女性。曾有关于妊娠纹发生率及严重程度的研究发现，不足 20 岁的孕妈妈比 30 岁以上的孕妈妈发生妊娠纹及严重妊娠纹的概率都要高一些。

长妊娠纹后用"除纹霜"有用吗？

"除纹霜"、按摩油大多是心理安慰作用。

临产研究和调查结果显示，目前市售的祛除妊娠纹的产品既不能有效地预防妊娠纹的出现，也不能有效地缓解妊娠纹的发展。使用者收获 "效果"大多是心理安慰——不使用会比这更糟糕。腹部和大腿内侧涂抹这类产品后，局部皮肤的延展性可能会有所改善，但这主要是"按摩"的作用，而并非"霜和油"的作用。因为对比研究发现，用普通的保湿霜按摩和用价格较贵的妊娠纹产品按摩，效果都一样。有些研究发现，有一些药物，如维 A 酸，对预防和祛除妊娠纹确实是有用的，但这种物质有致畸作用，孕妈妈不能用，我国的化妆品规范中是禁止化妆品中添加这种物质的。总之，从目前的情况看，有效的不能用，能用的没有效。

妊娠纹一旦形成难以消退

妊娠纹一旦形成，除了医学手段，日常的方法只能在一定程度上有所改善，却难以彻底消退。因为妊娠纹一旦形成，就说明此处皮肤的弹力纤维已经断裂，而断裂的弹力纤维无法重新接连起来。生完宝宝后，身体能够慢慢恢复到以前的状态，但形成妊娠纹的皮肤的弹性无法恢复。产后，发生妊娠纹的皮肤部位会慢慢发生纤维化，进而形成表面轻微凹陷的瘢痕，由于没有黑色素细胞的参与，逐渐由紫色、淡粉色变成白色。

孕妈妈如果实在介意妊娠纹的话，产后可以通过激光手术的方法进行消除，效果比涂抹抗瘢痕增生药物要好，但是也不尽如人意。其实妊娠纹的影响只是美观上的，但它生长部位通常比较隐蔽，不会外露；它也并不影响任何生理功能。所以，从医生的角度来看，还是建议孕妈妈们把它当作一枚生育勋章笑纳吧。

乳房保养，不要下垂

乳房在怀孕期间经历"二次发育"，孕妈妈会随着孕周的发展，明显地感到乳房变大、丰满，它是宝宝天然的、最好的粮仓。当然孕期乳房还会伴随发胀、触痛、乳头易勃起、乳晕变黑并长有小颗粒样凸起等现象，这些都是正常的，产后或哺乳结束后，这些问题基本都会消失。

但是哺乳后，由于乳房乳腺缺少激素的刺激，乳房大小可能会慢慢缩小，可能恢复至未孕前水平，甚至可能会比未孕时有一定程度的萎缩；同时，孕期撑大的乳房会有所下垂。乳房下垂是一旦发生很难改善的，这是很多孕妈妈的担忧。乳房下垂问题的关键在于早先预防，预防的最主要方法是穿舒适、合适的内衣。

孕妈妈的内衣怎么选？

乳房护理中一个重要的部分就是内衣的选择。女性的内衣产品很多，有孕期专用内衣，有哺乳期专用内衣。内衣怎么选，孕妈妈们可以参考以下几点。

大小要合身　这是保证舒适性的首要条件。胸罩的大小，一方面是罩杯要合适，合适的罩杯应该能够平滑地贴合胸部；另一方面是胸围要合适，这要看背带和肩带是否合适，一般孕妈妈胸罩的肩带和背带都是可以调整的，以便随着乳房的增大不断放大。

背带要不松不紧　合适的背带不能束缚乳房，同时抬胳膊的时候不能上滑，背带后面搭扣结合处应该舒服地贴在肩胛骨下面。购买的时候应该选背带最里面的搭扣仍然舒适的胸罩，以便随着乳房的增大调整胸罩的胸围。

肩带要宽　肩带越宽，孕妈妈越舒服，太细的话承受力不够，还会勒肉。

材质要舒适、透气　胸罩材质以棉质为好，透气性佳，不刺激皮肤。

构造要有承托力　虽然要有承托力，但是不能挤压和束缚孕妈妈增大的乳房，所以不要选择带钢圈的胸罩。

使用防溢乳贴　在孕晚期，轻轻挤压乳头就可能分泌出乳汁，为避免尴尬、保持干爽，孕妈妈可在胸罩内放置防溢乳贴。

夜间胸罩视个人情况选择　大多数人睡觉时不喜欢戴胸罩，也没有必要。但是怀孕期间，有人觉得睡觉时戴着舒适的、较轻的、没有束缚感的胸罩，能减轻乳房沉重造成的不适。

哺乳期用哺乳胸罩　哺乳胸罩就是那种罩杯可以打开的胸罩，方便宝宝衔乳，给孕妈妈哺乳带来极大的便利。最好在孕期最后几周去选购哺乳胸罩，因为孕期最后几周胸部的大小比较接近哺乳时胸部的大小，买早了可能会尺寸不合身。

乳房是宝宝的粮仓，要好好呵护，除了穿戴合适的内衣之外，还要进行一些必要的护理，可以用温热的毛巾经常热敷，可以每天轻轻按摩；哺乳初期为预防乳头皲裂，每次哺乳后还要涂抹乳头霜。

孕妇装怎么选?

孕妈妈选孕妇装唯一要注意的一点是衣服一定要宽松舒适！通常孕妈妈适合穿前襟开扣式的，方便穿脱，建议不要有太多装饰和"彩带"类的东西，否则容易被别的物体刮住或缠住而发生意外。

人靠衣装，孕妇装也可以很漂亮。衣服的面料和颜色，全凭孕妈妈个人喜好选择，没有限制。唯一值得注意的是，孕妈妈买的新衣服应该清洗一遍再穿，可以减少甲醛的接触。

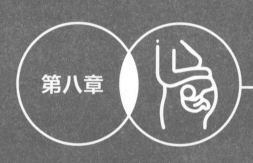

第八章

孕期胎教

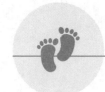

正确理解胎教

胎教教的是孕妈妈

胎教是保证孕妈妈安全并且愉快地度过整个孕期所采取的一系列措施，包括饮食营养、生活习惯、心理保健等各方面。

胎教，"教育"的其实是孕妈妈。从医学和科学的角度看，胎教主要是孕妈妈通过自身的积极行为、心理、生活习惯给胎儿传递良好的信息、情绪和思想，进而为胎儿提供一个良好的内外生长环境，以促进胎儿健康发育的过程。

那么首先，孕妈妈要从内到外全面地改善自己，将自己调整到最佳状态，胎儿才有可能发育得好。如果一个孕妈妈一边吸烟、喝酒一边对着肚子读唐诗，或者一边熬夜追剧一边所谓的"抚摸胎教"，这对胎儿是伤害、是打扰，不是胎教。

胎教的意义更重要的是在于孕妈妈和宝宝良好情绪的保持。在整个孕期，开心最重要，孕妈妈开心是最好的胎教。整天乐呵呵的"傻大姐"型孕妈妈最受人待见，肚子里的宝宝日夜受快乐情绪的熏陶，出生后也可能爱笑、性格活泼、"不磨人"，比较好哄、好带，对未来性格的塑造有积极的作用。从长远来看，性格活泼的宝宝社交能力、沟通能力通常也会更好。

胎教并不意味着"天才"的诞生

有些父母对胎教非常重视，也赋予胎教太高和不切实际的目的，典型的心态诸如：进行音乐胎教就会生出一个"音乐天才"；给胎宝宝读了唐诗三百首，宝宝出生之后定会满腹经纶。抱有这种希望的父母，恐怕大多数都要失望了。

有些人觉得，孕妈妈在孕期学习外语、数学、背诗、背曲谱等具体知识和技能，能够刺激胎儿的大脑神经，有助于以后的智力开发，能提升宝宝出生后在这些相关领域的学习能力。这只是想当然。如果孕妈妈乐于此还好，如果单纯为了胎教而强迫自己做这些知识的灌输，是没有意义的。毕竟孩子的成长、智力、学习能力，受后天因素的影响更多。

对于"音乐胎教、绘画胎教会让宝宝有艺术细胞""读唐诗宋词会让宝宝更有文学气质"等言论和观点，目前并没有可靠的科学依据。对于肚子里的宝宝，汽车鸣笛声、美妙的音乐、爸爸诵读的诗词可能只是分贝上的差别。

胎教不是灌输知识，不能"教"出神童和天才。胎教更偏重于内心的、感受力的培养，是"引导"而非"灌输"。虽然胎儿具有非常优秀的感知力以及一定的反应能力，但是**胎教的意义在于爸爸妈妈和胎儿心灵的沟通，而不是知识的灌输**。

胎教的依据

孕妈妈的身体健康和心理健康状态会影响肚子里宝宝的身心健康，这是本书一直在强调的一个观点，也是贯穿本书的一个重要理论基础。孕妈妈的心理活动和情绪会影响胎儿，这一点是非常肯定的事实。孕妈妈的所思所想，如同孕妈妈吃进身体的食物和水，同样会直接或间接地传递给胎儿，进而影响胎儿。

胎宝宝在子宫里并不是一直呼呼睡大觉。以前人们认为，宝宝在出生之前，一直是安静睡大觉的。但事实并非如此。宝宝的大部分时间确实是在睡觉，但并不是一直在睡。国外权威的医学家曾发表研究认为，孕满 6 个月的胎儿，"大脑细胞的数目已接近成人，各感觉器官发育已趋于完善，能够对母体内外的刺激做出一定的反应。"宝宝醒着的时候对子宫外环境是有感知和反应能力的。宝宝睡着的时候也会对外界的强烈刺激有所反应，如会被叫醒，宝宝是不喜欢的。

胎教要在宝宝醒着的时候给他良好的信息刺激。每天都被妈妈愉快、健康、营养的"气氛"包围，宝宝也会快乐地茁壮成长。这类似于榜样的作用。人们常说"父母是孩子最好的老师、最好的榜样，孩子是父母的一面镜子。"这种相互的影响与学习，可以提前到宝宝还是胎儿的时候。孕妈妈要从宝宝的胎儿时期就全面地塑造更好的自己，给胎儿树立良好的榜样。

孕中晚期，胎儿的感觉器官已经逐步发育成熟，不仅能够感知子宫外的信息和刺激，并且还能做出一些反应。但是爸爸妈妈不要在宝宝休息睡觉时间打扰他，应该在宝宝醒着时、愉快时给他传递一些美好的感受。比如，胎儿的眼睛能够透过妈妈的肚皮感受外界光线的明暗，胎儿喜欢阳光，孕六七月开始，孕妈妈可以每天早晨起床前先露出肚皮，拉开窗帘，照照阳光，让胎儿沐浴着晨光醒来。晚上睡前可以对着肚子先和宝宝说说话，再关灯，用衣服和被子遮上肚皮。这种明暗的变化不仅能帮助宝宝视觉发育，也是帮宝宝建立和妈妈同步作息的一种方法。

胎教的核心——让胎儿被幸福环绕

胎教的意义是使胎儿拥有一个快乐的、温暖的、丰富的内心，从胎儿时期培养良好的生活习惯，让孩子被幸福感环绕。所以胎教的核心是：向胎儿传递乐观积极、温柔温暖的感觉。

不要以为肚子里的胎儿什么都不懂，胎儿此刻不会说话但是不等于他无知无感。准爸爸妈妈也许不知道，宝宝具有意想不到的神奇的感知力，而且胎儿时期是这种感知力最强的时候。父母多传递给胎儿正面、积极的感受，可以使孩子拥有一颗丰富的、阳光的内心。

胎儿同新生儿一样，在还不能理解语言含义的阶段，就已经拥有能够正确感受语言含义和情绪的能力，能够正确感应出妈妈、爸爸说话时的正面或负面的情绪、肯定或否定的想法。有时爸爸妈妈即使极力掩饰不好的情绪，但是宝宝却像有读心术似的能读取爸爸妈妈的真实想法。

而国外一些研究发现，在胎儿时期，这种"心灵感应"比新生儿时期要更强大。最棒的胎教往往来自母亲心底的温柔和安稳，还有爸爸抚摸着妈妈肚子与胎儿之间积极的交流。感受到爸爸妈妈满满的爱意，孩子的内心会得到满足，会长成一个对周围事物都非常友好、温柔的孩子。

父母与子女之间这种生物性联系是毋庸置疑的。若孕妈妈在怀孕期间一直惴惴不安、焦虑紧张，孩子日后的性格会偏向于敏感、暴躁，会有情绪不稳定、容易激动、表达沟通障碍等表现。

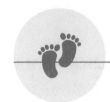

胎教的方法

营养胎教——最基本的健康保障

现在流行的胎教方法有很多，其中孕妈妈管理好自己的健康和情绪是最重要的，所以孕妈妈主要做好两个方面即可：第一是"营养胎教"，第二是"情绪胎教"。在精力有限或其他原因影响下，其他的胎教方法，孕妈妈可以根据个人情况适当去选择，但是要首先保证孕妈妈和胎儿营养的供应和平衡。

营养胎教就是孕期膳食营养的供给，均衡的营养供应是人体健康的基础。从一个受精卵发育成一个六七斤重的宝宝，宝宝身体每一个细胞的生成、每个器官和组织的发育都离不开营养。母亲营养不足或失衡会对胎儿发育产生严重的、长期的影响。

孕妈妈在孕育胎儿的时候，要科学膳食，均衡摄入营养，这是孕育生命的基础，一切胎教可能的前提。孕期如何做到饮食营养均衡，本书第二章的"饮食营养"部分有详细阐述，不在此赘述。

情绪胎教——最重要的胎教

以前人们都只关注孕期饮食营养，对于心理保健的关注是近几年才开始的。孕妈妈心理、情绪会对胎儿产生非常重要的影响。研究发现孕妈妈情绪和精神状态的改变会通过影响体内激素和有关神经介质的分泌而影响胎儿大脑的发育。孕妈妈心情好的时候会发生一系列对宝宝好的生理变化，如胎盘循环阻力下降、灌注胎盘的血液量增加，从而对胎儿的营养和氧气供应会增加。

对于发育中的胎儿，除了保障生命发展的营养之外，最重要的就是孕妈妈的情绪。其实现在大部分顺利出生的孩子，营养水平都很好，智力差别也不大，而宝宝情绪和性格方面的优势才是日后的成长和发展差距的主要因素。积极的性格会使孩子对社会的适应能力更好、对生活的态度更乐观、学习能力更强、发现美和感受幸福的能力更好。孕妈妈在日常生活中为了宝宝应该尽量保持乐观、平和的情绪。

孕妈妈的暗示将会是宝宝性格形成的基础。 宝宝情绪和性格会在孕期深受孕妈妈的影响，胎儿能够接收到爸爸妈妈头脑中的想法，宝宝的性格基础是在孕期形成的。孕妈妈应该尽量保持良好的情绪，不要发脾气，努力消除潜意识里的不美好记忆，多想美好的事情，给胎儿传递一些积极的信息，在潜移默化的影响下，给宝宝的人格养成打下良好的基础。

孕妈妈情绪胎教首先就是"教"自己，只有一个原则：安全和开心！ 一切胎教方法首先应该能让孕妈妈感到愉悦。如果孕妈妈喜欢名曲、名画，听音乐和绘画的时候心情惬意，那当然好。可如果孕妈妈做起这些事感觉很无聊和枯燥，只是为了胎教任务而强迫自己，就得不偿失了。记住，让孕妈妈保持愉悦的心情是最重要的。

声音胎教——三口之家爱的传递

声音胎教，就是对胎儿和孕妈妈进行适当的声音刺激，主要形式有听音乐和与宝宝讲话等。

我们进行声音胎教，不能把宝宝教成"音乐家"，也不以此为目的。我们的目的在于舒缓孕妈妈和胎宝宝的情绪，帮助孕妈妈和准爸爸多跟宝宝交流，体会和营造"三口之家"的幸福氛围。

生理学研究认为，孕中期，胎儿内耳、外耳和中耳已逐步形成，孕六七个月时胎儿开始能够对听到的声音进行反应。但是能够成功传播到胎儿并对胎儿产生有益刺激的声音并不多。胎儿能够接收到的声音主要有两种，一种是妈妈体内的声音，一种是妈妈所处环境的声音。妈妈体内的声音比所处环境的声音对胎儿的影响更直接。

宝宝最喜欢妈妈的心跳声。胎儿所处的母体环境并不是一个宁静的世界，妈妈的身体里一直充满声音。伴随胎儿成长的声音有：妈妈体内羊水和血液流动的声音、胃肠器官蠕动的声音、妈妈的心跳声和妈妈的讲话声。妈妈发出的声音能通过自身的骨传播优势，比外界其他声音更容易传达给胎儿。在胎儿能够听到声音以后，胎儿最喜欢、最熟悉、最能令他感到舒适和宁静的就是妈妈的心跳声。宝宝刚出生后，把他放到母亲的怀抱，很快就能令他停止哭泣、安静下来，这就是母亲的心跳给予的安全感。

妈妈体外声音对胎儿的影响有限。除了妈妈体内的声音，胎儿还能听到一部分子宫外的声音，就是孕妈妈身处环境的声音。妈妈体外的声音经过一层层障碍的削弱，最终能传到胎儿耳朵里的声音很少或者很弱，胎儿只能听到环境中很近或者很大的声音。而且最终胎儿听到的声音也并不是原来的声音，声音经过羊水传播给胎儿会"走样"。大家可以试想一下游泳时听的外面的声音是什么样的，就大致能感受胎儿听到的声音是什么样的。另外，此时的胎儿还不能完全理解声音的意思，只是通过不断地重复听，大致记得简单声音中的节奏而已。所以，从医学的角度，"音乐胎教"是否具有"培养音乐才能"的作用，我们持质疑的态度。

妈妈和爸爸温柔的说话声，比其他声音更能赢得宝宝的青睐。妈妈的声音一直陪伴着宝宝，宝宝天生就熟悉和喜欢。对于妈妈体外的其他声音，有些研究认为，胎儿对爸爸有天生的感应能力；同时，爸爸对着妈妈肚子说话时，由于距离优势和男性声音天生的低频属性，能更有效率地传达给胎儿；再加上爸爸对妈妈和宝宝满满的爱意和关切，宝宝也会比较喜欢爸爸的声音。

宝宝喜欢节奏简单、舒缓的声音。除了妈妈和爸爸的声音，很多研究认为，节奏简单的舒缓的音乐至少对胎儿是无害的，如果孕妈妈听得舒心，那么对宝宝就可能会有积极的意义。孕妈妈如果喜欢听音乐，记得要选择轻柔、舒缓、节奏简单的。孕妈妈听音乐时，音量不可太大、时间不要太长、声源与宝宝的距离不能太近，否则对胎儿而言就是噪音，会伤害宝宝稚嫩的听觉神经。

视觉胎教——享受阳光

很多孕妈妈问："手电筒对宝宝进行胎教会伤害宝宝视力吗？"答案是"基本不会"。因为一般的手电筒发出的光，经腹部肌肉、子宫肌层及羊水等组织的层层削弱，是很微弱的，或者根本穿不透。

那用手电筒对宝宝进行视觉胎教有意义吗？我认为没有。胎儿具备感官能力后，也只能感受到强光，如白天的阳光。手电筒的光不能对胎儿产生有益的视觉刺激，也不建议大家选择特殊光源的手电筒对胎儿乱照，特殊光源或者胎教掌握不好时间和时机的话，可能会对胎儿造成伤害。不做让胎宝宝不舒服和有潜在伤害的事，是胎教的重要原则。

比起人造光，胎儿更喜欢自然光——阳光。孕六七月，胎儿通常就具备感光能力了，醒着时会主动寻找光源。所以，孕妈妈日常生活中进行光照胎教的最好方法就是接受日光浴。当然，孕妈妈不能在炎炎烈日下暴晒自己的肚子，日光浴的时间也不要太长。夏天，清晨起床前拉开窗帘先照照肚子，或者穿着薄的、颜色浅的衣物去散散步，才是宝宝喜欢的光照胎教。

孕晚期，宝宝已经能通过光线明暗和其他生理变化细节感知孕妈妈的作息，逐渐建立同孕妈妈一样的生物钟了。此时光照胎教尤其要注意时间应该固定，否则会把宝宝弄得混乱。孕妈妈不要熬夜，据说晚睡的孕妈妈生下来的宝宝会是个天生"夜猫子"。

人的视觉是发育成熟最晚的，宝宝刚出生后只能看到眼前二三十厘米处的人和物，而且只能看到人和物的轮廓，然后才能一点点看得距离更远、看得更清晰、分辨色彩。宝宝的视力直到十几岁才能发育成熟，而宝宝的视力要从胎儿时期开始小心保护。新生儿的眼睛是绝对不能用手电筒照射的，拍照也应该注意别用闪光灯。

胎教随时随地可以进行吗?

胎教的大时机要遵循宝宝生理、心理发育的规律和特点。胎教都是从听觉、触觉、视觉等不同角度进行的,所以胎教首先要根据宝宝各感觉器官发育的时间去进行。比如,所谓的"抚摸胎教",如果在孕晚期过度给予胎儿抚摸和触压,可能会打扰胎儿睡觉,力度不当时严重的会增加胎儿早产等意外的风险。再比如,音乐等声音类胎教,美国著名的神经脑科学家约翰·梅迪纳认为"子宫最大的好处就是避免了各种刺激,黑暗、湿润、温暖、坚固、安静的环境是胎儿早期大脑发展最佳的环境",宝宝大脑早期发育时需要更多的是安静的睡眠。因此,他认为过于热衷声音类胎教的父母不如"保持安静"。

胎教的小时机要遵循宝宝每日睡眠的规律。胎教应该在保障宝宝睡眠时间的前提下进行,睡觉对宝宝发育至关重要,睡眠是一种大脑、身体和心理发育的积极过程。刚出生的新生儿除了吃奶就是睡觉,大概70% ~ 80% 的时间都是在睡眠中度过;还在子宫里的宝宝更是如此,90% 以上的绝大部分时间都在睡觉。孕中晚期,孕妈妈进行声音类胎教和抚摸胎教前,应该先观察胎儿的活动规律,选择在胎儿醒着的时候进行,或者可以在早晚固定的时间进行,有助于宝宝建立规律的生物钟。要有固定的时间,而且每次胎教的时长建议不要超过20分钟,不能想起来或一时兴起就抚摸或拍打一下,那是一种打扰。

刺激过于强烈或者持续时间过久的胎教会扰乱胎儿的正常睡眠规律,甚至会对胎儿发育造成伤害。因为不当的声音刺激而导致新生儿听力受损的案例,国内外均有报道。音乐、对话胎教的声音分贝一般不宜超过60分贝。60分贝大概就是一般人在安静环境下讲话的声音。如果是近距离对着孕妈妈的肚子讲话,声音要更轻柔一点。孕妈妈也要有意识地远离嘈杂的噪音环境,噪音能使孕妈妈内分泌紊乱,使脑垂体过早、过多地分泌催产素,引起子宫强烈收缩,进而可能导致流产、早产。

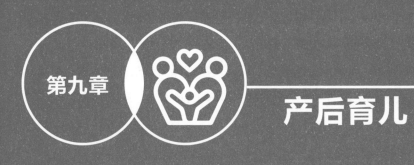

第九章

产后育儿

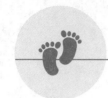

科学坐月子

疲惫的身心，需要充分的休息

分娩后，身体各个系统恢复到孕前的生理状态通常需要 6 周左右，这就是临床上的"产褥期"，也差不多是我们传统的"坐月子"时间。

坐月子期间，无论是身体还是心理，新妈妈都需要充分的休息。但是，在月子里，新妈妈还要面对一些新问题，新妈妈应该有所了解，做好心理准备、从容应对。

艰难的睡眠

母乳喂养的妈妈，从宝宝生下来后就要开始没法好好睡觉的日子了。新生儿每两三小时就要喝一次奶；宝宝大一点后，每隔三四小时要喂一次；大部分宝宝都要 9 个月甚至 1 周岁才能断夜奶；在此之前，妈妈每晚都要起来几次给宝宝喂奶，少则一两次，遇上"睡渣"宝宝，多则五六次、七八次。很多新妈妈的睡眠都会因此变得非常糟糕。

妈妈很辛苦，尤其是月子里，身体还没有恢复的时候，她非常需要家人的支持和帮忙。家人要尽量给妈妈创造休息的条件，承担起喂哺宝宝之外的其他工作。

新妈妈也要积极进行自我调整，除了努力恢复身体，心理上还要尽快适应妈妈的身份。新妈妈要明白自己当前最要紧的事是尽快恢复身体，然后承担起照顾宝宝的责任，现在要先照顾好自己。建议新妈妈努力把作息跟宝宝保持一致，宝宝睡觉的时候就跟着睡，争取充足的睡眠。睡眠好坏不仅影响身体恢复，还会影响泌乳。妈妈睡不好，泌乳不够，宝宝就会吃不饱，宝宝吃不饱就睡不好，反过来又影响妈妈休息，陷入恶性循环。

产后恶露

宝宝出生后，随着怀孕时增厚的子宫内膜的脱落，血液、坏死蜕膜等混合组织经阴道排出，称为恶露。正常的恶露有血腥味，但没有臭味，一般持续 4 ~ 6 周，总量约 250 ~ 500 毫升，颜色有一个从深到浅的变化。恶露按性质分为三类：产后最初 3 ~ 4 天，颜色鲜红、量多、含有血液和血块的，是血性恶露；然后是浆液恶露，含有较多浆液，淡红色，持续 10 天左右；最后是白色恶露，3 周左右排干净，颜色较白，其中含有大量的白细胞，质地略黏稠。

恶露排出的过程也是子宫恢复的过程，了解恶露的特点和性质有助于了解产妇的恢复情况。如果恶露总量过多或血性恶露持续过久、超过平素月经量，或伴有异味时，应及时就诊。排恶露期间，新妈妈要尤其注意会阴部卫生，否则容易发生产褥感染。

产后宫缩痛

生完宝宝后，妈妈的子宫要一点点收缩回去，恢复到孕前的大小（但通常会比孕前大一点）。子宫收缩能够压迫子宫壁上胎盘剥落后暴露的血管，抑制产后出血。

子宫在收缩的过程中会产生疼痛，但产后宫缩痛的感觉个体差别很大，有的产妇觉得比较像轻度或中度的经期腹痛；有的产妇感到异常疼痛，不亚于生产时的宫缩痛。产后宫缩痛的强度和频率会随着时间慢慢减弱，几天或几周后消失。

大量出汗

正如增大的子宫要缩回去，孕期为了给宝宝输送氧气和营养而增加的血容量以及其他体液也要慢慢减少，恢复到孕前水平。月子里，新妈妈会感觉出汗非常多，多余的体内水分需要通过排汗的形式排出去。

这个时候妈妈要注意散热、擦汗和清洁，注意不要着凉感冒，还要特别注意个人卫生。坐月子是可以洗澡的，否则不利于产后身体恢复，而且卫生不到位，容易增加产褥感染的风险。

会阴疼痛

会阴疼痛是由于分娩时会阴被过度拉伸造成的，大部分产妇分娩时会阴过多过少可能会被撕裂或侧切，伤口也会疼痛。

会阴疼痛可以通过冷敷或热敷缓解，冷敷能减少痛感和肿胀，热敷能促进伤口愈合，具体什么时间、如何操作，通常护士会专门给产妇进行护理指导或帮助产妇处理。产后最初的几天，大小便结束时建议不要用厕纸清洁（会很疼），最好用水清洁，或者用湿巾。

大小便尴尬

刚刚分娩后一两天，新妈妈大小便可能会遇到困难。比如，咳嗽、打喷嚏的时候会漏尿，或妈妈感到尿意的时候排尿不顺利、疼痛。这是因为膀胱和尿道如同会阴部一样，受到了过分的挤压和拉伸；分娩时如果使用了麻醉药，也会导致膀胱功能暂时失常。

同样，直肠跟膀胱一样会出现暂时性的功能失常，孕妈妈容易发生便秘。为了促进大小便功能尽快恢复，建议新妈妈产后多喝水，定时排尿（每2小时左右如厕一次）可避免漏尿；尽早下床活动帮助盆底肌和肠道恢复，下床走动时重力也会帮助妈妈排尿、排便。

情绪的起伏

大多数妈妈刚分娩完，见到宝宝后，即使身体疲惫，但心情很兴奋、激动、欣慰。但是这种愉悦可能不会持续太久，紧接着其他不好的情绪就会袭来，导致新妈妈情绪起伏不定，严重者会发生产后抑郁。

造成妈妈产后情绪问题的原因有三：其一，是由于孕期激素迅速撤离造成的；其二，妈妈的生活从此发生了巨大改变，妈妈还没有适应；其三，产后不适和疼痛、产后哺乳困难、产后睡眠不好也会加重妈妈的不良情绪。这个时候丈夫和家人要注意关注产妇的情绪，给他心理和情感上的支持。

乳头疼痛

哺乳初期，由于突然被宝宝频繁用力地吸吮、拉扯，妈妈的乳头都会或多或少疼痛。

而导致乳头严重疼痛的最常见原因是宝宝含乳姿势不正确。如果宝宝只含住妈妈的乳头，大部分乳晕没有含在嘴里，这种姿势导致宝宝必须更用力吸吮乳头才能喝到奶，不要小看宝宝吸吮的力气，有时候会把乳头皮肤吸破出血。

坐月子期间吃不吃盐？

坐月子是我国的传统，不过限于以前人认知的局限性，流传下来很多不科学、不健康的坐月子陋习。对那些错误的观点，大家要有正确的认识，破除误区，科学坐月子。

很多长辈受以前观念的影响，认为产妇坐月子期间应该吃"无盐餐"，吃盐对宝宝不好。

科学饮食：坐月子期间饮食应清淡，但不能不吃盐

食盐中含有的钠和碘元素，对人体具有非常重要的生理功能。人体缺少钠离子，就会出现乏力、气短、没劲儿这些症状。碘对宝宝大脑发育至关重要。新妈妈如果1个月不吃盐，就会虚弱乏力，还会令产妇没有食欲，导致进食量减少，进而会影响泌乳量，母乳不足或母乳中碘缺乏，对宝宝也不利。

所以坐月子不能不吃盐，不过饮食要清淡，避免味道重、含盐量过多的食物。因为产后吃盐多会增加肾脏负担，增加水肿的风险，同时也会通过哺乳加重宝宝的肾脏负担。宝宝肾脏发育还不成熟，1岁以内都不建议给宝宝的食物中加盐，从母乳中摄取少量钠即可。

> ⏰ **周医生小贴士：月子里的鸡蛋**
>
> 有的地方产后每天要吃十几个鸡蛋。这是不科学的。鸡蛋确实是一种比较具有营养价值的食物，月子里每天吃1个鸡蛋是合适且有益于产后恢复的，但是吃太多就要适得其反了。每天十几个鸡蛋会导致消化不良，可能诱发肠梗阻等，长期如此饮食还有引发体内胆固醇过高、高血压的风险。
>
> 长期食物过于单一，不是正确的饮食模式。鸡蛋吃得太多，其他食物的摄入务必就会减少，长此以往会造成营养失衡。

坐月子饮食建议

多样化饮食，确保母乳质量　坐月子期间和整个哺乳期，新妈妈继续按照孕期营养建议配餐即可，饮食依然要多样化，以获取均衡的营养。哺乳期间要重视富含钙、铁、维生素 A 等食物的摄入，以确保母乳的质量，满足婴儿的营养需要。

食物应干稀搭配，促进泌乳　每餐食物应做到干稀搭配，"干"可以保证营养的供给，"稀"则可以提供足够的水分，有利于乳汁的分泌，水分较多还能防止产后便秘。妈妈饮食上应多一些清淡的汤水、白开水。

少量多餐，促进消化　产后胃肠功能减弱，蠕动减慢，每日餐次应较一般人多，以 5 ~ 6 次为宜，有利于食物消化吸收，保证营养。

清淡适宜，适当食用碘盐　新妈妈每天食用碘盐 4 克为宜，如果产妇水肿明显，产后最初几天可以在此基础上减少。

坐月子要不要绝对卧床休息？

以前的人们认为，产妇产后虚弱，需要绝对的卧床休息，应该紧闭门户、不洗澡、不洗头以避免产后受风。事实上，这些都是坐月子的误区，这么坐月子不利于产妇身体恢复。

　　曾经有一个产妇坐月子时，长辈让卧床，不让下床走动，吃喝拉撒都在床上解决，不到一周的时间，产妇就觉得自己大腿根部疼，到医院检查诊断是深静脉血栓。如果不就医继续卧床，就会发展为肺栓塞，会有生命危险。

　　产妇的产后活动时间是有科学指导的。

　　顺产：6～8小时后就可以下床大小便，24小时后可以做一些轻微活动，如果是会阴侧切一般也可在3天后进行活动。

　　剖宫产：需要根据医生要求24小时内绝对卧床，在产后3天后根据自身情况适时下床活动。

　　产后新妈妈处于凝血功能亢进增强状态，是血栓的高危人群，长期卧床不动，会升高形成血栓的风险。产后适时的活动有利于血液循环，也有利于排尿、排便。

　　产妇整天闷在室内，不洗澡、不洗头的话，汗液不能很好地散发，个人卫生也达不到健康标准，不利于产妇恢复，而会阴部清洁做不到位还容易发生产褥感染。

　　坐月子确实要注意休养，但千万不要天天躺在床上，而且一定要加强个人卫生。产后不仅可以刷牙、洗澡、洗头，炎热夏季也可以使用空调，温度不低于26℃、不要直吹即可。顺产妇第二天就可以下床走动，剖宫产产妇也不要在床上躺太久。

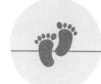 **哺乳那些事儿**

母乳喂养有什么好处?

哺乳是人类的本能,但是随着社会的发展,女性从家庭走向社会,参与各种工作,给婴儿哺乳越来越不便。同时由于人工乳制品在一定程度上对母乳的替代作用,使得人们对母乳喂养的态度变得暧昧不清,甚至认为没有必要母乳喂养。这种观念必须纠正!

除了疾病等客观因素导致无法母乳喂养之外,为了母子的身心健康,母乳喂养是最佳的选择。纯母乳喂养能满足婴儿 6 月龄以内所需要的全部液体、能量和营养素。人工喂养应该是一种无法完成母乳喂养时不得已的选择,只是一种补充手段。

母乳喂养是宝宝生长发育最营养、最安全的措施和保障。母乳是宝宝天然的最佳食物,其营养组成成分和比例最适合宝宝的营养需要,母乳中还含有多种免疫物质,是宝宝获得后天免疫力的第一途径,能增强宝宝的抵抗力。与人工乳制品相比,亲喂母乳还是最经济和最安全的婴儿食物,母乳不会被细菌污染,吃母乳的宝宝基本不会发生营养不良、腹泻及其他一些感染性疾病。

母乳的成分会随着宝宝发育的需要自动改变,总能提供给宝宝最合适的营养。产后 7 天内的母乳称为初乳,很珍贵,被称为"黄金乳",质地较浓,蛋白质丰富,含有多种抗体,能保护新生婴儿不生病。产后 7 ~ 14 天的乳汁称为过渡乳,脂肪、乳糖含量逐渐增加,蛋白质含量有所降低。产后

14～30天后的乳汁称为成熟乳，成分逐渐稳定，符合宝宝此阶段的营养需要。此外，每次哺乳前半程和后半程，乳汁的成分也不一样，前奶的蛋白质、乳糖、维生素、水和无机盐较多，后奶的脂肪等能量较多。这些变化都是适合宝宝发育需要的。

母乳喂养有利于妈妈产后康复。母乳喂养能够促进催产素分泌，催产素能够促进子宫收缩、恢复，尽快关闭胎盘剥离面的血管张口，进而有利于减少产后失血。婴儿的吸吮可促进乳腺泌乳及乳管排乳，可以减轻乳房胀痛。母乳喂养能在一定程度上抑制排卵、推迟月经复潮，有利于新妈妈产后避孕。研究发现，母乳喂养还能降低患乳腺癌、卵巢癌、II型糖尿病及产后抑郁症等疾病的概率。母乳喂养通过妈妈和宝宝的肌肤接触、眼神交流，有利于增进母子感情。

母乳喂养对社会亦有贡献。母乳喂养的宝宝更健康、更少生病，节省医疗资源。母乳喂养减少奶瓶及相关辅助器具的使用，有利于环保。最重要的是，母乳喂养有利于宝宝身心健康，提高人口素质。

乳房大小和乳汁分泌量有关系吗?

影响乳房分泌乳汁能力的是乳腺的发育情况，而决定乳房大小的主要是乳房中脂肪组织的多少。只要乳腺发育得好，脂肪组织的多少对产后泌乳量没有多大的影响。

乳腺的发育从宝宝还是胚胎（6周左右）的时候开始，出生时基本形成乳腺系统的雏形，等到青春期时进一步发育成熟。乳腺在发育过程中还需要很多种激素的参与，如卵巢分泌的雌激素、孕激素，脑垂体分泌的生产激素，以及胰岛素、甲状腺素等其他激素。分泌乳汁的过程中，还需要脑垂体分泌的泌乳素的协同。婴儿的吸吮会刺激泌乳素的分泌增加，泌乳素的增加会有更多的乳汁分泌，所以母乳是宝宝吃得越多、越频繁，分泌得越多。

在乳腺发育和乳汁分泌的过程中，任何一个环节都有可能影响乳汁的分泌，而脂肪组织的生长只是为乳腺管生成提供所需的疏松基质，影响乳房外观上的大小。简而言之，影响乳汁分泌量的因素有很多，但与乳房大小无甚关联。

吃初乳的宝宝更健康

初乳指分娩后 7 天内分泌的乳汁，初乳量虽然不多，但是却非常珍贵，对新生儿健康十分重要。初乳富含免疫活性物质 IgA、IgM、IgG 等。初乳比成熟乳含有更多的蛋白质，也更容易吸收。初乳中核苷酸也很多，它对合成代谢和促进宝宝生长有促进作用。初乳中脂肪和乳糖较低，非常适合新生儿消化道发育特点。初乳中的乳铁蛋白虽然不高，但吸收率高达 50%，所以，母乳喂养的孩子很少贫血。初乳中富含免疫球蛋白，新出生的宝宝免疫功能还很弱，初乳可以让宝宝获得免疫力，不容易生病。免疫球蛋白主要参与人体免疫系统的防御功能，还能预防水肿，维持人体营养平衡。

哺乳动物，包括人类，免疫球蛋白有 5 种，分别为 IgG、IgA、IgD、IgE、IgM，普遍存在于血液、淋巴液、组织液和体外分泌液中。母乳就是一种体外分泌液。IgG 具有抗感染和中和毒素的作用，是唯一能够通过母体胎盘转移到胎儿体内的免疫球蛋白，出生后宝宝通过肠道细胞能够将母乳中的 IgG 完全吸收。初乳中，含量最高的是 IgA，约占所有免疫球蛋白含量的 89.8%。IgA 可凝集细菌，有利于排除细菌，抑制细菌繁殖，对防止病毒感染非常有效。有人担心，初乳中的营养物质会被胃酸影响，到宝宝胃里后其营养价值会降低。但研究发现，免疫球蛋白在胃液中不会分解，相反可以直接在胃肠道形成防护层。

产妇分娩后，要尽快让孩子吮吸乳头，有利于泌乳。宝宝早接触、早吸吮，妈妈才能早开奶。而且刚出生宝宝的胃如同樱桃那么大，吃不了几口奶就饱了，不用担心奶不够。最重要的是，早接触、早吸吮能确保宝宝获得的第一口食物是母乳，有利于母乳喂养的实现。有些父母因为担心婴儿饥饿和低血糖，不等到初乳分泌就急于给宝宝喂奶粉或糖水，这其实对婴儿并不好。

初乳由于含有丰富的 β 胡萝卜素而呈淡黄色，质地略黏稠，有些人误以为是不卫生的脏奶而丢弃，这是非常可惜的。

什么是正确的衔乳姿势和哺乳姿势?

正确的衔乳姿势是宝宝上下嘴唇外翻，含住大部分乳晕（图 25 左）。这种衔乳姿势，宝宝能够在吸吮时充分挤压乳晕下的乳窦使乳汁流畅排出，同时能够有效刺激乳头上的感觉神经末梢进而分泌更多乳汁。

而错误的衔乳姿势（图 25 右），如宝宝嘴唇内卷、只含住乳头而大部分乳晕露在外面，吸吮时两颊用力内缩（正确衔乳时，宝宝两颊鼓鼓的），会令妈妈乳头疼痛、皲裂，产奶不足，或者排乳不畅而堵奶；宝宝也会吸吮费力或吃不饱。

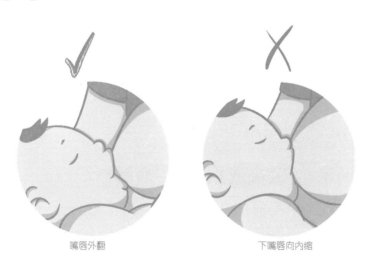

嘴唇外翻　　　　　　　　　　下嘴唇向内缩

图 25　衔乳姿势

妈妈哺乳时不要用"剪刀手"。正确的哺乳姿势（图 26 右）能更快让母子进入哺乳最佳状态，妈妈的哺乳姿势可以怎么舒服怎么来。产后身体不便时也可以侧躺着喂宝宝，还可以借助哺乳枕、小靠垫、小凳子等工具。哺乳过程中需要注意的有三点：第一，乳房不能压到宝宝鼻子影响宝宝呼吸；第二，妈妈不要在哺乳时睡着，尤其是侧躺哺乳的时候，以防堵塞宝宝呼吸道；第三，托乳时要用"C"字手势，不要用"剪刀手"。"C"字手势就是拇指与其他四指分开，四指并拢托住乳房下方根部，这种姿势有利于宝宝含住乳头。而"剪刀手"（图26左）会使乳腺管受压造成排乳不畅，不利于宝宝吸吮，容易导致乳汁淤积。"剪刀手"可在奶阵时乳汁流速很快的情况下使用，它能够减缓乳汁流出的速度，防止宝宝呛奶。

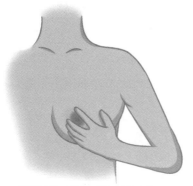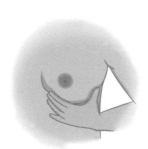

"剪刀手"式托乳（控制乳汁流速）　　　　"C字"式托乳（正确托乳姿势）

图26　托乳姿势

宝宝饿了的信号有哪些？

很多人以为，宝宝饿了就会哭，哭就是饿了。其实不是，宝宝哭可能是饿了，也可能是尿了不舒服、生病不舒服或者是不安和焦虑。宝宝饿了也有很多表达，哭只是其中一种，但不是唯一的一种。如果宝宝最初的表达得不到妈妈的回应和满足，饿到哭就是宝宝对妈妈最后的抗议了。及时理解宝宝吃奶的需要，及时满足他，有助于和宝宝建立有效沟通，宝宝会更乖，哭闹减少，比较好哄、好带。宝宝饿了的信号，大致有以下几种。

◎张着小嘴左右寻觅，碰到什么吸吮什么。

◎吃手吃脚、舔嘴唇。

◎从深睡转入浅睡，闭着眼转动眼球，偶尔短暂地睁一下眼睛。

◎身体发紧、挥动小胳膊。

◎哭闹。

哭闹是宝宝饥饿最后的表达，妈妈最后不要等到这时才喂宝宝。很多宝宝一旦哭闹就难以顺利进入喂奶过程，安抚一个饥饿而哭闹的宝宝是比较麻烦的。

宝宝吃饱了吗？如何结束哺乳？

妈妈不要强行终止新生宝宝的吸吮，等宝宝主动把乳头吐出来是结束哺乳最好的方式。

有时候宝宝含着乳头不放不仅仅是为了充饥，还有心理需要，就是所谓的安慰性吸吮，这种情况不需要担心宝宝贪吃而吃多了。一般单侧乳房哺乳时间约 20 分钟，一次完整的哺乳，宝宝不仅能吃到前奶，还要享用后奶，最后满足情感的需求，当饥饿感和心理安慰需要都得到满足时，他会自己吐出乳头的。

如果宝宝吸吮超过 30 分钟，还不舍得放开，甚至含着乳头睡着了，就有必要帮宝宝一把了，要适时把乳头拔出来，不要让宝宝养成含着乳头睡觉（奶睡）的习惯。

需要终止哺乳的时候，可以把干净的手指放入宝宝嘴角或用手指轻轻按压宝宝下巴，可以帮助妈妈温和地终止哺乳。妈妈没有方法而强行把乳头拔出来会很痛，乳头可能会破损，还会惊扰宝宝。

按需喂奶还是定时喂奶？

过去曾流行定时喂奶，不到 4 小时，不管孩子怎么饿、怎么哭、怎么闹，都不给喂奶，据说这样能养成吃奶和睡觉的良好习惯。其实这种方式是错的。

对于新生儿，胃容量很小，吃一次奶的"扛饿"时间通常达不到4小时（晚上睡觉时偶尔会达到4～5小时）。而放任宝宝哭闹，容易让孩子胃里吸入大量空气，胃容量被空气挤占必然导致宝宝吃奶吃得少，吃完奶还容易吐奶、溢奶、打嗝。更重要的是，宝宝老是饥饿而哭闹、哭闹也得不到满足的话，会影响正常的生长发育，内心也会焦虑不安，不利于身心健康。

按需喂奶才是对宝宝最好的安排

按需喂奶就是按照宝宝的意愿，想什么时候吃就什么时候吃，想吃多久就吃多久。按需喂养符合宝宝的生理需求，同时有利于妈妈乳汁排空和再泌乳，对宝宝和妈妈健康都有益。

当然，良好的哺乳状态下，即使按需喂奶也不会毫无规律，因为多数同月龄的健康宝宝的胃容量就那么大、消化和胃排空速度都差不多。大多数新生宝宝两三小时就要喂一次奶，因为吃饱奶后一般两三小时就会胃排空，就会产生饥饿感。随着月龄的增加，宝宝胃容量的增大，宝宝吃奶时间和饥饿感产生的时间间隔会相应地延长，如三四小时吃一次奶，喂奶的次数就自然减少。

晚上宝宝睡得正香要不要叫醒喂奶？

通常新生儿夜间3小时左右自己会饿醒的，但在宝宝没有其他异常表现和身体不适的情况下，即便睡了4～5小时，也不建议叫醒喂奶，这会打扰宝宝睡眠。

具体什么情况下需要叫醒宝宝，新妈妈要注意观察，如果宝宝沉睡是反应低下性睡眠，是需要干预的。某些疾病会使宝宝反应低下，对饥饿不敏感、无食欲、嗜睡。是否生病可以从宝宝的面色、排便、呼吸、精神状态等方面看出来。

安静型婴儿宝宝的特点也会表现为睡眠多，对外界刺激反应少，啼哭也少，吃奶需求也表现得不明显，但与生病的宝宝在面色、呼吸等细节方面有明显的区别，妈妈要注意区分。

宝宝吃一两分钟就睡着了、睡一会就饿醒饿哭了怎么办?

通常新生儿吃一侧奶的用餐时间约 20 分钟，两侧都吃完需要 30 ~ 40 分钟。但是如果宝宝吃个一两分钟就睡着了，没一会儿就醒来哭闹，显然是他还没吃饱就睡着了。

这种情况，妈妈需要帮助宝宝保持清醒。按需喂养也不是全由着宝宝高兴，小家伙有时候很懒，遇上又懒又困的时候，需要妈妈帮助他，让他尽量两侧都吃完再睡觉。妈妈侧躺喂奶时宝宝容易睡着，所以孕妈妈可以坐着喂奶;宝宝困的时候，可以捏一捏他的小手和小脚唤醒他，还可以给宝宝换个纸尿裤、整理整理衣服、重新包裹一下之类的。

奶水不够怎么办?

几乎所有的妈妈都有为一个宝宝提供充足奶水的能力。研究已证明，健康的妈妈从生理上都具有哺乳的本能，能够同时满足一个或两个宝宝的哺乳需求，至少满足一个宝宝的胃是没有问题的。每个妈妈都要坚信自己有足够的母乳喂哺宝宝。

妈妈的乳汁可以源源不断地产生，宝宝吸得越多、越频繁，泌乳就越多，因为宝宝的吸吮能刺激妈妈的大脑产生泌乳素，泌乳素越多乳汁就越多。反之，宝宝每次吸奶不足或者吃奶次数少，因为缺少必要的刺激，反过来会导致妈妈泌乳减少。所以，妈妈不要怀疑自己的泌乳能力，比起担心自己的母乳不够，妈妈更值得关注的问题是"怎么让宝宝吃到足够的奶"。

宝宝究竟吃了多少奶、吃没吃饱，可以从宝宝的体重增长和排便情况进行观察。如果新生儿满月时体重增重不到 500 克，或者出生 2 周后体重低于出生体重，就说明宝宝吃奶不足。如果纯母乳喂养的宝宝每天小便次数小于 6 次，色黄、味重，也是没有吃到足够奶水的提示。

如果妈妈的母乳越来越少，通常都是有原因的。通常导致宝宝吃奶不足或妈妈奶水减少的原因有：宝宝衔乳姿势不正确、吸吮较少；喂哺次数少或吸吮时间过短；过早添加奶粉辅食导致宝宝吃母乳减少；妈妈哺乳期间服用了避孕药；乳腺管不通；妈妈心理和情绪不佳导致泌乳减少；饮食不当，水分摄入不够；妈妈睡眠不足，等等。如果妈妈发现宝宝吃奶不足或奶水分泌不够，可以从以上原因着手，做出相应的改善。

多吸吮　让宝宝多吸吮是最有效的促泌乳手段。如果宝宝不配合，可以借助吸奶器每 3 小时吸奶 15～20 分钟，吸吮前后多喝水，能有效泌乳，一般几天或几周就能见效。

多休息、多放松　疲劳，精神不佳，会让奶水分泌减少。在没有器质性疾病的基础上，让奶水增量的前提是休息好，心情好，妈妈心里要相信自己是头"奶牛"。

好好吃饭　产后不要为了恢复身材刻意少吃饭。好好吃饭才能促进泌乳。如果自己不想长肉、还想增奶，建议饮食清淡些，但能量摄入要充足，饮食结构要合理。每天甚至每餐都要有谷物类、蔬菜、肉类、水果等。

足量补水　奶水中水的成分占 88% 以上，妈妈的饮食要干稀搭配，增加水分摄入，足量饮水、多喝汤，有利于乳汁的分泌。喝汤不要过于浓稠和油腻，否则容易导致妈妈发胖、堵奶和宝宝腹泻。青菜汤是很好的选择。如果是排骨汤等肉汤，喝之前应该先把浮在上层油脂撇掉。

患了乳腺炎还能哺乳吗?

哺乳期妈妈常见的乳房问题是乳头疼痛或皲裂，更严重一点的问题是乳汁淤积、乳腺炎。

宝宝吸吮乳头的力量不可小觑，妈妈的乳头在哺乳的头一个月会比较疼。如果宝宝衔乳姿势不正确的话，宝宝需要更用力吸吮才能喝到奶，不仅会使妈妈更疼，还不能有效排空乳房。乳房内乳汁无法完全排空，容易发生乳汁淤积，即"堵奶"。很多妈妈由于疼痛和堵奶导致母乳喂养难以进行下去。针对这种情况，妈妈首先要纠正宝宝的含乳姿势。

如果衔乳姿势纠正后，乳头仍然疼痛，应该检查一下宝宝的口腔，看是否有鹅口疮。宝宝患鹅口疮会感染妈妈乳头、引起疼痛。宝宝鹅口疮要积极治疗。

最后，正确的乳房护理可减轻疼痛：不要用碱性肥皂和酒精过分清洁乳头，会破坏乳头上的天然保护膜；需要停止宝宝吸吮时，不要硬拉乳头出来，要有方法；宝宝吃完奶后，可以挤出一滴乳汁涂在乳头上或者涂抹专门的乳头霜。

乳头皲裂

宝宝不正确的含乳方式长时间得不到纠正，乳头就会从疼痛发展到皮肤破损，进而发生皲裂，皮肤破损后还容易被细菌感染引发乳腺炎、乳腺脓肿。

这种情况下，首要的应对方式还是纠正宝宝的衔乳姿势。其次，喂奶时可以让宝宝先吃乳头完好的一侧，等到再吃患侧乳头时，宝宝就不会那么急迫，吸吮的力量也不会那么大。最后，每次哺乳结束后，挤出一滴奶涂抹乳头或用乳头霜涂抹乳头，方便时还要经常让乳头暴露在空气或阳光中，保持干燥，有利于疮口愈合。

乳汁淤积

乳汁淤积俗称堵奶，可摸到乳房内有硬块，按压疼痛，这是因为乳腺管阻塞、排乳不畅导致的。宝宝衔乳姿势不正确、内衣勒得太紧、乳房受到撞击（宝宝不小心打到妈妈）、托乳手法不正确（如剪刀手）、哺乳次数不够或每次哺乳时间过短都有可能导致乳汁淤积。此外，乳房过大、乳房下垂的妈妈，由于乳房下部引流不畅，也容易堵奶。

正确的应对方法就是努力排空乳汁，避免上述情形的发生。发生堵奶的妈妈下次哺乳时，应该先让宝宝吸吮患侧，因为一开始宝宝的吸奶力度较大，有助于患侧乳房排空乳汁。同时，妈妈可以配合热敷或轻轻按摩，帮助阻塞的乳腺管疏通。以上方法尝试后仍不能自我疏通的话，需要找专业人士通奶。

乳腺炎

哺乳期乳腺炎是发生于哺乳期妇女乳腺组织的炎症，多伴有细菌感染，可发生于乳房局部或全乳房。乳房发病部位疼痛是常见症状，可伴或不伴有乳房红肿、肿块，可伴有体温升高、寒战、全身不适等全身感染症状。哺乳期乳腺炎多由堵奶引起（乳汁淤积型乳腺炎），其次可能是乳头破损后细菌感染引起。

患乳腺炎的妈妈，也是可以哺乳的。尤其是乳汁淤积型乳腺炎，继续哺乳不仅不会损害宝宝健康，还有利于妈妈乳腺炎的恢复。这种乳腺炎多数是乳腺管周围的组织发生感染，而乳腺管内的乳汁依然是健康的，宝宝的"口粮"没问题。而乳腺炎在治疗上以局部治疗为主，需要及时排出淤积乳汁，保持乳管通畅，宝宝的吸吮可以帮助妈妈排空乳汁，可防止感染的扩散和加重。如果乳汁不及时排出，容易形成乳腺脓肿。乳腺炎进展到乳腺脓肿时就需要去医院进行引流治疗了。

患乳腺炎的妈妈日常护理的方法有三种。

排乳、通乳 及时排空乳汁，避免乳汁淤积，宝宝是最好的"吸奶小达人"，宝宝不配合或不能哺乳时，可借助吸奶器或专业人士按摩。

服药 通常，如果妈妈患有乳腺炎伴有发热，需要口服抗生素缓解症状，消炎止痛。最近的研究显示，部分抗生素在哺乳期使用是安全的，如头孢唑林、头孢西丁、头孢地尼，不会对婴儿产生不良影响。

冷敷 乳房红肿热痛时，用凉毛巾、退热贴或土豆片、卷心菜等局部冷敷（避开乳头），能起到一定的消炎、止痛效果。

热敷的作用是增加皮肤表层温度、加速血液循环、刺激泌乳，所以热敷合适用于想增加泌乳量、没有红肿热痛时，不适用于乳腺炎的肿痛。

妈妈哺乳期要注意哪些营养?

哺乳期妈妈一定要合理膳食,保持怀孕期间的良好饮食习惯,否则直接影响宝宝"口粮"的品质。妈妈每天都要适量摄入谷物主食、蔬菜、水果、肉、乳类等基础类食物,获取足够且均衡的营养。

此外,哺乳期建议妈妈在饮食方面注意以下营养的摄入和事项。

补钙、补铁

纯母乳喂养阶段,妈妈需要的钙量比怀孕期间更多。如果妈妈饮食钙摄入不足,身体会自动调用存储的钙满足宝宝的乳汁钙含量,妈妈容易缺钙。所以产后妈妈应该多喝牛奶、经常食用豆制品,以利于保持母乳中钙含量的稳定以及预防自身缺钙。

补充维生素

产后妈妈们适当摄入蔬菜、水果,能够有效补充维生素,还能够避免发生牙龈出血等问题。如果没有特别提醒,孕期服用的营养补充剂可以继续吃,为了维生素 D 的生成,妈妈经常晒太阳也是必要的。

盐分摄入不能多也不能少

产后妈妈出汗多,盐分容易随汗水流失,没有盐分不利于产后的体力恢复,宝宝总吃没有盐分的乳汁也会缺少力气。但是妈妈的饮食也不能放过多盐,会导致水肿。产后妈妈每天摄入 4 克左右的碘盐是适宜的。

总之,新妈妈要多吃健康的、容易消化的食物;为了宝宝,不要吃或少吃生冷、辛辣、油腻、高甜、刺激性食物;特别要注意避免食用回乳食物,如麦芽、麦芽糖、麦乳精等。

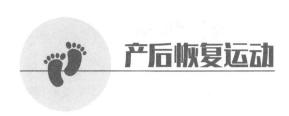

科学运动不会影响母乳喂养

产后体重恢复非常重要，这不仅是出于身材的考虑，更关键的是健康的需要。产后 1 年体重依然达不到正常水平，那么妈妈有 60% 的概率会发展为肥胖。所以产后妈妈要科学地开展运动。但是哺乳期妈妈很担心运动会影响母乳营养水平、影响泌乳量。其实，这些担心是不必要的。

合理运动不会影响母乳质量

运动后母乳的味道确实会变得偏酸，这是因为运动会让血液中含有乳酸。有的宝宝不太喜欢这种"酸奶"，从而会影响对母乳的接受。这个问题很好解决，运动结束后，妈妈们可以先洗个澡，宝宝们不喜欢咸咸、黏黏的乳房。洗完澡收拾好物品大概 30 分钟，这个时间内，乳汁中乳酸的水平应该已经恢复到运动前状态了。运动后的乳汁营养并没有变化，并不影响宝宝营养供应和需要。

合理运动不会影响泌乳量

有的人感到运动后乳汁分泌少了，我认为这是运动方式不正确或过于担心而产生的错觉。如果是运动后泌乳减少，那么最常见的原因就是运动过程中没有及时、充分地补水。运动中应该每 15 分钟左右就喝一杯水。

科学减重，不要急于求成

哺乳期女性应该吃动平衡，产后适当、逐渐地开展科学运动。顺产妇产后第 2 天就可以开始做产褥期保健操，6 周后（产褥期结束后）可以进行慢跑等有氧运动。

剖宫产的产妇应根据伤口状况、身体情况缓慢进行有氧运动和力量训练，运动等干预性的减重方式，至少也要在 6 周之后。

不管是顺产还是剖宫产，新妈妈不要急于求成，应该根据身体状态科学地制订饮食计划、循序渐进地开展运动。产后体重的恢复，不是越快越好，怀孕 10 个月增加的分量，不要想着一两个月就瘦回去。相关研究认为产后体重减重至孕前水平所需的时间，控制在 6 个月左右是比较合理的。

哺乳期运动的注意事项

做合适的运动

这是哺乳期运动的首要条件。哪些运动适合、哪些运动不适合可咨询专业的运动指导。有一些上肢运动有助于泌乳，但是不适当的运动和运动中补水不足也会影响泌乳，所以科学地指导非常重要。

先喂奶再运动

开展运动前，最好先给宝宝喂奶，如果担心错过宝宝的吃奶时间，也可以先把奶吸出来。这样既可以避免乳房过度充盈导致的运动不便，也可以满足宝宝吃奶的需求。

穿专业的运动内衣

哺乳内衣一般都比较宽松，不适合运动时穿。哺乳期妈妈的胸部比较娇贵，需要注意保护，运动时应该穿运动内衣。专业的运动内衣具有良好的固定乳房、保护乳房的功能，能够避免乳房上下抖动、受到过度拉伸。

运动前热身、运动后拉伸

运动过程中，准备和结束环节不可少，热身有助于打开关节、唤醒肌肉，结束时拉伸有助于乳酸代谢，减轻肌肉酸痛感，更有利于塑身。

和宝宝一起运动

有很多运动是可以妈妈带着宝宝一起完成的，宝宝可以是陪伴，还可以是运动的一种"负重道具"。很多妈妈觉得和宝宝一起运动是非常棒的体验，既能完成运动目标，又能使自己和宝宝更加亲密，运动会更加有趣、不枯燥。

对于宝宝而言，这是妈妈在和他玩。在和妈妈的肌肤接触、目光交流过程中，宝宝会很高兴，有助于宝宝培养活泼开朗的性格。爱运动的宝宝还会更加具有勇敢和坚持的精神。运动还有利于促进宝宝智力与身体发育，促进宝宝胸廓和肺的发育，改善宝宝的血液循环。

和宝宝一起运动的注意事项有以下几个方面。

◎宝宝困了、饿了时要先满足他吃奶、睡觉的欲望。

◎宝宝进食后 30 分钟内不适合运动。

◎宝宝状态不好的时候不要带他运动。

◎运动的动作一定要首先保证宝宝的安全。

◎需要宝宝配合的动作，如竖抱宝宝、宝宝坐着等，一定要等宝宝的身体发育到能竖着抱、能坐的阶段。

宝宝发育：共同成长

宝宝出生后的头 3 个月是重要的适应阶段，尤其是第一个月。这个阶段，宝宝越来越聪明、越来越适应子宫外的环境；妈妈越来越善于观察、了解宝宝性格和吃睡规律。宝宝和妈妈共同成长，除了生理上，在社会关系上建立了更加亲密的信任。信任是宝宝发展重要的助推器，是宝宝心灵内在的安全感，宝宝没有紧张和不安，所有的精力都会用在努力长大和发展技能方面。妈妈能正确理解宝宝的吃、睡信号并且及时满足他，是宝宝能够自信地表达自己的开端。

1月龄：最初的互相适应

宝宝刚出生的第 1 个月，是宝宝和子宫外的世界、和爸爸妈妈互相适应的最初的 1 个月。除了妈妈是熟悉的之外，宝宝对一切都是陌生的、好奇的。而妈妈虽然与宝宝已经亲密相处了 10 个月，但是宝宝不会说话，妈妈对这个小宝宝还是会有些不知所措，不知道该怎么照顾他。我们的建议是：多抱宝宝、多对宝宝微笑、温柔地与宝宝对话。这个时候爸爸妈妈的怀抱是宝宝最需要的、最安全和熟悉的。

动作放不开　新生宝宝在最初的一个月，肌肉还是比较紧张的，双腿蜷缩、紧握小拳头，多数时间保持着子宫里习惯的动作和状态，你展开他的手指、拉直他的双腿，他会马上恢复原状，这是一种新生儿反射。新生儿的大部分动作都是反射性动作，行动先于思考。新生儿的常见反射还有惊跳反射、吸吮反射、觅食反射、行走反射、防御反射、强握反射等。

视力有限　刚出生的宝宝眼睑肿胀，出生后一两周，宝宝的瞳孔都比较小，以便遮挡过于明亮的光线。每天宝宝除了偶尔睁开眼睛玩儿一会，大部分时间都在闭眼睡觉，双眼皮时隐时现，爸爸妈妈喜欢的双眼皮也许要到以后几个月甚至几岁后才慢慢稳定下来。宝宝出生后的很长一段时间内，视野都是模糊的，此时宝宝的视力范围只有 20 ~ 30 厘米，恰好是妈妈喂奶时与宝宝四目相对的距离，但新生儿只能看到妈妈脸的轮廓。除了爸妈的脸，这个时候宝宝对立体的、有明暗对比、轮廓鲜明的东西比较感兴趣，对色彩辨识能力有限，只能分辨黑白，宝宝醒的时候可以给他看看黑白线条的图案。新生儿还不会同时使用两只眼睛直视物体，所以宝宝间歇性的斜视或斗鸡眼，并不代表他的眼睛有问题，当然持续性的斜视则需要就医。此外，宝宝这个月也很少凝视，因为双眼还缺乏聚焦的能力，即使喜欢看的妈妈的脸，也不会注视很久。

听力　新生宝宝喜欢听在子宫里就熟悉的声音，最喜欢的就是妈妈的声音，其次是爸爸的声音及类似子宫里面听到的声音，如心跳声、水流声（接近妈妈血液流动的声音）。虽然宝宝的听力不是很完善，但是宝宝此时已经能够从众多的声音中分辨出妈妈的声音。宝宝的注意力和听力是有选择性的，当他专注一件事物的时候，可能会对爸爸妈妈的呼唤置之不理。宝宝经常处于嘈杂的环境中，听力会受损，一般正常说话的声音是适宜的，如果需要大喊才能听见讲话的环境，对宝宝来说就有点吵了。

灵敏的嗅觉　与视力和听力的有待发展不一样，宝宝的嗅觉异常灵敏，能够非常准确地分辨妈妈的味道、乳汁的味道。

天使的微笑　宝宝的笑可以分成两种：一种是自发微笑，一种是诱发微笑。自发微笑是一种本能，是发自内心的舒适和满足的微笑，出生后就会有，在宝宝睡觉的时候最常见，也称睡眠微笑。诱发微笑也叫作社会性微笑、反应性微笑，是宝宝被逗引后发出的微笑，通常在第 2 个月开始慢慢出现。

2月龄: 回应的微笑

经过第1个月小心翼翼地探索和适应，到第2个月时宝宝越来越自如了，紧绷的肌肉越来越放松，小拳头慢慢打开，时常蜷缩的手脚也慢慢放松伸展开了。

笑容多多 最令爸爸妈妈欣喜和安慰的是，宝宝可能会对爸爸妈妈的照顾和关爱回以满足的微笑了，这是反应性微笑。很多妈妈说，当宝宝第一次对自己给出反应性微笑时，心都要融化了，觉得所有辛苦都甘之如饴。除了妈妈和爸爸，宝宝满月后参与的社交场合也变多了，他对其他人也会报以微笑的。

小小模仿家 宝宝最喜欢看见的还是妈妈的脸，他会模仿妈妈的面部表情，经常微笑的妈妈带出来的宝宝也会笑容较多。宝宝和妈妈分别像对方的镜子，宝宝模仿妈妈的同时，妈妈也应该有意识地模仿宝宝的表情，宝宝又会学习妈妈，这有助于帮助宝宝强化这些表情和感情，进而强化宝宝的自我意识。

看得更远 宝宝的视力和听力都在不断地发育，宝宝看到的东西比上个月清晰了，距离也在慢慢地拉开，他开始观察房间里的事物。这时候妈妈可以尝试偶尔让宝宝趴着（有的宝宝第1个月就可以趴着抬头了），让他"竖"着看，看到"正"的事物，这和他躺着看会有不一样的感受。但此时宝宝脊椎和腰部肌肉还不够强健，不要过多地竖抱。宝宝慢慢开始喜欢大自然的鲜艳颜色，比如，花朵、绿树、秋天的落叶，天气好的时候，爸爸妈妈可以带宝宝去户外玩一会儿。

3月龄: 越来越灵活的手

很多妈妈会觉得3月龄的宝宝越来越好带了，宝宝看起来不会那么脆弱了，清醒的时间越来越多，更活泼也更有规律和规矩，回应和交流也变得更多、更好。

小手玩具 3月龄的时候，最显著的特征是宝宝开始玩自己的小手了，宝宝会觉得自己的手是最方便、最熟悉的玩具。宝宝有时会把手放嘴里吸吮，有时候会左右手互相抓着玩。对于触手可及的东西他可能都想抓一抓、握一握，这时候头发、眼镜、领带都是他的目标。小宝宝可能非常不老实，但是由于手眼不够协调，他可能经常出手"落空"，等到视力和动作更精准的时候，很多触手可及的物品就难逃"厄运"了。

目光追随 宝宝的视力范围进一步扩展，目光追随目标的能力不断提高，尤其喜欢追着妈妈的身影转来转去。宝宝专注地看和观察物体的时间越来越长。

练习抬头 宝宝仰卧是最安全的，但是3月龄的宝宝颈部更有力了，可以让他每天规律性地趴一会练习抬头。事实上，数据表明，越来越多的宝宝在更早的时候（满月前后）就有抬头的趋势了。帮助宝宝练习抬头的时候，妈妈最好降低高度，和宝宝面对面，逗逗他、吸引他（图27），也许宝宝会让你惊喜，他能够坚持很长一会儿，也不那么摇摇晃晃了。此外，宝宝的腿也更加结实有力了，靠着妈妈的身体，他应该能支撑一会了（图28）。但此时，不建议爸爸妈妈过多地让宝宝站着或者在大人身上蹦蹦跳跳，不能让宝宝的腿吃力，否则容易导致"O"型或"X"型腿。

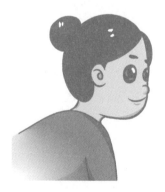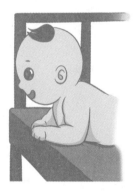

图27 宝宝练习抬头

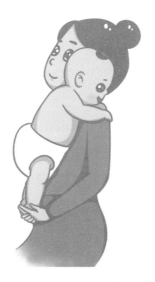

图 28　宝宝靠着站立

新生婴儿营养需要

每日10微克维生素D

新生婴儿出生后 2 周左右，应该每日补充维生素 D10 微克（400 IU）。

维生素 D 可促进钙吸收，维持血清钙和磷在正常范围内，维持神经肌肉功能正常和骨骼的健全。新生婴儿皮肤娇嫩、眼睛怕强光，不合适通过晒太阳获取维生素 D。而母乳中维生素 D 含量比较低，母乳喂养的婴儿不能通过母乳获得足够量的维生素 D（通常母体全天泌乳总量中维生素 D 含量不足 2.5 微克）。

因此，新生儿需要每天额外补充适量的维生素 D 油剂或乳化水剂。

每日25微克维生素K

母乳中维生素 K 的含量也比较低，婴儿出生后就应该开始每日补充 25 微克维生素 K，直到 3 月龄。或者由专业人员给新生儿肌内注射维生素 K_1，每日 1 ~ 5 毫克，连续 3 天。合格的配方奶粉会添加足量的维生素 K，婴儿配方奶粉喂养的宝宝就不需要额外补充维生素 K 了。

维生素 K 又叫凝血维生素，具有促进血液凝固的生理功效，还参与骨骼代谢。新生儿维生素 K 缺乏能引发维生素 K 缺乏性出血性疾病。虽然现在此病发病较少，但一旦发病，后果严重，必须重视。

一般人不会缺乏维生素 K，因为其在动物肝脏、鸡蛋、绿色蔬菜等膳食中含量均比较丰富，而且人正常的肠道功能能帮助人体源源不断地制造维生素 K。但是宝宝不同，宝宝出生后直到 3 月龄，才能建立起正常的肠道菌群，才能生成稳定、充足的维生素 K，在此之前必须外源性补充。

6月龄内婴儿不需要补钙、铁、锌

除了维生素 D 和维生素 K，母乳的成分能够满足 6 月龄以内宝宝所需的所有能量和营养素。"钙、铁、锌缺乏焦虑症"的父母不要再盲目给孩子补充钙、铁、锌了，任何营养素都不是越多越好，多了反而有害。

宝宝在胎儿期就从妈妈那里开始为自己储备铁，储备量能够持续到出生后 4～6 个月的成长需求。孕妈妈饮食正常，泌乳正常，不需要担心宝宝会缺少钙和锌元素。

所以，6 月龄内的宝宝只要能够正常吃奶，基本不缺这三种营养素。不需要盲目地吃营养补充剂。

宝宝 6 月龄内不需要补水

母乳喂养能满足婴儿 6 月龄内全部液体、能量和营养素的需要。就是说，给宝宝添加辅食之前（6 月龄前），宝宝喝母乳完全可以满足充饥和补水的需要，不需要额外补水。

有些宝宝是母乳和配方奶粉混合喂养，或者完全人工喂养，这种情况下，家长觉得奶粉"火大"，要补水。其实也没必要。因为配方奶是根据月龄配制的，成分与母乳接近，如果严格按照说明书上的方法冲泡，含水量、电解质含量、渗透压都是接近母乳的。而盲目补水不利于宝宝健康，负面影响如下。

◎ 宝宝的胃容量小，喝水会减少吃奶量，导致体重增长慢，营养不良。

◎ 宝宝肾脏发育不成熟，对水和电解质的调节能力差。

◎ 水为低渗透压液体，进入宝宝体内稀释血液中的钠离子，可能造成"水中毒"抽搐。

◎ 宝宝吸吮乳头次数减少，不利于乳汁分泌。

如果宝宝出现尿液颜色发黄，但尿量不少，也不需要补水。尿少才是补水的指标。如果宝宝"便秘"，建议先多喂奶，因为新生宝宝便秘最常见的原因是喂养不足，食物无法在肠道形成便便，从而无便可排。

宝宝发烧、腹泻，体内水分非正常流失时，应该咨询医生如何处理，不要盲目喂水，因为此时宝宝也可能不需要补水，真正需要的是生理盐水。

世界卫生组织、中国营养学会在《婴幼儿膳食指南》上对小儿喂水问题的指导意见如下。

第一，宝宝 6 月龄内，无论全母乳喂养、配方奶喂养还是混合喂养（没加辅食前），所摄入的奶可以提供婴儿所需的全部营养，包括液体需要量，不需要额外补充水和果汁。

第二，宝宝 6 ~ 12 月龄，逐渐加入辅食后可以适量喂水，目的在于逐渐习惯水的味道和学会喝水，以及进食后清洁口腔，而不强迫喝水，每日喂水量 30 ~ 60 毫升。

第三，宝宝 1 岁以后，家长要鼓励小宝宝多喝水。

为宝宝拍嗝防吐奶

宝宝吐奶，或者叫作溢奶，是比较常见的现象。这是因为宝宝在吃奶的过程中容易把空气也吞进去，空气在胃部收缩时上返会造成吐奶。宝宝狼吞虎咽吃得太快、太多，受到挤压和晃动时，也会吐奶。正常的吐奶只是增加妈妈洗衣服的工作，对宝宝没有什么伤害，爸爸妈妈不要担心。正常的吐奶，是指吐奶量不大、奶水从宝宝的嘴里自然流出来，而宝宝没有任何不适表情的情形。如果奶水呈喷射状吐出来，宝宝体重减轻，奶水颜色呈绿色（含有胆汁），属于异常吐奶，需要就医。

为了防止吐奶，吃奶时让宝宝慢点吃（不要等宝宝非常饿的时候才喂奶），或者每次吃完奶之后给宝宝"拍嗝"，能有效缓解吐奶的发生。拍嗝方法：喂完奶后，把宝宝抱起来，让宝宝的头趴在肩上，一只胳膊和手拖住宝宝的小屁股，另一只手五指并拢微弯曲成碗状，轻轻拍打宝宝两侧肩胛骨中间的位置，直到宝宝出嗝。有时候宝宝很快就会打嗝，同时可能吐一些奶出来，有时候要持续拍嗝二三十分钟宝宝才会打嗝，需要爸爸妈妈有耐心。

软软的宝宝怎么抱？

记住一点，不管怎么抱，时刻要托住宝宝的头颈部和腰臀部，尤其是头颈部（图29）。因为新生宝宝的颈部还支撑不了头部重量，同样腰部力量也比较弱。另外就是抱宝宝要温柔、轻缓，爸爸不要过于粗暴。3月龄内的宝宝，建议尽量横着抱，不要经常竖着抱，因为宝宝头大且重，而颈椎、颈部和背部肌肉不够有力，难以支撑头部的重量。当宝宝3月龄左右，颈部和背部力量能稳住头部了，就可以竖抱了，竖抱的视野更好，宝宝更喜欢。

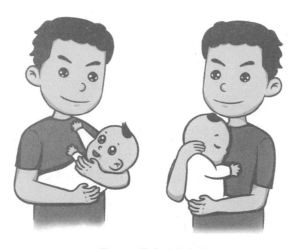

图29　抱宝宝的姿势

宝宝餐具消毒怎么做？

要注意宝宝餐具的卫生，宝宝常用的餐具就是奶瓶（包括奶嘴、扣环、瓶盖），宝宝的奶瓶和奶瓶清洗工具都要定期消毒。消毒的方法可以使用专用消毒器械消毒。消毒器械具有快速、省力的特点，每次消毒之后餐具就放在里面不必取出，用之前再拿即可，以免再次污染。另外一种经济实惠的消毒方法就是沸水烫煮法。沸水要没过餐具并不断搅拌，以免奶嘴等触碰锅底或锅壁而变形，通常宝宝餐具用品要在沸水中煮 3 ~ 5 分钟，具体时间请详细阅读物品包装上的说明。煮锅应该准备一个宝宝专用的。

大小便的健康提示

便便的色和味

通常新生儿出生后 24 小时内开始排泄胎便，胎便呈黑绿或墨绿色、黏稠。吃母乳的宝宝，如果前奶吃多了而后奶不足时，便便是黄绿色的，黏稠，没有臭味。在喂奶足够的情况下，两三天后即可排净胎便，这期间便便颜色会慢慢变浅，类似棕褐色。

胎便排净后宝宝排泄的就是普通大便了，由于采用不同的喂养方式，宝宝大便的颜色、形状、气味和次数会有所不同。纯母乳喂养宝宝的大便呈黄色或金黄色，糊状，有酸味而无臭味，每天排便 2 ~ 7 次。配方奶喂养宝宝的大便颜色呈淡黄色或灰黄色，状态比较干稠，有明显臭味，每天排便 1 ~ 2 次。混合喂养宝宝的排便情况介于两者之间。宝宝 6 月龄添加辅食后，便便逐渐接近固态，颜色随摄入食物而变化，排大便次数减少，1 岁后大约每天 1 次。

通常宝宝的便便是妈妈发现宝宝状态异常的一个信号。如果宝宝大便的颜色呈现灰白色、深黑色、血红色等，可能是相应脏器疾病的反映。如果大便呈现稀水样、蛋花汤样或者干燥颗粒状，也是不正常的。通常宝宝大便颜色异常的问题比较严重，需要医生来查找原因，进行治疗。

宝宝的小便

新生儿第一次小便有可能是发生在刚从妈妈肚子里出来的时候。通常在出生 24 小时之内至少有一次排尿，之后随着母乳摄入量的增加逐渐增加，最多时一昼夜可排尿 20 次。如果宝宝出生后 48 小时内未排便、排尿，需要进行器官发育的检查，可能有泌尿系统障碍。

此外，爸爸妈妈要注意观察宝宝的尿量和颜色，正常情况下，宝宝出生后到 1 岁之前，每天排尿量为 400 ～ 500 毫升（每天换 5 ～ 6 片纸尿裤），颜色是清亮、透明的，或者微微发黄，没有异味。炎热的夏天，偶尔少量发现尿布上有粉红色小颗粒，这是尿酸结晶，少量属于正常。其他情况，如宝宝排尿较少、尿液明显发黄，可能需要补水。宝宝尿液发白，同时伴有发热，需要就医。宝宝血尿可能是尿路感染、尿道畸形或肾脏疾病。

宝宝的纸尿裤（尿布）

给宝宝更换纸尿裤（尿布）是个熟能生巧的活儿，这个阶段宝宝大概每天要换 5 ～ 6 片，甚至更多。宝宝的纸尿裤（尿布）要及时更换，否则会伤害宝宝娇嫩的皮肤，发生红屁股（即尿布疹）现象。

纸尿裤或尿布的选择，是对方便程度、经济、环保和宝宝皮肤保护的综合考虑。但不论选择纸尿裤还是尿布，应该保证两点：首先，质地应该选择纯棉制品，透气性好；其次，大小、薄厚要合适。如果使用尿布，而且尿布认真洗后还总是黄黄的，是不正常的，建议爸爸妈妈带宝宝去看医生。

关于纸尿裤好还是尿布好的问题，每个人看法不同。不过，建议夜间还是给宝宝带纸尿裤比较好。纸尿裤吸水多，可以避免频繁给宝宝换洗而打扰宝宝睡眠。在宝宝熟睡期间，除非纸尿裤饱和了或者宝宝大便了，否则不必刻意唤醒宝宝更换。

宝宝屁股保护

纸尿裤（尿布）更换不及时，大小便脏污长时间接触宝宝的屁股，容易发生红屁股，所以，保护宝宝小屁股的第一条就是要及时更换脏的纸尿裤（尿布）。

更换纸尿裤（尿布）的过程中，注意以下几点。

第一，不要把脏纸尿裤（尿布）拿掉了再去找新的，应该把干净的纸尿裤（尿布）和其他所需的物品准备好了，再拿掉脏纸尿裤（尿布），以免宝宝长时间裸露而受凉。

第二，换纸尿裤（尿布）时，给宝宝做好清洁，使用干净棉布用温水浸湿后擦拭宝宝的屁股，不建议使用湿纸巾给宝宝清洁。如果用湿巾，应该先在温水里漂洗一下，去除刺激成分，也可以使湿巾不那么凉。

第三，清洁时，女宝宝要从前往后擦，以免感染生殖道。男宝宝要擦净睾丸和阴茎四周，但是不要后推或翻开包皮以免造成撕裂。

第四，给宝宝的屁股擦一些护臀霜，在小屁股表面形成保护层，隔离脏污，保护宝宝娇嫩的皮肤。

宝宝如何安睡

睡眠对于人体的重要意义不言而喻，良好的睡眠对还在发育过程中的宝宝而言，非常非常重要。关于宝宝的睡眠问题，是一个非常复杂的问题，细细道来的话就是另一本书了。在此，重点阐述一些关键性问题。

婴儿的睡眠模式

与宝宝天生的吸吮本能不同，宝宝的睡眠能力是需要慢慢培养的。

婴儿的睡眠模式与成人不同，0 ~ 6 月龄婴儿的睡眠周期比较短，一个周期大概 40 分钟，而且浅睡眠时间比深睡眠时间长。浅睡眠状态，宝宝闭着眼睛但眼球还在动，妈妈从怀里一把他放下来就会醒。有的观点认为，宝宝的这种睡眠模式——短周期和浅睡眠、频繁醒来，也许是一种自我保护方式，这是在提醒妈妈"我饿了，请给我补充能量""我冷了，不小心踢被子了，请给我盖上""被角遮到我的呼吸了，快拿开"。但是这种睡眠模式，会造成宝宝的深睡眠较少、睡得不安稳、频繁醒来、必须要有人帮助才能继续维持睡眠等问题。尤其是 3 月龄之后，如果宝宝没有养成自主入睡的能力，会令大人非常疲惫，对宝宝的发育成长也非常不利。

婴儿的睡眠时长

宝宝的睡眠总时长会随着月龄不断缩短。最初的 1 个月，宝宝每天要睡 18 小时左右，总共醒着的时间也就 3 ~ 4 小时；2 ~ 3 个月，每日睡眠总量为 14 ~ 17 小时；4 ~ 11 个月每日要睡 12 ~ 15 小时。

宝宝的醒睡间隔逐渐延长，3 个月内醒后 1 ~ 2 小时，3 ~ 6 个月醒后 1.5 ~ 2.5 小时，6 ~ 9 个月醒后 2 ~ 3 小时就会疲惫、发困，需要再次入睡。

4 ~ 6 个月是宝宝睡眠规律形成的关键时期，宝宝白天清醒的时间明显比 3 个月之前变长，夜里的连续性睡眠（通常是第一觉）时间可以长达 5 ~ 8 小时，夜里醒来的次数比之前要少。

给宝宝创造入睡的条件

培养宝宝良好的睡眠，首先要明确一点，这件事的重点是引导，而不是强迫。不能强迫宝宝睡觉，父母的工作是创造让宝宝快速入睡的条件，让宝宝愿意睡觉。

宝宝出生后，就要让宝宝建立昼夜的观念，晚上尽量关灯睡觉并保持安静；而白天宝宝睡觉时不需要把室内弄得特别黑，没有刺眼强光即可，也不需要绝对的安静，正常说话是可以的。

照顾者要善于观察宝宝的睡眠信号，宝宝困了的信号通常表现为，揉眼睛、打哈欠、发呆等。爸爸妈妈要及时抓住这些信号，放下手上的事，安排宝宝入睡。不要等到宝宝特别困的时候才哄宝宝睡觉。通常宝宝是越困越兴奋、越哭闹、越不容易入睡、越难哄。因为宝宝不能理解"困"的感觉，宝宝觉得"困"非常不舒服，他会抗拒这种感觉，与"困"做斗争。

白天尽量让宝宝保持平静，不要发生让宝宝大哭或不安的事，那么晚上，宝宝也比较会安然地入睡。睡前不要让宝宝太兴奋，令宝宝兴奋的事情要么提前、要么不做。

3 月龄之前，爸爸妈妈要在宝宝进入深睡眠（通常睡后 20 分钟之后）时再放下宝宝或者悄悄离开宝宝房间，否则宝宝容易转醒。宝宝是否进入深睡眠也可以通过宝宝的面部表情和手脚放松状态来判断。3 月龄之后，爸爸妈妈要尽量在安抚宝宝至平静的时候就慢慢放床上，给宝宝布置好睡眠环境后让宝宝学着自己入睡。

🕐 周医生小贴士：培养宝宝睡眠规律

在白天固定的时间，有规律地小睡一会儿，会使宝宝夜晚睡得更好。而且妈妈要和宝宝一起小睡，不要有趁宝宝小睡做点"自己的事情"的想法，要陪着宝宝，让宝宝踏实，他会把这种踏实感延续到晚上，在妈妈的陪同下更好地入睡。

保持有规律的睡眠时间。每天晚上睡觉的时间要固定，宝宝越大越要如此。如果爸爸妈妈比较忙，下班比较晚，那就把宝宝的睡觉时间定得晚一点，当然也不能太晚。同时，午后到爸爸妈妈下班回家前的这段时间让宝宝多睡一会儿，这样宝宝就不会因为疲倦而闹觉了。

发明一个属于宝宝的睡前仪式。熟悉的睡眠仪式会让宝宝容易睡觉，如关灯、洗澡、喂奶、哼摇篮曲、讲故事等，经常举行这个睡眠仪式，宝宝会产生睡眠联想，形成反射，知道自己该睡觉了。

一边吃奶一边睡觉，在妈妈的怀抱里睡去是宝宝最满足、最自然的入睡方式。妈妈躺着喂奶的时候注意不要让乳房压到宝宝的鼻子。不过这种方法，在新生儿阶段合适，在宝宝满月或 3 月龄后尽量不要用了，以免宝宝依赖"奶睡"。

和爸爸妈妈依偎着入睡或者轻轻摇晃着入睡，对于缺乏安全感的宝宝和白天表现出不安的宝宝特别奏效。爸爸或妈妈抱着宝宝在摇椅中摇晃着睡去，宝宝通常会很喜欢。这种方法在宝宝 3 月龄后同样要尽量避免，否则宝宝会形成"抱睡"的习惯。

给宝宝创造保持睡眠的条件

睡前吃饱　睡前要让宝宝吃饱,避免或推迟宝宝因为饥饿而醒来的时间。宝宝大一些后,要合理安排宝宝喝奶和吃辅食的时间,让宝宝意识到白天是吃饭和玩的时间,晚上是睡觉的时间。

舒适的寝具　宝宝颈部脊柱生理弯曲形成(大约与宝宝能独立坐同时)前不需要枕头。宝宝比较怕热,不要盖太厚的被子。被子不要盖得太高以免挡住呼吸和影响宝宝头部散热,担心宝宝冷应该调整室温而不是盖厚被。睡衣要合身、舒适,睡衣不要穿太厚的,要选择棉质的,大小要合适。宝宝3月龄前,尤其是满月前,睡觉时裹褓裸能给宝宝带来安全感,防止惊跳反射,睡得更安稳。侧睡是宝宝比较舒服和有安全感的睡觉姿势。

使用摇篮或摇床　摇篮轻轻摇晃,会让宝宝感到舒适,有利于宝宝保持睡眠。宝宝睡觉时在他旁边留下一件带有妈妈味道的东西,比如,妈妈的睡衣,有助于宝宝保持睡眠。爸爸的怀抱也是能令宝宝安心的"床"(图30)。

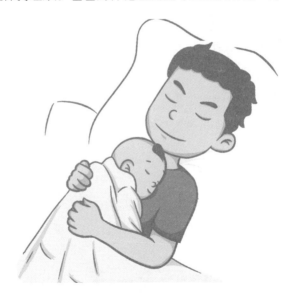

图30　和爸爸一起睡

接触和安抚　当宝宝表现出不安要转醒的时候,爸爸妈妈可以一手放在宝宝后脑勺，一手放在他的背上，也可以用手轻轻地拍他的小屁股或背部，有助于让宝宝继续睡。宝宝刚要转醒的时候及时给他安抚能让他继续入睡，如果妈妈反应不及时，宝宝就会彻底清醒。但是在宝宝三四个月后，过度的干预，会让宝宝形成依赖，不利于宝宝学习自主入睡。爸爸妈妈要学会观察和放手，当宝宝具备一定的自己睡觉的能力后，要给宝宝练习自己维持睡眠和入睡的能力。

"安静"的睡眠环境 给宝宝一个舒适的睡眠环境当然是很重要的，尤其是晚上，要尽量保持安静。但是白天的小睡环境并不需要绝对的安静，不需要走路踮着脚。新生宝宝有强大的屏蔽噪声的能力，日常的说话声、翻书的声音、流水的声音，宝宝都是"免疫"的。但是宝宝容易被突然的尖锐的响声惊醒，如狗叫声、电话铃声，所以这样的声音要避免。晚上和白天的睡眠环境要有"黑天"和"白天"的差别，有助于帮助宝宝分辨黑天和白天。

宝宝和爸爸妈妈应该同床睡觉吗?

虽然提倡母婴分床睡的观点有一定的道理，但是本人比较支持宝宝和妈妈一起睡、同床睡的观点。分床或分房、"放任宝宝哭也不管"的睡眠训练法，会使妈妈逐渐失去宝宝的信任，会让宝宝没有安全感。宝宝婴幼儿时期被忽视的安抚的需要，今后可能会以其他异常的性格和行为表现出来，比如，强烈的占有欲或者孤独感。这种训练方法至少在宝宝 6 月龄之前不应该使用。

而宝宝和妈妈同床睡，宝宝会入睡更快、睡得更踏实，宝宝心理的需求能得到很好地满足，有利于宝宝良好性格的形成，宝宝长大以后性格会更温柔。一个睡在妈妈身边、充分享受母爱滋养的宝宝，会比独自一个人在房间长大的孩子更有安全感。

对妈妈而言，这种睡眠方式能让妈妈也睡得更好、更适合上班族妈妈忙碌的现代生活节奏，能让妈妈更迅速进入育儿状态，更重要的是方便母乳喂养。

母婴同睡的优势不在于宝宝睡在哪，而在于妈妈怎样对待宝宝在黑夜中的需求。过早地培养孩子独立睡眠的爸爸妈妈，也许最终"方便"的只是自己，而宝宝只是不得已的接受独立，哭到疲倦才慢慢睡去。

读懂宝宝哭的意思

宝宝哭闹大体上是两种需求需要满足的信号：一种是身体不舒服，需要安慰。身体不舒服的情形包括饿了、渴了、困了、热了、肚子胀了、大小便刺激肌肤了、生病了；另一种是情感上、心理上对所处环境不适应造成的，哭闹是这类宝宝适应环境和寻求帮助的一种方式。后面这类宝宝的情感需求比较高，爸爸妈妈从小给予及时的、适当的情感安慰，将来多半会成长为感觉敏锐而富有创造力、情感丰富而极具爱心和同情心的温暖的人。

及时回应爱哭的宝宝

通常身体上的不适，一旦身体需求得到满足，宝宝的哭声就停止了，他们就是很多人眼中"好带"的宝宝。而情感需求高的宝宝，是指那些"一放下就哭""整天黏着妈妈"的"袋鼠"宝宝。

不同的宝宝有不同的气质类型，有些宝宝天生的情感需求水平高一些，善于用哭的方式表达对爸爸妈妈怀抱的需要。爸爸妈妈的怀抱是令他们感到舒适的"头等舱"，是能令他们觉得安心的第二个"子宫"。他们对周围的环境非常敏感、不愿意接受变化、容易受到惊吓而不能很好地安慰自己。

爸爸妈妈不要因此而怀疑自己的育儿能力，虽然带这样的宝宝比较累，但是这些亲密的接触，会令父母和孩子之间的联系更紧密。父母及时地对他们的情感需求进行回应，这个不断索取的宝宝在得到情感满足之后，将来很可能会效仿父母成为一个乐于付出的人。反之，宝宝情感需求长期得不到爸爸妈妈的关注和及时的反应，宝宝经常处于不安的状态中，对宝宝的性格发展会有一定程度的不良影响。

所以，我建议对情感需求高的宝宝，爸爸妈妈要给予更多的关注，对哭声置之不理的方法并不明智。此外，平时很乖的宝宝突然哭闹不停，要注意观察宝宝是不是生病了，积极寻找原因，不要大意。

要不要使用安抚奶嘴？

有些宝宝有强烈的吸吮需要，吸吮与吃奶和拥抱，是最能让宝宝感到安心舒适的事情。宝宝喜欢吸吮的首选物品当然是妈妈的乳头，其次就是宝宝的手指和安抚奶嘴。在吸吮手指和安抚奶嘴之间，我更倾向于投手指一票，因为手指不会掉地上弄脏，不会遮挡宝宝可爱的笑脸，而且事实说明，大多数宝宝大一点儿后都能脱离这个习惯，爸爸妈妈不必担心宝宝一直吸吮手指。

但是在不方便宝宝吸吮乳头的时刻，在宝宝不喜欢手指或者更喜欢安抚奶嘴的时候，使用安抚奶嘴也无可厚非，因为吸吮是宝宝的生理需要，也是心理安慰。

🕐 周医生小贴士：使用安抚奶嘴注意事项

第一，不要过早（满月之前）使用安抚奶嘴，尤其是母乳喂养的宝宝，否则宝宝容易产生乳头混淆，影响哺乳。

第二，宝宝没有强烈吸吮需求的情况下，不要主动给宝宝使用。

第三，使用安抚奶嘴之后，不要依赖它，在可以的情况下，尽量给他（她）来自父母的关爱而不是橡胶奶嘴，记住奶嘴是为了安抚宝宝，而不是方便父母。

第四，通常宝宝6～9月龄时，由于对周围事物强烈的好奇，会渐渐失去对安抚奶嘴的钟爱，会主动戒掉安抚奶嘴。但如果宝宝1岁后还不能戒掉安抚奶嘴，就需要干预，要减少他对安抚奶嘴的依赖。

给软绵绵的宝宝洗澡

肚脐的护理

宝宝出生后，脐带的任务就结束了，它会被剪断。宝宝肚脐上残留的脐带，通常 2～3 周后会自然脱落。脐带被剪断的断面是宝宝的第一个开放性伤口，容易被细菌入侵，在脐带残端脱落之前，要注意清洁护理。每天早晚应各消毒一次，保持干燥，不要沾水，以免被感染。感染的表现主要有红肿、发热、有异味、有污浊分泌物，甚至脓液。爸爸妈妈要每天检查宝宝的肚脐，发现这些异样，及时处理。脐带残端脱落时，有的宝宝肚脐上会有几滴血，不要担心，一般这种出血很少量，用纱布压迫止血即可。

给宝宝穿纸尿裤或尿布时，不要覆盖或摩擦脐部，潮湿闷热不利于脐带残端脱落，容易感染。

肚脐的日常护理主要在两个方面：清洁和干燥。清洁可以预防细菌感染，干燥可以加速残端脱落。

🕐 周医生小贴士：如何清洁宝宝肚脐

清洁前，爸爸妈妈要洗净双手。

脐带自然脱落后的肚脐，用温水浸湿的干净的棉布擦拭即可，用棉签蘸碘伏给脐部消消毒也可以。

脐部尽量不要沾水，要保持干燥。脐带残端脱落前，给宝宝洗澡要注意脐部不要沾水。如果宝宝脐部有分泌物或不小心沾水，要用干净棉布或棉签清理、吸干，再消毒。

如没有特殊情况，宝宝脐带残端不需要敷料和包扎，不利于观察，也不利于透气和干燥。

新生儿怎么洗澡？

有的育儿观点认为，宝宝出生后第 2 天就可以全身浸在水里洗澡了，并且应该一天一洗。但我认为宝宝在家里第 1 次浸水洗澡的时间（不是医护人员给宝宝洗的澡）不必操之过急，日常清洗也不必过于频繁。宝宝没有那么脏。

对于新手爸妈来说，给宝宝洗澡可不是轻松的事。第 1 次洗澡一定做好充足的准备，洗澡前要把洗漱用品和换洗衣物准备好，避免宝宝着凉。还要注意不要在宝宝刚吃完奶后就洗澡，容易导致吐奶。

洗澡的环境温度要适宜，最好是 26 ~ 28 度，不要开窗。

洗澡的水温一定要合适，通常 38 度左右为宜，不要超过 40 度。

宝宝洗澡的时间不必限定，新生儿洗澡的时长 5 分钟左右就够了。

新生儿头顶的"胎垢"不易清洗，但一般对健康没有影响，不要用力洗和搓，多洗几次就好了，或者可以先用植物油将其软化后再清洗。

至于宝宝洗澡的频率，宝宝通常不会脏到需要必须一天一洗，对于宝宝不配合洗澡而平时又很忙碌的父母来说，一周洗两三次也可以。另外，宝宝洗澡的频率还要考虑天气的影响，如果是夏天可以一天一洗，但前提是宝宝享受洗澡的过程；如果是冬天，没必要一天一洗，两三天一洗就好，要注意避免宝宝着凉。

虽然不用天天洗澡，但宝宝的局部清洁要做好。比如，宝宝臀部，每次大便之后最好洗一洗。宝宝的耳后、颈部褶皱、腹股沟等部位也应该每天清洗。宝宝每天洗脸也是必要的。

🕐 周医生小贴士：宝宝的洗漱用品

宝宝皮肤娇嫩，用温热的清水清洗即可。如果用香皂和洗发水，应该用温和的婴儿专用用品，每周全身用一次即可，不必每次洗澡都用，其他时候只用在皱褶处的清洗即可。清洗用品留在宝宝身上的时间不要太久，应尽快洗掉以免使皮肤变干受刺激。宝宝皮肤娇嫩，洗澡时不要用力摩擦任何部位。

宝宝浴后要涂抹保湿护肤品，宝宝皮肤的屏障功能比较弱，锁水性差，要做好保湿。不要给宝宝涂爽身粉，爽身粉容易堵塞毛孔，还容易被宝宝吸入呼吸道。

洗澡后最好和宝宝玩一会儿，让他开心，把洗澡和开心联系起来，宝宝会越来越爱洗澡、越来越配合。

眼、耳、鼻怎么清洁？

眼角　清洁眼屎可以用棉签或干净毛巾沾着温水擦拭，从内往外的方向擦拭。擦拭的棉签和毛巾切忌反复使用。每只眼睛用一根新的棉签，或每擦拭一下换一根新的棉签。使用毛巾的话，应该擦拭一次换一个毛巾角。

耳朵　宝宝的耳朵里面不必清洗，避免进水，每天洗脸时擦洗外耳和耳后即可。也不要给宝宝掏耳朵，容易弄伤耳道或鼓膜。

鼻子　宝宝的鼻屎太多会影响呼吸，需要适时清理，最好选择宝宝熟睡的时候进行，因为大部分宝宝都不会配合大人擦取鼻涕。宝宝湿的鼻屎比较好清理，可以用小棉签或搓成条的小纸棒带出来。如果宝宝鼻屎干，可以先用生理盐水或温水软化一下再清理。如果鼻屎较深，可以用婴幼儿专用海盐水冲洗或使用吸鼻器。

宝宝私密处怎么清洁？

男宝宝的私处比较好护理，每天用温开水清洗一次即可，不要上翻宝宝的阴茎包皮。如果宝宝的包皮和龟头之间有乳白色的物质（叫作皮垢，是正常代谢物），清水洗不干净的话，可以先在上面涂上适量的橄榄油，等2分钟后再冲洗或用棉签擦拭。

相对而言，女宝宝的私处，家长要更细心。清洗女宝宝私处，记住要"从前向后擦拭或冲洗"的原则。女宝宝阴道在刚出生两三天可能会有白色分泌物或少量血，属于正常现象，不必担心，两三天后会自动消失。女宝宝每次便便之后，都要清洁阴部，用温开水即可；柔软的毛巾要从前往后擦拭，先清洗阴部，再清洗肛门；阴部只清洗外阴，不需清洗里面，不要扒宝宝的阴唇。注意宝宝阴部清洗之后不要扑洒爽身粉。

能不能给宝宝剪指甲？

宝宝出生时就会带着较长的指甲，但是通常很软，不需要剪。等宝宝的指甲变硬后就要随时修剪了，宝宝的指甲长得很快，通常每周至少要修剪一次。没有及时修剪的指甲容易藏污纳垢、容易抓伤宝宝自己的脸。宝宝开始吃手的时候，一定注意宝宝的指甲卫生，勤修剪。

给宝宝剪指甲的一些建议如下。

◎在宝宝熟睡的时候剪指甲，熟睡时，宝宝小手放松、五指分开，比较"配合"。

◎用婴儿专用指甲钳，比成人的指甲钳更好用、更安全。

◎剪指甲时尽量压低指肚，能尽量避免伤到肉。

◎剪完指甲要修整边缘，磨一下，使边缘光滑。

◎万一伤到肉、出血了，先按住伤口，再用碘伏消毒，伤口大的话可以包一下，但要及时拿掉，以促进伤口愈合。

◎注意不要用牙签等尖锐东西挑指甲里的污垢，容易伤到宝宝，也不利于指甲生长，应该剪完指甲用清水冲洗。

◎不必非要把指甲剪成圆弧形，嵌甲往往是由于指甲两侧剪得太深造成的。

给宝宝穿几层衣服合适？

小宝宝不会说话，给他穿多少衣服，很多新妈妈都拿不准，怕宝宝冷着冻着而多穿是妈妈经常容易犯的错误。

宝宝小手凉凉的就要添加衣服吗？宝宝的小手总是暴露在外，比其他部位容易凉，是正常的。宝宝末梢血液循环比较差，也会使宝宝的小手比较凉。所以宝宝的小手凉，不代表宝宝身体冷，不能一摸宝宝的手，觉得凉，就加衣服。

正确判断宝宝冷不冷的方法，是摸宝宝的颈背部。如果宝宝的颈背部是温热的，宝宝就不会冷；如果宝宝的颈背部凉凉的，就要及时添加衣服了。

给宝宝穿多少衣服，可以参考爸爸的穿衣情况。宝宝和爸爸对冷热的感知，是最为接近的，而且这里指的是不怕冷的爸爸。小宝宝都是比较耐冷的，如果宝宝活动较多、活泼好动的话，还要比爸爸少穿一件。

有一句流行的话说"宝宝要比爸爸妈妈少穿一件，比爷爷奶奶少穿两件"，虽然不够准确，但可以作为参考。爸爸妈妈要知道，宝宝不会比大人怕冷，相反，宝宝通常比较怕热。

宝宝的衣服怎么选？

第一，选棉质的，舒服透气。

第二，小宝宝应该选前襟式的，穿脱方便。

第三，选尺寸稍大一号的，宝宝长得实在太快了。

新生儿黄疸

新生儿黄疸是新生儿期常见临床表现，发生的比例很高，约60%的足月儿和80%的早产儿生后第1周内就会出现黄疸，10%的母乳喂养宝宝出生后1个月内仍可能发生黄疸。新生儿黄疸也称为新生儿高胆红素血症，是由于宝宝体内血清胆红素水平较高而处理能力较低所导致的胆红素沉积。母乳喂养、溶血和一些遗传、代谢性疾病也会增加黄疸发生的风险。黄疸主要表现为皮肤泛黄，其实胆红素不仅在皮肤和黏膜中沉积，在其他组织中也会沉积，如眼睛，也可能会出现黄染。

生理性黄疸

新生儿黄疸通常可分为生理性黄疸和病理性黄疸，前者属生理现象，随着生长发育，黄疸能够自行消退；后者是病理性的，需要适当的治疗。当父母发现宝宝的皮肤变黄时，应该咨询医生，请医生判断是哪种黄疸。足月儿生理性黄疸通常一两周后会逐渐消失。早产儿生理性黄疸的消退则需要三四周的时间，也可能更长，必要时家长可以咨询医生，采取更积极的方法。这类黄疸基本对宝宝没有伤害，爸爸妈妈不要过于担忧。

病理性黄疸

这类黄疸病因较复杂，多数在宝宝出生后24小时之内就会出现，黄疸的程度比较严重，需要及时检查治疗。如果放任黄疸继续加深，过高的游离胆红素可透过血脑屏障，从而引起胆红素脑病，严重者可导致死亡或严重的后遗症。

　　黄疸的影响可大可小，家长不需要"谈黄色变"（生理性黄疸比例更大一些），也不要放任不管。家长要细心观察，发现黄染严重时（如黄染越来越深、持续时间长）及时就医。黄染的出现通常是从上到下，即先出现在头面部，然后发展到躯干和四肢，最后到手心、脚心。当宝宝手心、脚心出现黄染时，根据经验，胆红素水平往往就达到 10 mg/dL 以上了，应当及时就医。如果宝宝出现体温不稳定、精神状态差、嗜睡等表现，也要引起警惕。

母乳性黄疸

　　如果排除病理性黄疸后，黄疸值不高却持续不退，母乳性黄疸的可能性很大。如果停止母乳喂养，改为婴儿配方粉喂养，三天后黄疸值迅速降下来，就可以明确为母乳性黄疸。这种情况下，如果母亲并没有疾病，母乳是健康的，可以继续母乳喂养。但胆红素值如果偏高会影响宝宝接种疫苗，还是要就医、想办法治疗。母乳喂养方法不当、宝宝母乳摄入不足会增加黄疸发生风险，这种情况的解决方法就是纠正母乳喂养方法，尽量增加宝宝乳汁摄入，以排出多余的胆红素。

新生儿黄疸的治疗

　　胆红素检测是新生儿黄疸诊断的重要指标。一般经皮胆红素测定方便又便宜。足月新生儿血清胆红素值要小于 12 mg/dL，生理性黄疸血清胆红素值不能超过这个最高限；出生 14 天后，母乳性黄疸也不能超过 20 mg/dL。

　　病理性黄疸的治疗关键点在于识别病理性黄疸，寻找致病原因，防止胆红素脑病。治疗方法有光照疗法、换血疗法、药物疗法、支持疗法等。目前比较普遍的治疗黄疸的方法是蓝光治疗，安全又方便、有效。

　　生理性黄疸的婴儿，尽量让宝宝多喝奶、多排便，能够稀释胆红素和加速胆红素从尿液和大便中排出。

宝宝 4 ~ 6 月龄

宝宝发育：全面萌发

经过前 3 个月的适应和探索，接下来的 3 个月"表演"要开始了，宝宝的表情、运动、表达技能在这个阶段会有真正的进展，和家人开始真正的互动。

4月龄：双眼视力飞跃

视力飞跃性发展——双眼视力 同时使用两只眼睛观察和观看，是这个月的主要技能。使用双眼会使宝宝有更好的距离感，能更加准确地判断所见物体与自己的距离，不会像之前那样总是"出手落空"了。同时，宝宝凝视物体、追踪物体的能力进一步增强，他能追随一个物体移动的角度达到180度，头部也开始配合眼睛一起移动。有的宝宝，这个月已经能在妈妈的扶持下或靠着沙发垫子坐一会了，他会喜欢这个新姿势和新视野。

双手拥抱 视力的提高是他准确触摸事物的前提，眼睛成了双手的向导。此时宝宝的双手是同进同出的，通常都是使用双手去拥抱和触摸，而不是用一只手去伸够。

翻身抬头 上个月练习抬头的宝宝，这个月颈部应该很硬朗了，趴着时头能抬得正正的，胸部也能稍稍抬起来。竖着抱他的时候，头部比较稳，不会控制不住地后仰了。好动的宝宝可能已经能自己"鲤鱼打挺"翻身了（图31）。不过翻身要看宝宝的性格，喜欢躺着欣赏屋顶的宝宝可能要到五六个月才会开始按捺不住地翻身。宝宝一般都是先会从俯卧翻成仰卧，然后才会从仰卧翻成俯卧。四五个月大的宝宝也能站一会了（图32），可以每天扶着他站着玩一小会儿，他也会很开心，他喜欢竖着看的视野。但是注意，不要让宝宝的腿吃力，他现在双腿还不能独立支撑身体的重量，过早学站学走，不利于腿部骨骼发育，可能会导致"O型"或"X型"腿。

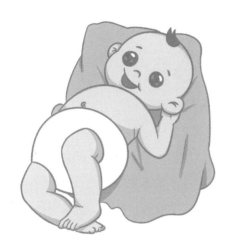 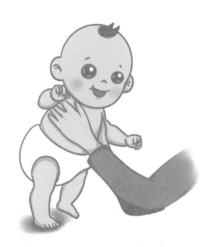

图 31　宝宝翻身　　　　　图 32　宝宝站立

5月龄：一只手探索

一只手触摸——重要的进步　回顾一下宝宝双手的能力：在最初的 2 ~ 3 月龄，宝宝可能会偶尔地把手伸向妈妈；3 月龄左右，宝宝开始把手当成玩具，吸吮手指，一只手追着另一只手玩，用手拍拍打打，还时常扑空；4 月龄的宝宝，双手越来越灵活，能够在身体正前方玩，还能伸出双手去搂抱想触摸的人和玩具；等到了 5 个月，宝宝就开始用一只手触摸世界了，这是一个重要的进步。他还能更加准确地拿到想要的玩具，递给另一只手玩玩或者塞进嘴里尝尝。

抬头挺胸　到 5 月龄，宝宝大约能双手支撑起整个上半身离地，真正做到抬头挺胸了（图33）。这个姿势可以让翻身变得越来越容易，所以妈妈要注意不要单独让宝宝躺在沙发或床上，小心宝宝滚下来。

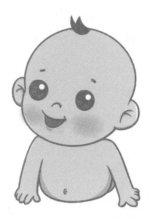

图 33　宝宝挺胸

继续练习"坐"　宝宝一旦掌握一项技能后，就不会停，就会产生滚雪球般的效应。而且宝宝的学习能力超棒，会在不知不觉中，某天就给爸爸妈妈一个惊喜表演。5 月龄，宝宝坐的技能继续在发展和巩固，爸爸妈妈抓着他的手，就有可能轻松帮助他坐起来。

6月龄: 平稳"打坐"

"打坐"　6 月龄的宝宝能够独自坐着。3 月龄前，宝宝的腰背肌肉没什么力气，只能靠在大人怀里半躺半坐。4 ~ 5 月龄时，宝宝能靠着沙发软垫小坐，但是背部肌肉的强度还不够，只能坐一会儿就东倒西歪，姿势多是半趴半坐。但是到 6 ~ 7 月龄，宝宝差不多能完全 90 度好好"打坐"了，他基本可以在小推车里平稳地坐着了（图 34）。他会很享受这个视角，与躺着看的风景是那么的不同和有趣。不过，为了安全，爸爸妈妈还是要多给宝宝一些帮助，在他周围做好防护，以防磕碰，因为宝宝偶尔还会向前后或左右倾倒。宝宝能独自坐着玩，对爸爸妈妈而言是一个不小的解放，吃饭的时候，宝宝也可以坐在婴儿座椅里和家人一起"用餐"了（满 6 月龄的宝宝可以加辅食了）。

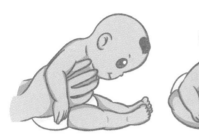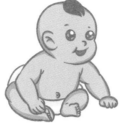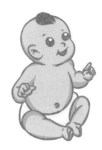

图 34　宝宝坐起来

"爬"的欲望　宝宝一刻也不会停止对环境的探索，当学会了坐之后，就会动来动去，朝着感兴趣的物体移动。通过不停地尝试，宝宝肚脐以上的身体都可以自由活动了，稳稳地坐着的同时还能左右转动身体去拿附近的玩具。如果处于匍匐姿势，爸爸妈妈在他的脚部给一点助推力，他还会尝试"爬"向目标玩具（图 35）。不过爸爸妈妈不要着急，6 月龄的宝宝也许只能爬一点点，就已经很棒了。

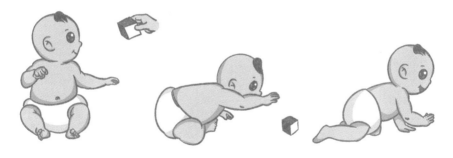

图 35　宝宝爬起来

萌发第一颗牙　每个宝宝出牙的具体时间不尽相同，但通常第一颗（对）牙在 6 ～ 9 个月出现。其实在宝宝 4 个月的时候，宝宝就应该已经有出牙的迹象了，如宝宝开始流口水、经常咬手指或妈妈乳头。事实上宝宝的 20 颗乳牙已经都长好了，只不过都藏在牙龈下面，等待时机"破土而出"。通常，下排牙齿会先于上排牙齿长出来，从萌发第 1 颗（对）牙开始，一对一对地出牙，到 2 岁半能长完所有的乳牙。对于乳牙的形状，有的宝宝长得整齐，有的宝宝长得歪歪扭扭，此时的乳牙样子不好，不代表恒牙不好。

> ### 🕐 周医生小贴士：宝宝何时开始刷牙呢？
>
> 牙科医生的建议是从出现第一颗乳牙开始就应该清洁牙齿了。最初用干净的纱布或指套软胶牙刷给宝宝清洁即可。等到宝宝 1 周岁时，就要给他认真地刷牙、培养刷牙习惯了。
>
> 早期宝宝如果接受不了牙膏也不必强迫他使用，但是刷牙要认真，等宝宝的乳牙长全之后，除了刷牙之外，还要轻轻刷几下宝宝的舌面。
>
> 给宝宝刷牙是个需要技巧和耐心的事情，宝宝可能不会乖乖合作，但是牙齿健康非常重要，父母不要忽视。

上班的妈妈，辛苦了！

我国法律规定女职工的产假不少于 98 天，有的地区或单位的产假会更长一些，但大多数新妈妈产后三四个月就要上班了。母乳喂养的妈妈这个时候就要"背奶"了，一边上班一边哺乳，妈妈会比较辛苦。但这样做的好处是：宝宝营养好、少生病；妈妈少误工、少担忧；母子感情更好，宝宝身心健康。

职场妈妈上班前一两周要做好两件事：第一件，安排好照顾宝宝的人手，让宝宝和新照顾者先熟悉一下，免得突然换人不适应；第二件，准备好吸奶和背奶工具。

上班吸奶

上班后妈妈一定要重视吸奶工作，吸奶不彻底、不干净，有引发堵奶的危险，还会使乳汁分泌越来越少。妈妈要按照宝宝吃奶的规律吸奶，才能有利于乳汁持续、足量地分泌，保持供需平衡。如果妈妈不按时吸奶，比如，这次间隔 3 小时，下次间隔 4 小时，再下次半天吸一次，乳汁分泌就会越来越少。

吸奶的方法有两种：手动挤奶或者使用电动吸奶器。电动吸奶器尤其是双边电动吸奶器吸奶效率高、妈妈省时省力，是妈妈们普遍的选择。

以下是关于吸奶的一些注意事项。

第一，吸奶的间隔时间为每 4 小时左右一次，这符合大部分这个月龄宝宝的吃奶时间间隔。

第二，吸奶过程的卫生要做好，吸奶前要洗手，收集奶水的工具要干净。

第三，储奶的工作要仔细、认真，否则白费力气。宝宝吃了变质的奶水，不利于健康，常见的问题是会导致腹泻。母乳在常温下（20 ~ 30℃）能保存 4 小时；在冰箱冷藏室（4℃）能保存 48 小时，如果经常开冰箱门，最好 24 小时内喝掉；在冷冻室（-18℃）可以存放 3 ~ 6 个月。如果单位没有冰箱等设备，吸出来的奶要及时放到背奶包的冷藏格里，一般专用的背奶包都自带冷藏保温格，回家后及时放进冰箱或给宝宝喝掉。

第四，冷藏或冷冻的母乳，给宝宝喝之前，可以使用温奶器或放入温热的水中复温，复温的乳汁最好让宝宝一次性喝完，一次喝不完剩下的乳汁不能再次冷藏、冷冻和喂哺。注意，冷藏或冷冻的母乳不能用微波炉加热，否则会破坏母乳中的重要营养物质。

下班回家优先喂奶

建议妈妈们，当天挤出的奶水最好留给宝宝第二天喝。下班回家后，应该亲自给宝宝哺乳，增加和宝宝的亲密关系，弥补宝宝白天对妈妈和乳头的想念。这样宝宝会很期待妈妈下班回家，见到妈妈很高兴，使团聚分外开心。到了周末，妈妈最好坚持全天亲自按需哺乳，硬邦邦的奶瓶代替不了妈妈的爱。

职场妈妈因为要面对多方面的压力和困难，可能比较容易发生堵奶或乳汁越来越少的情况，必要时要寻求专业人士进行疏通或追奶；不要偏听偏信所谓的追奶偏方、秘方，堵奶时不要强行挤压乳房。

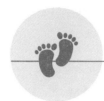

宝宝 7 ~ 12 月龄

宝宝发育：全面加速

在生命的头 6 个月，宝宝的生活和活动以父母的怀抱为中心，但是从宝宝学会坐和爬开始，他会积极地开始扩大他的活动世界，乖乖地待在爸爸妈妈怀里的时间慢慢变少。在地上连滚带爬会让他更开心，运动能力也会越来越强。为了获得自己想要的物品，爬行的动作也会越来越快、越来越自如，四肢协调能力会更好。再大一些，宝宝会更努力地用双脚支撑身体全部离地，爸爸妈妈在后面追着跑的日子也就来了。宝宝的发展与人类直立行走的过程类似，是从头到脚实现的，上半身的技能先于下半身，先是抬头，然后挺胸、抬肚子、撅屁股，再然后用手和膝盖把自己撑起来爬，最后向上攀、站起来。7 ~ 12 月，这些技能基本都会完成。

7~9月龄，探索大发现，摸爬滚打好开心

爬得很顺溜 当宝宝能无须支撑而独立、稳当地坐着之后，就会引发宝宝探索爬的技能。强烈的探索欲望，加上四肢及躯干肌肉力量的增强，使宝宝向前探身拿玩具的想法变成了现实。爬行之初，宝宝可能不会用力，胳膊不会向前拉而是向后推自己，就会发生好笑的"倒退"的情形。别担心，经过一段时间的尝试之后，宝宝很快就会找到窍门，很快就能用手和膝盖把自己的圆肚子和屁股都撑起来，他便开始真正地掌握爬的技巧了，从此越爬越顺溜。到 9 个月，宝宝会双脚交替地爬，这项技能非常值得鼓励，要知道有

些大人还会不小心"顺拐"呢，这对宝宝来说进步非常大。家长要多锻炼宝宝的爬行能力，为了宝宝能够主动运动，家人可以拿玩具在前方逗引，也可以用爸爸或妈妈的怀抱当诱饵。有时，宝宝在爬行过程中会随时停下来坐，把爬和坐完美地结合起来。从爬的姿势回到坐的姿势，宝宝要学会把脚弯起来，身体往旁边旋转，保持平衡，这都是宝宝了不起的进步。

向上"攀"　爬得很溜之后，宝宝马上就要开始尝试"向上攀"了（图36）。宝宝不满足于向前和水平姿势了，竖直姿势的愿望越来越强烈，运动发达的宝宝已经能够攀着妈妈或沙发站一会儿了。

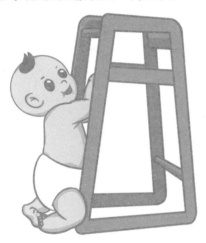

图 36　宝宝向上攀

手指的活动　宝宝聪明的小手，一直在悄悄地练习、不断地进步。在这个阶段，你会发现宝宝在满屋爬的时候像个小清洁工，看到什么东西他都会捡起来琢磨一番，慢慢地会用手指而不是手掌抓东西了。宝宝单独伸出食指触碰东西而其他手指蜷起来，是宝宝开始会用手指抓取物体的预告，很快他的拇指就能配合食指，形成一个小钳子，夹住物体了。这个阶段，宝宝还会热爱"我扔你捡"的游戏，妈妈不要嫌麻烦，这是宝宝在学习放手。在"我仍玩具""妈妈捡玩具"的过程中，宝宝还会慢慢理解其中的因果关系。

小手的探索　宝宝的小手越来越有力，抓东西能抓得很牢，还能两只手灵活地换着玩一个玩具。宝宝不安分的小手这个时候喜欢掏爸爸上衣的口袋、喜欢抓积木、拔草，任何能触碰到的东西都会引起他的兴趣。爸爸妈妈要注意避免让孩子抓取纽扣类大小的东西，以免宝宝误吞而阻塞气道。宝宝能接触到的桌子、椅子、沙发等地方，也不要放尖锐的物品，以免宝宝受伤。

10~12月龄，宝宝的"大动作"和"小心思"

爬行、攀站、扶走 9月龄的宝宝爬行得又稳又快，能主动爬到妈妈身边而不必苦等妈妈来抱，他会感到洋洋得意。上一个阶段顺着物体向上攀的技巧也在这个时期越来越熟练了，他越来越喜欢胳膊用力把自己拉起来站着欣赏风景。宝宝站起来了，不要指望他会老老实实地站在那，一旦站起来他就会扶着沙发、家具慢慢地走起来（图37）。一开始是横着走，可能手脚还不太协调，后脚会踩到前脚。很快宝宝就会发现横着走不舒服，开始探索怎么向前走，慢慢地宝宝会半转过身体，只用一只手扶着就能走路了。当然宝宝很快又会不满足扶着东西走路，就会去冒险，去尝试无支撑地站着或者勇敢地走一步。但这个时候，宝宝可能因为无支撑物而胆小，自己站一会儿就一屁股坐地上了。妈妈们不要责怪宝宝胆小，要多多鼓励。

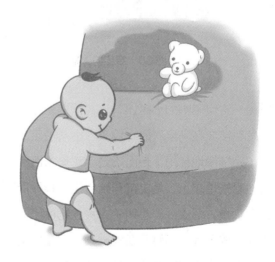

图37　宝宝练习走

第一双鞋　此时,走还没有爬来得快,当宝宝心急到达一个目的地的时候,宝宝还是会选择扑通一下趴地上爬起来。宝宝能走能爬的阶段,要注意宝宝不要磕碰到硬质、有棱角的家具和物品,以免磕破皮肤,造成外伤。宝宝的第一双鞋要选好,要让宝宝舒服,要能保护宝宝的小脚,鞋底和鞋面的材质不要太硬,以免让宝宝觉得走路不舒服。

拇指和食指　此时宝宝的手指更灵活,拇指和食物能捡起非常细小的东西,而且在抓取物品的过程中或触摸到物品之前,宝宝就会思考用什么姿势能有效地抓住物体,并能提前调整好抓取的手势。这个阶段宝宝有了对容器最初的概念,喜欢大玩具套着小玩具的游戏,会不厌其烦地把小玩具装进容器里再拿出来,不断地组合玩具、敲打玩具。

记忆的发展　宝宝已经会思考了,有了自己的想法,因为这个时候,宝宝的记忆和自我意识越来越强。宝宝可能记得昨天小公园玩水很开心,昨天动画片的主题曲很好听,当你再带他去那个小公园的时候或者给他播放那首主题曲的时候,会勾起他昨天快乐的记忆,他会两眼放光,笑容满面。这个阶段宝宝还能把电视里、图片上的形象与现实中的实物联系起来;能够记住他心爱的玩具放在哪个柜子里,经常到那个柜子前面试图打开它。

边界意识的出现　刚开始学爬和扶着走的时候,到了床边、楼梯边,宝宝也不知道要停下来,因为宝宝还没有边界的意识。但是到了1岁左右,宝宝能意识到高度和边界的存在,对可能不利的东西和处境有判断的能力。宝宝越来越有自己的看法和想法。

宝宝辅食添加

添加辅食是宝宝身体发育对营养的需求,也是心理生理的需要,更是学习吃的必要过程。医学界基本一致的建议是,宝宝出生后前6个月应该坚持纯母乳喂养,纯母乳喂养能满足婴儿6月龄以内所需要的全部液体、能量和营养素;满6月龄后应该给宝宝慢慢添加辅食,同时继续母乳喂养。

为何6月龄添加辅食？

何时该添加辅食，是以婴幼儿生理发育成熟度为判断依据的，而通常这个时间在宝宝满6月龄时普遍适合。过早添加辅食，婴儿消化系统不完善，无法消化吸收，不利于健康；过晚添加辅食，会错过婴儿味觉的敏感期，导致生长发育减慢，也容易引起营养缺乏性疾病，如缺铁性贫血。

6月龄之后，宝宝生长速度加快，胃容量变大，母乳的营养和乳量都渐渐无法满足宝宝的需要。与此同时，6月龄左右的宝宝乳牙已经渐渐萌发，是学习咀嚼吞咽的敏感期，及时引入食物有利于婴儿味觉的发育。6月龄的宝宝能辅助或独立坐着，会对食物表现出强烈的兴趣，眼、手、嘴的协调能力较好，此时加入辅食也是锻炼宝宝运动协调能力的需要。

6月龄后母乳就没有营养了吗？

虽然宝宝吃辅食了，但是并不等于母乳没有营养价值了，母乳提供的营养一直都是最适合宝宝的。只不过宝宝长大了，需要更多的食物营养，如铁和蛋白质。6月龄后，宝宝体内在胎儿时期储存的铁已消耗得差不多，而母乳中铁含量不再能满足宝宝的需求。9月龄后，母乳中蛋白质的含量亦不能满足宝宝不断增加的需求量，如果想要通过母乳摄取足够的蛋白质，宝宝的胃受不了，装不下那么多液体。所以添加辅食是母乳喂养基础上必要的补充。

添加辅食的阶段也是为断奶做准备的阶段。辅食的种类和摄入量是慢慢添加的，当辅食提供的热能达到全部食物热能2/3的时候，已经具备了断奶的条件。但是即使如此，建议妈妈至少继续母乳喂养宝宝到1岁，能坚持2年则更好。当然有时候宝宝也会主动选择断奶，妈妈也不用强迫宝宝继续吃母乳。事实上，当宝宝能走能跳，兴趣和精力不断拓展和改变的时候，与妈妈的接触减少，宝宝可能会主动断奶。这件事大概会发生在宝宝一岁半到两岁之间。

辅食添加要点

辅食中要富含铁质。 满6月龄以后，宝宝体内储存的铁质已消耗得差不多，需要从辅食中摄取 99% 的铁质，富含铁质的辅食如强化铁的婴儿米粉、肉泥等。添加辅食之初，辅食量要少。

食物添加顺序：米糊→蔬菜泥→果泥→肉泥。 第一种给宝宝添加的食物，应该是高铁米粉，第一次添加米粉添加一勺即可。一两周之后，宝宝适应米糊之后，可以给宝宝添加蔬菜泥。大概尝试过两三种蔬菜后，可以给宝宝添加果泥。水果添加两三种之后就可以给宝宝添加肉泥了。蔬菜泥、肉泥直接添加在米糊中即可，米糊的量要占到一半以上。果泥要单独给宝宝添加。

每次只添加一种新食物，每种新食物添加 2 ～ 3 天。 添加辅食不可操之过急，每次只能添加一种新食物，每添加一种新食物要注意观察宝宝对食物的接受度和是否有腹泻、皮疹等过敏反应。宝宝接受一种食物之后再添加其他新食物，逐步达到食物多样化。

辅食逐步从糊状过渡到固体。 有些家长受错误喂养观点的影响，认为宝宝的辅食首选是蛋黄，其实是错误的。添加辅食应该从稀到稠、从细到粗、从少到多，以便宝宝的肠胃逐渐适应乳汁、奶粉等液体以外状态的食物。此外，蛋黄的补铁效果不理想，还是容易引起宝宝食物过敏的食物之一。

1 岁以内辅食保持原味，不要添加食盐。 宝宝 1 岁以前的辅食应该保持原味，不需要添加调味品。母乳和辅食中供应的天然钠和碘能够满足宝宝所需，不需要额外补充。而宝宝辅食中过早添加盐、糖，会对婴幼儿的肾脏、肝脏等器官造成负担，还容易造成宝宝偏食和挑食的毛病。淡口味饮食有利于宝宝接受不同的天然食物，减少盐、糖等调味品的摄入，还有利于降低宝宝儿童期及成年期患肥胖、II 型糖尿病、高血压、心血管疾病的风险。

辅食应适量添加植物油。 宝宝辅食中应该适量添加植物油。给宝宝添加谷物类、蔬果类植物性辅食的时候，需要给宝宝额外添加 5 ～ 10 克植物油，以富含 α－亚麻酸的植物油为首选，从中获取人体必需脂肪酸，对维持宝宝免疫力、视力、脑发育和心血管健康有益。

每天母乳量不低于 600 毫升。 7 ～ 12 月龄，母乳仍然是宝宝的主要食物。7 ～ 9 月龄每天母乳量应不少于 600 毫升，10 ～ 12 月龄每天母乳量约 600 毫升。满 6 月龄后应逐渐减少夜间喂奶。

进步比时间表重要

每个月总结一个宝宝发育的主题，描述的是大多数宝宝的情况，是一种叙述方法。实际上，宝宝的发育、宝宝的每一个进步没有特别明确的时间点，不同宝宝的发育情况也不会完全一致，有的会快些而有的会慢些，慢一些也不代表宝宝发育得不好。

每一个进步都需要鼓励也值得表扬

宝宝的成长不仅是身体的发育，还有能力的提高。成长有两个图、两个轨迹：一个是生长曲线图，是由身高、体重等数值描绘的；另一个是能力曲线图，在特定的阶段，宝宝会发展一些技能，达到某个成长里程碑，如坐起来、站起来等。

不管是身体还是能力，其发育都是既有一些规律，又有一些差异。邻居孩子的发育情况或者育儿专家给出的数值，不一定能准确评价自己的宝宝。宝宝在什么时候学会那些成长技能并不重要，重要的是他在成长。不同宝宝学会同一样技能的年龄不同，但是他们进步的方向是相同的。不同的宝宝在经历每个阶段的时间是不同的，有的快些，甚至"跳级"发展，有的则会慢些。不要和别人家的孩子进行比较，更不要感觉自家的宝宝发育慢了一个月就输在了"起跑线"上，相差一两个月不能说明宝宝的健康或智力有什么异常。

宝宝的每一个进步，哪怕小小的，都值得表扬。宝宝今天比昨天好，明天比今天好，就是最好的状态！

为什么宝宝成长会不同？

首先，因为基因不同。"瘦型"宝宝会把主要能量用在长个上，身高曲线就偏高于平均线。"胖型"宝宝会把能量主要用在增重上而身高偏低。"中间型"或称"运动型"宝宝的身高和体重都会比较接近平均线。

其次，健康和营养的影响。宝宝生病时，成长会暂时减缓或停滞，因为他要把大部分能量用在与疾病抗争方面。添加辅食后，由于宝宝饮食方面的差异、营养摄入的不同，体重和身高的差别会慢慢拉大。

最后，每个宝宝都有独特的发育方式和方法。有些宝宝的身高是平稳地平均生长，有的宝宝是一会猛长、一会停滞，交替进行。

定期监测婴儿体重、身高等体格指标

身长和体重是反映婴幼儿喂养和营养状况的直观指标。2 岁以内宝宝的生长发育与遗传、种族和地域等因素的相关性不大，而与营养的关系更为密切。喂养不当、营养不足或者疾病都会使婴幼儿的生长变得缓慢或停滞。

6 月龄以内的宝宝应该坚持每半个月测量一次身长、体重和头围等生长指标并绘制成曲线图，观察其生长趋势。7 ~ 24 月龄的宝宝应每 3 个月测量一次。

婴幼儿生长体格指标不必追求参考值上限

宝宝生长过慢说明喂养的营养不足，必须重视。但是宝宝增重过快也不好。传统观念认为孩子长得"高、大、快"更好，其实不然。

过度喂养、快速生长的宝宝会在体格、免疫功能和智力上有一定的近期效益，但会给孩子的远期健康带来相对较高的风险。通常母乳喂养的婴儿的体重增长会比配方奶粉喂养的婴儿慢，但是母乳喂养的这种生长模式却有利于孩子一生的健康。

宝宝的生长存在个体差异，所以，父母不必互相攀比，也不必一味盲目追赶参考值的上限，只要孩子处于正常的生长曲线轨迹和生长指标参考值范围内，就是健康的生长状态。

陌生人焦虑和分离焦虑

在某一个阶段或场景，父母会突然发现宝宝开始"怕生"，原本不黏着

爸爸妈妈的宝宝开始变得"时刻抓着你",通常这个阶段或场景会发生在宝宝 6～18 月龄的时候。

这个期间发生了什么导致宝宝怕生呢?这是宝宝运动技能快速提升的阶段,正在经历"爬行、攀站、扶走"的成长。也许是宝宝身体虽然已经具备能够离开父母去拓展和探索的能力,但是心理和精神上还没有做好准备。

小家伙矛盾着呢,你会发现宝宝看到新玩具时又想去玩,又舍不得离开爸爸妈妈的怀抱,玩着的时候会频频回头看,看爸爸妈妈在不在身后。这种自我保护的姿态让宝宝不会跑得太远、不会跟陌生人走。

怕生

这种陌生人焦虑会在 6～12 月龄时表现明显。宝宝本来跟谁都玩得好,正想给朋友、亲戚隆重介绍宝宝的时候,却发现宝宝紧紧搂着自己,不让别人靠近。妈妈可能会有点担心宝宝以后的社交能力,其实大可不必,这种陌生人焦虑是许多宝宝成长过程中一个正常的、暂时的阶段。

宝宝通常会通过父母的反应、态度去衡量和评估陌生人。家里有客人时,妈妈要给宝宝时间和空间来接受陌生人的"入侵",先抱着宝宝和客人保持一段距离,微笑、开心地交谈,可以让宝宝坐在腿上,感受你们之间融洽、欢乐的气氛。等宝宝比较放松的时候,再把客人介绍给宝宝,你可以拉着宝宝的手让宝宝主动触摸客人的手,让宝宝感觉这个陌生人是安全的。

妈妈可以先和客人解释一下,宝宝正在经历这个阶段,客人就会领会并且理解,不会初次见面就过于热烈地索求拥抱。妈妈还可以给客人拿一个宝宝平时喜欢的玩具,使客人通过玩具慢慢和宝宝熟起来。

分离焦虑

分离焦虑在宝宝 6 月龄左右学爬时就会出现,到 12～18 月龄时,宝宝练习走的时候更加明显。爸爸妈妈不要以为宝宝"太依赖""太不独立"而苦恼,事实上,父母应该做的事是让宝宝有安全感!

他不想分离,那么就尽量不要在这个敏感的阶段制造分离,要保证至少有一个人陪着宝宝。宝宝想去探索的时候，或者想去新环境玩新玩具的时候，要陪着他，站在他能看见你的地方，告诉他"妈妈等你，放心去玩吧"。宝宝会犹犹豫豫地往前去，还会时不时回头检查你，但是每次检查妈妈都在，他就会越来越放心、越来越勇敢地去探索。

宝宝视父母为最安全的港湾，最有能量的加油站。这个阶段爸爸妈妈尤其不要让宝宝失望，短暂分开的时候要事先和宝宝沟通，不要突然不见。当宝宝能将声音和妈妈的脸联系起来的时候，如果厨房的水烧开了，妈妈要暂时去一下宝宝看不到的地方，可以大声和他对话，让宝宝知道虽然看不见但是妈妈就在身边。

等宝宝过了这个阶段，能跑能跳的时候就轮到爸爸妈妈不放心了，开始在宝宝屁股后面追逐了，因为宝宝会经常从爸爸妈妈身边溜走，跟你捉迷藏。

陌生人焦虑在宝宝1岁后就会慢慢好很多，分离焦虑在宝宝18个月左右也会逐渐消失，所以爸爸妈妈不要为此而担心宝宝不独立。

宝宝 13 ~ 24 月龄

宝宝发育：能走会说爱思考

满 12 月龄之后，宝宝开始步入幼儿时期，在 1 ~ 2 岁，宝宝主要发展的技能有 3 种：走路和小跑、说话、思考。在第 2 年，宝宝的精神和运动能力将大大进步。

13~15月龄：走得越来越正

走路表演开始了 1 岁之后，大部分宝宝都能简单地走几步了（图 38），运动技能发展快的宝宝能走个十几步，谨慎型的宝宝应该也已经迈出第一步了。走是特别重大的进步，从坐到走、从爬到走、从走到爬或坐，这些动作之间的自由转换也是宝宝了不起的进步。如果宝宝 1 周岁了还不会走，爸爸妈妈也别着急，要给宝宝手脚协调、保持平衡等技巧练习的时间。

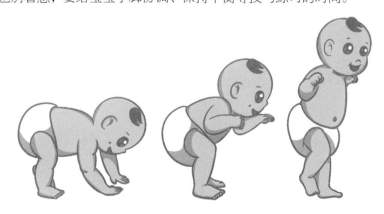

图 38　宝宝走起来

⏱ **周医生小贴士：宝宝从坐到走要掌握哪些技能？**

宝宝从坐到走的挑战过程：先是"手脚着地熊爬"；然后屁股向后，抬起双手半蹲，努力把脚作为平衡点；等站稳后，跌跌撞撞向前走，前几步重心还掌握得不太稳，会比较急，慢慢就会越来越稳。

妈妈的"小尾巴" 宝宝会走之后就把满屋溜达当成表演了，爸爸妈妈鼓励他或者牵着他，他会走得更好。此时，宝宝喜欢带着能推拉的玩具（小推车等）到处走，还喜欢从自己的两腿之间倒着看世界，这应该是他在完成站立动作过程中发现的新的有趣视角。走起来的宝宝更加不安分了，他像妈妈的小尾巴，跟着妈妈想"帮忙"，大人做什么他都想参与一下。妈妈爸爸要有耐心，不要对宝宝限制太多，这会打消他模仿和学习的积极性。

手脚与身体的协调 宝宝腿部动作练习的同时，手也在进一步发展，身体的协调性和配合性也在进步。爸爸妈妈如果教得好，这个时候，宝宝应该能够配合穿衣服和鞋子了。手脚能力达到这个程度之后，宝宝的大脑就会指挥它们渐渐尝试更多的技能和游戏：跑、跳、弯腰捡东西、骑儿童车、踢球、投球（向上向远处扔而不是放手）、拿着画笔在墙上创作（墙面是宝宝最喜欢的大画板）等。

16~18月龄：牙牙学语

从出生开始，宝宝一刻也没有懈怠对语言技能的探索。即使是几个月大的婴儿，也不要以为宝宝什么都不懂，他的大脑思维、理解语言的能力总是要早于表达语言的能力。在不能用语言之前，啼哭、咿咿呀呀声、表情、动作都是宝宝特有的"语言"。宝宝通常在2月龄发一些喉音，如拼音e、i、u等音；大约在6月龄时，可发出ma、ba等音；大约8月龄时，会发出"mama""baba"这样含有2个相同音节的音，听着像是在喊妈妈、爸爸，其实发出这样的音，先是无意识的，后来才会有意识地喊"妈妈""爸爸"；大约在1.5岁开始，宝宝掌握的词汇开始迅速增加，说的话也是有意识的，经过思考的，并且是多音节的，如"喝奶""妈妈抱"等。不过，语言是宝宝诸多技能之中发育差异比较大的一个，如果宝宝说话比同龄孩子晚一点，爸爸妈妈不用过于着急。

真正地说第一个字词　12～15月龄，绝大多数宝宝会真正意义上的讲话了，但是只能说一两个词，可能还有点不清晰。宝宝讲话时往往还会同时做出动作，比如，宝宝会指向所说的东西。当宝宝说一些大人听不懂的音节，而妈妈爸爸根据猜想说出他想说的话时，宝宝还会配合点头或摇头的动作。这样的"我说你猜"，能够帮助宝宝正确理解语言的含义及自己说的是否正确。经常给生活中所见的东西取名字告诉宝宝，宝宝也会不断地重复爸爸妈妈的话，这有助于宝宝语言的发展。当宝宝能把词语和现实的事物联系起来，比如，他理解"狗狗"就是那个汪汪叫的小动物时，他再看见小狗就会说"狗狗"。

词语量"滚雪球"　当说出第一个词之后，宝宝的词汇量会越积累越多，而且速度很快，表达也越来越丰富。到2岁时，宝宝大概能掌握50个词，同时能说一些简单的句子，如妈妈抱、吃饭等，而且宝宝词语的理解有所拓展。之前宝宝可能只是能把名词和代表的事物联系起来，现在宝宝能准确地理解动词的意思了，并且能表达自己的情感，不高兴的时候会拒绝，如"不吃""不要"。当妈妈说"走"的时候，宝宝也会找鞋穿或者拿外套向门口走去。

"社交性的语言"　快2岁的宝宝能发展一些"社交性的语言"。当听到电话铃声响、把电话放到他耳边，他会说"喂"。当爸爸上班要走时会说"拜拜"。当别人给他一个玩具的时候会说"谢谢"。当妈妈说"烫"时，宝宝就会把想要触摸的手缩回去，学妈妈吹气。宝宝还可能会在玩耍时不经意地哼儿歌，就像第一次听到他叫妈妈或爸爸的时候，这是非常令人惊喜的。

宝宝的语言学习将在今后的几年继续不断提高，直到宝宝能完整背诵一首儿歌、一首诗，能清晰流利、有逻辑地表达自己的思维。每一个阶段，爸爸妈妈都别忘了鼓励宝宝。在语言发展的过程中有一点要注意，如果宝宝1岁或1岁半之后，还没有任何有效的表达，应该去医院做一下检查，包括口腔发育检查、听力检查、中枢神经系统检查等。

18~24月龄: 思维能力

学习能力和欲望　宝宝的思维也在不断提高，到18月龄左右，宝宝不仅运动能力、语言能力让爸爸妈妈欣慰，宝宝的思考能力也会让爸爸妈妈惊喜。宝宝的思维和反应变得更加敏捷，是这个阶段最主要的进步。

思维的发展能力会影响今后宝宝学习新技能、新事物的能力，因为思维能力的发展是推动其他多种能力发展的内在驱动力。现在宝宝的自我意识很强，能意识到自己是谁，在哪里，在做什么，什么能做，什么不能做。在行动之前，宝宝的大脑会先形成这个动作的概念，这会使爸爸妈妈和宝宝的交流更加顺畅和愉快。

精力充沛、乐于表达　当宝宝意识到自己能做更多事情的时候，他会一刻不停地探索，爸爸妈妈可能会惊讶"这个小家伙儿怎么有这么多的精力和体力，怎么懂得这么多"。当你刚打开门他就已经从你身边窜出去了，他知道你会追他，也非常享受这种追逐的游戏。宝宝虽然语言还不是很全面，但是会调用各种方式和资源表达自己，而且宝宝能够注意和理解周围正在发生的事。也许爸爸妈妈在谈论事情时，宝宝会突然参与进来表达意见，他的表达混合着单词、表情和动作，总之会想办法让爸爸妈妈明白。

至此，宝宝成长发育的五大方面的技能: 粗大运动(如坐、趴、走等)技能、精细运动(如捡豆子、堆积木等手指动作)技能、语言技能、社交和游戏技能、认知技能，都已经发展到了一定的水平，今后会更加成熟和慢慢提高。

这个阶段宝宝在身体和心理上都已经"成熟"到一定水平了，应该注重良好生活习惯的培养，其中最重要的两个方面就是宝宝良好的饮食习惯和排便技能的训练。

培养孩子良好的饮食习惯

添加辅食后到宝宝2岁之前，是培养宝宝良好进餐习惯的重要阶段。如果父母不能正确地引导宝宝吃饭和对食物的态度，宝宝容易养成偏食、不爱吃饭的不良饮食习惯。

顺应喂养

我们提倡对宝宝进行顺应喂养，就是按照宝宝的需求进行喂养。父母要做的是提供宝宝适合其发育水平的营养食物，观察和回应宝宝进食的需求。宝宝拒绝进食的时候不强迫喂养，应该思考和查找宝宝拒绝的原因，进而改善喂养的方法方式。

小宝宝的需求不会受其他复杂因素的影响，他对饮食的需求都是很真实的，而且都是他身体发育所需要的，父母不用担心顺应喂养不能满足他的成长。当然顺应喂养也需要父母对孩子正确的引导，比起从父母角度出发的按时定量喂养，父母要做的事情更多，要更细心、耐心，要善于观察、思考宝宝的需要。

如何顺应喂养

第一，添加辅食时，父母一定要耐心。 据研究，婴儿需要 7 ~ 8 次尝试才能接受一种新食物，而幼儿需要 10 ~ 14 次努力尝试后才会完全接受新食物。辅食的餐次安排应该尽量与家人的就餐时间同时或相近。

第二，要营造有利于宝宝进餐的环境。 顺应喂养需要家长正确的引导，不仅要给宝宝最合适的食物，还要给宝宝营造良好的进餐环境。良好的进餐环境应该安静、愉悦，没有电视、玩具等干扰宝宝进餐的因素，让宝宝集中注意力在食物上。父母在喂养时要与宝宝有良好的交流，耐心鼓励和协助宝宝自己吃东西，每餐应尽量在 20 分钟内完成。宝宝 2 岁左右，应该让他和家人一起进餐，并给他留有固定餐位，给他准备可爱的餐具，让他看见这些东西就知道该吃饭了。良好的进餐环境还应当是安全的。

第三，要给孩子一些自由，允许她"手抓饭"。 宝宝 10 月龄左右，会萌发自己进餐的意愿，这时父母应该鼓励孩子自己学着使用餐具和吃东西，培养宝宝自主进食的兴趣。哪怕宝宝吃得一片狼藉、满脸满桌，也是一个里程碑式的进步，要鼓励、表扬他会自己吃饭了。爸爸妈妈注意宝宝饮食卫生即可，饭前一定要洗净宝宝的小手，餐具要及时清洗、定期消毒，然后给他带上围嘴，就让他尽情地自己吃饭吧，用手抓也没关系，餐桌脏乱也没什么大不了的。

第四，食物要色香味俱全。鼓励和吸引宝宝吃饭而不是强迫宝宝吃饭，父母要不断改变和改进烹调方法，食物不仅要营养，还要好看、好吃。给宝宝的食物在烹调时要多花点心思，做一些可爱的形状，搭配一些艳丽的颜色，才能刺激宝宝食欲。

1~2岁幼儿饮食要点

第一，宝宝的食物性状要逐步过渡到成人饭菜。1岁以后逐渐尝试淡口味的家庭膳食。不要给孩子吃高甜、油腻的食物，这些食物不利于身体健康，容易引发肥胖、龋齿等一系列疾病，也容易造成宝宝偏食、挑食、不爱吃饭。

第二，要保证宝宝每天 500 毫升的奶量。奶仍然是这个阶段幼儿摄取营养的一个重要来源，也是补水的主要来源。母乳或奶类充足时不需要补钙。

第三，一定不要给宝宝喝含糖饮料。这是学龄前儿童获得全面营养、健康成长、构建良好饮食行为的保障。过早过多地接触含糖饮料，孩子会厌弃其他食物，长期下去，会引发肥胖、营养不良，危害宝宝牙齿健康。

第四，不要用食物做奖惩条件。宝宝做得好与不好、对与错，家长都不应该以食物作为奖励或惩罚的条件。这容易让孩子对食物过于关注，后果就是贪吃或厌食，不利于宝宝平衡膳食、健康发育。

第五，要特别注意饮食卫生和安全。父母要特别注意食物、用餐场所和餐具的卫生和安全，宝宝进餐时，父母一定要陪护在侧。不要给宝宝有接触花生米、小粒坚果、果冻等食物的机会，这类小固体食物容易误吸到气管，导致窒息。同时要防止宝宝跌倒碰伤、被食物烫到等意外。宝宝的餐具应该专用而且安全，这类产品很多，要选择材料安全、不怕摔、形状圆润的，避免尖锐的物体伤到宝宝。

训练宝宝独立大小便行为

对宝宝而言，独立大小便是一项复杂的技能，家长需要用足够的时间和耐心来引导和训练。通常，训练得好，宝宝可以在 2 岁之前独立大小便。

放下成人的身份，以孩子的视角看这件事，才能理解宝宝独自完成大小便是件多么了不起和复杂的进步。宝宝独立大小便过程分解如下。

第一步，宝宝要先建立直肠和膀胱受到压迫的意识。

第二步，宝宝要把这种感觉与自己需要上厕所关联起来，就是宝宝自己要明白这种压迫感就是要大便或小便了。

第三步，他不仅要懂得这种感觉需要赶快上厕所或找到自己的小马桶，还要懂得没到达厕所之前要忍住。

第四步，宝宝还要会脱裤子和提裤子，要让自己坐马桶的位置正确和舒服。

第五步，独立地大便后，宝宝还要学会自己清洁屁股。

宝宝学习大小便的一些规律

宝宝排泄变化：第 1 个月时每天大便好几次；6 月龄后夜间基本不大便；加辅食后到 1 岁前，逐渐变为一天一两次，1～2 岁时变成一天一次。大便从加辅食后逐渐固化、分量增加。

通常大便训练应该早于小便训练。因为控制直肠部位的肌肉要比控制膀胱的肌肉有力量，而且固体比液体容易控制。小便比较急，而大便可以留给宝宝更长的反应时间。

排泄能力与大小便肌肉控制力的发育顺序相对应。大多数宝宝学会控制大小便的顺序是：晚上便便→白天便便→白天尿尿→晚上尿尿。由于妈妈带宝宝比较多，女宝宝往往比男宝宝学得快，因为女宝宝便于模仿，而男宝宝缺少模仿的机会。

训练宝宝独立大小便的要点

训练的时机　训练的时机并不是越早越好。训练独立大小便的时机要遵循宝宝的发育特点，通常宝宝身体控制排泄的肌肉要到 18～24 个月才逐渐发育成熟，在此之前教太多理论是没有用的。而且宝宝只有到了那个年龄和时间，才能更好地理解大小便的那些动作和步骤。

训练的基础　训练宝宝独立大小便的基础是宝宝自身的发育情况。怎样确认宝宝是否能理解，是否能完成那些动作呢？家长要细心观察宝宝是否已经具备"独立大小便能力"的蛛丝马迹：宝宝能口头表达一些感觉，如饿了；能理解一些词语，如穿衣服；纸尿裤脏了，会示意妈妈不舒服；纸尿裤被尿湿的间隔时间至少延长到 3 小时以上（宝宝控制排尿的肌肉加强，排尿时间间隔才会变长）；宝宝对自己的身体器官开始产生疑问了；宝宝产生便意的时候有明显不同的身体语言，如退到沙发后或墙角等角落处蹲下来，双腿交叉或夹紧，嘴里碎碎念，小脸做出发皱的表情，或者大小便结束后抓着纸尿裤"闹别扭"。

训练方案

在天气暖和的季节进行此项训练比较方便，宝宝穿得少、轻便，便于练习。爸爸妈妈要选一个工作相对不忙的阶段，准备好一个宝宝专用的小马桶，带着充足的耐心慢慢开展这项工作。

第一招，给宝宝示范上厕所。最好是妈妈给女宝宝示范，爸爸给男宝宝示范，示范的时候要不停地向宝宝解释在干什么，一步一步怎么做，要抓住关键词反复地说，加深宝宝对词语和相应动作的记忆。

第二招，发明一套如厕的语言。爸爸妈妈给宝宝解释上厕所行为的时候，应该发明一套自家的如厕语言，如拉便便、嘘嘘等，注意尽量不要带有负面的字眼，不要让宝宝有羞耻感。此外，还需要教宝宝一些身体器官和动作的词语，比如，用"小鸡鸡"指代男宝阴茎、"蛋蛋"指代男宝睾丸。

第三招，让宝宝明白感觉和相应行动的联系。就是教宝宝体会什么是该排便的感觉，发生这种感觉时该怎么行动。比如，宝宝 1 岁后如果可以做到夜间不排尿了，那么早上起来时肯定膀胱满满的，这个时候要提醒宝宝这种感觉该"去嘘嘘"了，宝宝慢慢就会领会尿意和排尿的关系了。再比如，细心的家长通过先前的观察，已经掌握宝宝大小便之前的"蛛丝马迹"了，在出现这些表情和动作的时候，要及时提醒宝宝该到小马桶那里拉便便了，如果宝宝穿着纸尿裤，爸爸妈妈要即时给解开，让宝宝将便便拉在小马桶里，而不是拉在纸尿裤里。

第四招，教宝宝表达。爸爸妈妈给宝宝传达的信号，宝宝是否成功接收，要看他能否表达出来。表达的前提是宝宝有这方面的意识了，而且此时的宝宝已经具备表达能力了。如果宝宝能成功表达出"我想便便""我要嘘嘘"，或者当妈妈问"要便便吗？告诉妈妈！"宝宝能明确地点头或摇头，这都是宝宝已经成功建立起"我有便意，我要找小马桶便便""我要便便，要告诉妈妈帮我"的表现。

第五招，教宝宝控制便意。要让宝宝知道坐到马桶上之前应该尽量忍住便意和坐到马桶上之后可以用劲儿排便了。这点除了宝宝的意识控制之外，还需要宝宝学会控制肌肉力量，多练习吧。

第六招，教宝宝清洁。宝宝最后一堂课要学的是自己擦屁股、提裤子、冲水和洗手，宝宝学会这个之后整个训练就大功告成了。但是这一点需要更长的时间和更多的耐心，不要着急，不要责怪宝宝笨拙。很多宝宝四五岁才能做到给自己清洁屁股，还不见得能清洁得干净。2岁的宝宝几乎不能自己擦屁股，需要大人帮忙。如果马桶具有冲洗功能，也最好大人先帮忙按键并检查屁股是否清洗干净。宝宝们对马桶冲水这件事的反应也大不相同，有的宝宝看到自己的便便被卷走了会感到很害怕或者对冲水声产生恐惧；有的宝宝则很喜欢，每次都要求自己冲水。

在训练大小便的过程中，即使宝宝学得很好、很成功，宝宝还是会时不时地"排便信号接收失败"或"表达失败"而弄脏裤子，尤其是宝宝专注于玩耍的时候，已经学会的技能也会暂时忘了。这非常正常，千万不要训斥宝宝。在训练大小便这件事上，不应该有惩罚，而每一点进步都要表扬。

至此，2岁的宝宝已经慢慢开始有爸爸妈妈一样的饮食起居习惯，蜕变成小大人了。爸爸妈妈越带越顺手，越带越轻松。

成长在继续、探索不会停滞，在接下来的日子里，在爸爸妈妈的陪伴和引导下，宝宝还会有更多令爸爸妈妈激动和感动的进步。愿每一个宝宝都健康成长！

附 录

中国备孕期女性平衡膳食宝塔

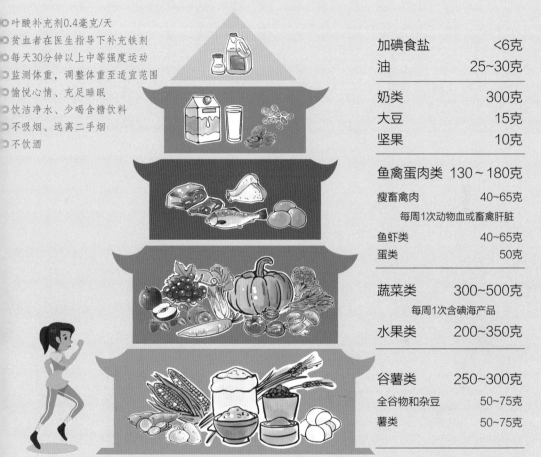

○ 叶酸补充剂0.4毫克/天
○ 贫血者在医生指导下补充铁剂
○ 每天30分钟以上中等强度运动
○ 监测体重，调整体重至适宜范围
○ 愉悦心情、充足睡眠
○ 饮洁净水、少喝含糖饮料
○ 不吸烟、远离二手烟
○ 不饮酒

加碘食盐	<6克
油	25~30克
奶类	300克
大豆	15克
坚果	10克
鱼禽蛋肉类	130~180克
瘦畜禽肉	40~65克
每周1次动物血或畜禽肝脏	
鱼虾类	40~65克
蛋类	50克
蔬菜类	300~500克
每周1次含碘海产品	
水果类	200~350克
谷薯类	250~300克
全谷物和杂豆	50~75克
薯类	50~75克
水	1500~1700毫升

资料来源：《中国妇幼人群膳食指南·2016》

中国孕期女性平衡膳食宝塔

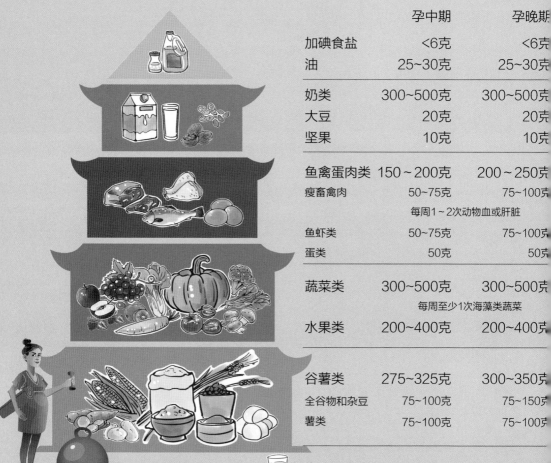

	孕中期	孕晚期
加碘食盐	<6克	<6克
油	25~30克	25~30克
奶类	300~500克	300~500克
大豆	20克	20克
坚果	10克	10克
鱼禽蛋肉类	150~200克	200~250克
瘦畜禽肉	50~75克	75~100克
	每周1~2次动物血或肝脏	
鱼虾类	50~75克	75~100克
蛋类	50克	50克
蔬菜类	300~500克	300~500克
	每周至少1次海藻类蔬菜	
水果类	200~400克	200~400克
谷薯类	275~325克	300~350克
全谷物和杂豆	75~100克	75~150克
薯类	75~100克	75~100克
水	1700~1900毫升	1700~1900毫升

◎叶酸补充剂0.4毫克/天
◎贫血严重者在医生指导下补充铁剂
◎适度运动
◎每周测量体重，维持孕期适宜增重
◎愉悦心情，充足睡眠，准备母乳喂养

◎饮洁净水，少喝含糖饮料
◎不吸烟，远离二手烟
◎不饮酒
◎孕早期食物量同备孕期，每天必须至少
　摄取含130克碳水化合物的食物

资料来源：《中国妇幼人群膳食指南·2016》

中国哺乳期女性平衡膳食宝塔

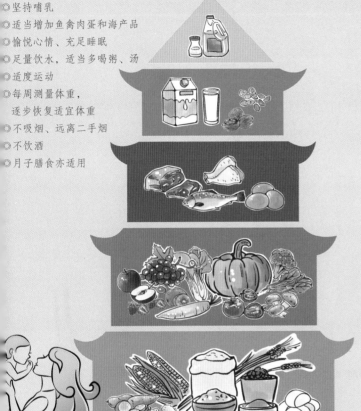

◎坚持哺乳
◎适当增加鱼禽肉蛋和海产品
◎愉悦心情、充足睡眠
◎足量饮水，适当多喝粥、汤
◎适度运动
◎每周测量体重，
　逐步恢复适宜体重
◎不吸烟、远离二手烟
◎不饮酒
◎月子膳食亦适用

| 加碘食盐 | <6克 |
| 油 | 25~30克 |

奶类	300~500克
大豆	25克
坚果	10克

| 鱼禽蛋肉类 | 200~250克 |
| 瘦畜禽肉 | 75~100克 |

每周1~2次动物血或肝脏，
总量达85克猪肝或40克鸡肝

| 鱼虾类 | 75~100克 |
| 蛋类 | 50克 |

| 蔬菜类 | 400~500克 |

绿叶蔬菜和红黄色等
有色蔬菜占2/3以上

| 水果类 | 200~400克 |

谷薯类	300~350克
全谷物和杂豆	75~150克
薯类	75~100克

 水　　2100~2300毫升

资料来源：《中国妇幼人群膳食指南·2016》

中国6月龄内婴儿母乳喂养关键推荐示意图

◎尽早开奶

◎第一口吃母乳

◎纯母乳喂养

◎不需要补钙

◎每日补充维生素D 400 IU

◎顺应喂养

◎婴儿配方奶不是理想食物

◎定期测量体重和身长

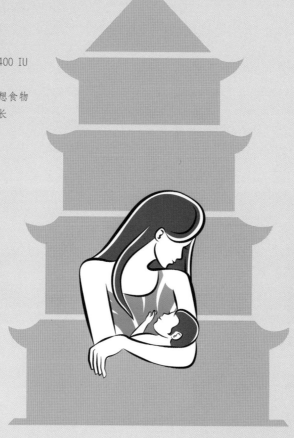

资料来源：《中国妇幼人群膳食指南·2016》

中国7~24月龄婴幼儿平衡膳食宝塔

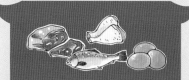
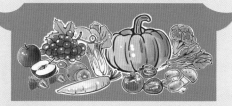
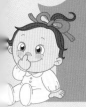
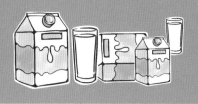

	7~12月龄	13~24月龄
盐	不建议额外添加	0~1.5克
油	0~10克	5~15克

鱼禽蛋肉类

	7~12月龄	13~24月龄
鸡蛋	15~50克	25~50克
	（至少一个蛋黄）	
肉禽鱼	25~75克	50~75克

蔬菜类	25~100克	50~150克
水果类	25~100克	50~150克

继续母乳喂养，逐步过渡到谷类为主食

	7~12月龄	13~24月龄
	母乳700~500毫升	母乳600~400毫升
谷类	20~75克	50~100克

◎继续母乳喂养

◎满6月龄开始添加辅食，
不满6月龄添加辅食，须咨询专业人员

◎从富含铁的泥糊状辅食开始

◎母乳或奶类充足时不需补钙

◎需要补充维生素D

◎顺应喂养，鼓励逐步自主进食

◎逐步过渡到多样化膳食

◎辅食不加或少加盐和调味品

◎定期测量体重和身长

◎饮食卫生、进食安全

资料来源：《中国妇幼人群膳食指南·2016》

中国0~3岁男童身长、体重百分位曲线图

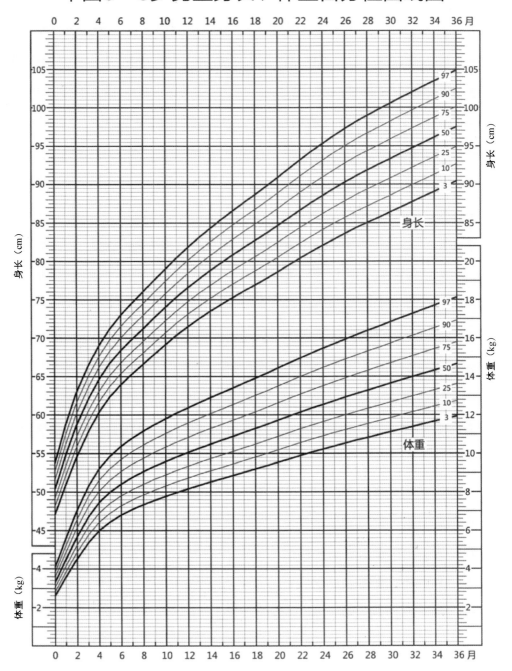

注：首都儿科研究所生长发育研究室制作。

中国0～3岁女童身长、体重百分位曲线图

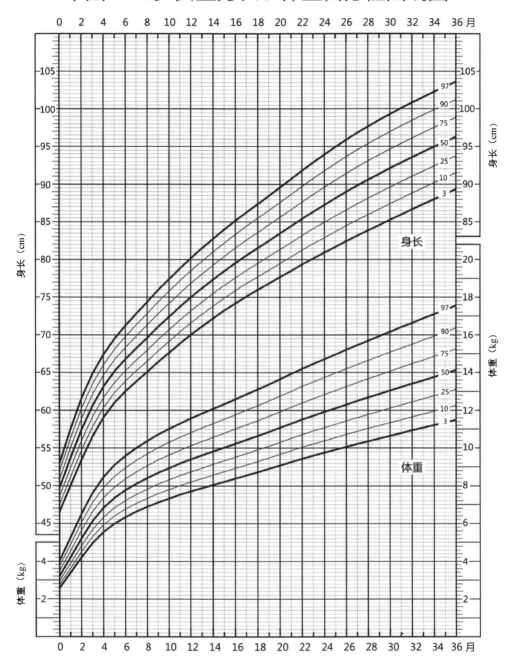

注：首都儿科研究所生长发育研究室制作。

国家免疫规划疫苗儿童免疫程序及说明

疫苗种类		接种年（月）龄														
名称	缩写	出生时	1月	2月	3月	4月	5月	6月	8月	9月	18月	2岁	3岁	4岁	5岁	6岁
乙肝疫苗	HepB	1	2					3								
卡介苗	BCG	1														
脊灰灭活疫苗	IPV			1												
脊灰减毒活疫苗	OPV				1	2								3		
百白破疫苗	DTaP				1	2	3				4					
白破疫苗	DT															1
麻风疫苗	MR								1							
麻腮风疫苗	MMR										1					
乙脑减毒活疫苗	JE-L								1			2				
或乙脑灭活疫苗	JE-I								1、2			3				4
A群流脑多糖疫苗	MPSV-A							1		2						
A群C群流脑多糖疫苗	MPSV-AC												1			2
甲肝减毒活疫苗	HepA-L										1					
或甲肝灭活疫苗	HepA-I										1	2				

资料来源：中国疾病预防控制中心官网

注：1.选择乙脑减毒活疫苗接种时，采用2剂次接种程序。选择乙脑灭活疫苗接种时，采用4剂次接种程序；乙脑灭活疫苗第1、第2剂间隔7~10天。

2.选择甲肝减毒活疫苗接种时，采用1剂次接种程序。选择甲肝灭活疫苗接种时，采用2剂次接种程序。

3.儿童年（月）龄达到相应疫苗的起始接种年（月）龄时，应尽早接种。起始接种年（月）龄是指可以接种该剂次疫苗的最小接种年（月）龄。未完成规定剂次补种的儿童只需补种未完成的剂次，无需重新开...

4.未按照推荐年（月）龄完成接种的14岁以下儿童，应尽早进行补种。